閉塞性動脈硬化症
診療マスターブック

編集 | 朔 啓二郎　福岡大学医学部心臓・血管内科学講座 主任教授

株式会社 新興医学出版社

巻頭言

　末梢動脈疾患（peripheral arterial diseases：PAD）は，虚血性心臓病とともに増加している．末梢動脈とは，一般に心臓および冠動脈以外の動脈で，大腿動脈，膝窩動脈，脛骨および腓骨動脈，腹部大動脈やその分枝，肩や腕や頸胸部の動脈である．PADは，急性・慢性閉塞性疾患，閉塞性動脈硬化症（arteriosclerosis obliterans：ASO），血管形成異常，塞栓症や血栓症からなる急性閉塞，血管損傷，糖尿病や膠原病に併発した病態等，さまざまな概念と疾患が含まれる．わが国においても時代とともにPADのとらえ方は変化し，以前はBuerger病（thromboangiitis obliterans：TAO）とASOは異なった疾患単位であったが，現在はともにPADとして括られている．日本循環器学会のガイドライン中にも，「閉塞性」病変の病態は，動脈硬化や血管炎等をはじめとした多彩な原因によるもので，閉塞様式も急性か慢性かの時間軸を有していると記されている．わが国における一般集団のPAD罹患者の正確な把握は難しいが，ASOでは推定34〜43万人，無症候性ASO患者を含めると約50〜70万人いる．当然，加齢・糖尿病の合併群において有病率は増加する．PADは，日常臨床において思いがけずその合併が発見されることも多いが，軽症から四肢の切断にいたる重症虚血肢（critical limb ischemia：CLI）まで多彩な症状を有し，本来の機能を失いQOLが悪化するため，リハビリテーションや介護・ケアの診療体制構築が必須である．したがって，虚血性心臓病と同等の疾患として包括的な対応が今後の課題となる．

　PADは，体の部分的な病気にとどまらず，全身疾患として考えるべきである．そのため，虚血性心疾患や脳血管障害などのイベント防止を念頭に置き，さまざまな対応が必要になる．わが国における高血圧患者の総数は，男女合わせて約4,000万人になるが，健康増進，発症予防の「一次予防」に重点を置いたさまざまな取組みが行政の指導の下に行われているにもかかわらず，この数年で高血圧患者はさらに増え，メタボリックシンドローム，糖尿病，脂質異常症が猛威をふるっている．高血圧はPADの危険の増加に関連し，喫煙はPADの唯一修正可能な原因である．さらに，喫煙する糖尿病患者の肢切断のリスクは極めて高く，脂質異常症および慢性腎臓病の存在はPAD，ASOの進行をさらに加速する．

　「PADの中でのASO」は，すでに浸透した考え方であるが，本書ではPADの総論とASOを中心とした各論を，各専門分野の先生方に担当していただき，一般医にとって読みやすく企画した．特に，ASOの診断は重要であり，足関節上腕血圧比（ABPI）・下肢ドプラ超音波試験等を中心としたバスキュラーラボ，血管造影法，CTAやMRAの最新データから，鑑別診断，治療では薬物療法，血管内治療，外科的血行再建，運動療法，骨髄単核球移植による血管新生療法，和温療法やフットケアまで紹介する．PADの存在は，「10年間の冠動脈イベントの20％の危険率」よりさらに悪い．冠動脈硬化は，内皮機能の異常が初期の病因として重要であるが，PAD，ASOの病態生理と冠イベント発症がどのように関連しているか，今なお明確ではない．本書が明日からの日常診療にとって役立つものとなれば幸いである．

平成22年10月

福岡大学医学部心臓・血管内科学講座
主任教授　朔　啓二郎

目　次

巻頭言 ……………………………………………………………………………………… iii
執筆者一覧 ………………………………………………………………………………… viii

第Ⅰ章　定義・診断基準と疫学 ─────────────── 三井秀也　他　2
 1. PADの定義，診断基準 ……………………………………………… 2
 2. PADの重症度分類 …………………………………………………… 3
 3. PADの罹患率と疫学 ………………………………………………… 4
 4. まとめ ………………………………………………………………… 6

第Ⅱ章　閉塞性動脈硬化症の病態生理 ─────────── 飯田　修　他　8
 1. 間歇性跛行について ………………………………………………… 8
 2. 重症虚血肢について ………………………………………………… 10
 3. 閉塞性動脈硬化症以外の足趾潰瘍・壊疽を合併する疾患 ……… 13
 4. 糖尿病性足病変の3大要素 ………………………………………… 14
 5. 静脈うっ滞性潰瘍とは ……………………………………………… 15

第Ⅲ章　リスクファクター ──────────────── 三浦伸一郎　他　17
 1. 加齢 …………………………………………………………………… 17
 2. 人種差 ………………………………………………………………… 17
 3. 性差 …………………………………………………………………… 18
 4. 喫煙 …………………………………………………………………… 18
 5. 高血圧 ………………………………………………………………… 19
 6. 糖尿病 ………………………………………………………………… 19
 7. 脂質異常症 …………………………………………………………… 21
 8. 腎不全 ………………………………………………………………… 21
 9. 炎症・凝固系の異常・ホモシステイン …………………………… 22
 10. おわりに …………………………………………………………… 23

第Ⅳ章　診　断
A　症　状 ─────────────────────────── 東　幸仁　25
 1. 閉塞性動脈硬化症の症状 …………………………………………… 25
 2. 重症下肢虚血 ………………………………………………………… 29
 3. 急性下肢虚血の症状 ………………………………………………… 30

B　非侵襲的検査 ─────────────────────── 東　幸仁　31
 1. 身体所見：挙上検査，下垂試験 …………………………………… 31

2. 足関節上腕血圧比 (ankle brachial pressure index：ABPI) ………………… 32
  3. 皮膚灌流圧 (skin perfusion pressure：SPP) ………………………………… 35
  4. 経皮的酸素分圧 (transcutaneous oxygen tension：$TcPO_2$) ……………… 36
  5. レーザードップラーイメージ (laser Doppler perfusion image：LDPI) … 37
  6. プレチスモグラフィー ……………………………………………………… 38
  7. 脈波伝播速度 (pulse wave velocity：PWV) ………………………………… 38
  8. 血管内皮機能 ………………………………………………………………… 39
  9. バイオマーカー ……………………………………………………………… 39
  10. バスキュラーラボ …………………………………………………………… 40

C 画像診断

①血管エコー検査：閉塞性動脈硬化症への応用 ─────────── 松尾 汎 43
  1. 血管エコー検査実施に際して ……………………………………………… 43
  2. 超音波検査の基本的事項 …………………………………………………… 44
  3. 実施前の確認事項 …………………………………………………………… 47
  4. PADの診断における超音波の応用について …………………………… 48
  5. 治療前検査としての血管エコー …………………………………………… 49
  6. 治療中での支援的検査として ……………………………………………… 52
  7. 治療後に行う血管エコー検査 ……………………………………………… 52
  8. おわりに ……………………………………………………………………… 53

②CT・MRIと血管造影 ─────────────────── 三戸隆裕 他 54
  1. 血管造影検査 ………………………………………………………………… 54
  2. CTA …………………………………………………………………………… 55
  3. MRA …………………………………………………………………………… 57
  4. まとめ ………………………………………………………………………… 60

D 鑑別診断 ───────────────────────── 橋本重正 他 61
  1. 腰部脊柱管狭窄症 (lumbar spinal stenosis：LSS) ………………………… 62
  2. 腰部椎間板ヘルニア ………………………………………………………… 63
  3. 糖尿病性多発神経障害 (ポリニューロパチー) …………………………… 64
  4. 多発神経障害 (糖尿病性以外) ……………………………………………… 66
  5. 閉塞性血栓性血管炎 (thromboangitis obliterans：TAO, Buerger病) … 66
  6. 急性動脈閉塞症 ……………………………………………………………… 66
  7. 大動脈炎症候群 (高安動脈炎) ……………………………………………… 67
  8. 静脈疾患 ……………………………………………………………………… 68
  9. 症候からの鑑別 ……………………………………………………………… 68
  10. おわりに ……………………………………………………………………… 69

第V章 合併症

A 虚血性心臓病を合併した閉塞性動脈硬化症 ─────────── 掃本誠治 他 71
  1. 虚血性心臓病の合併率 ……………………………………………………… 71
  2. 冠動脈，末梢動脈インターベンション件数の日米比較 ………………… 73
  3. 冠動脈インターベンション (PCI) 併用時の抗血小板療法と消化管障害 … 75
  4. 予後 …………………………………………………………………………… 76
  5. 包括的リハビリテーション ………………………………………………… 78

6. おわりに 78
B　糖尿病を合併した閉塞性動脈硬化症 ─────────── 山治憲司　他　80
　　　1. 糖尿病と動脈硬化性疾患について 80
　　　2. 糖尿病および耐糖能異常の心血管疾患へのリスクについて 81
　　　3. 糖尿病と閉塞性動脈硬化症に関する臨床統計 81
　　　4. 糖尿病を合併した閉塞性動脈硬化症診療の実際 81
　　　5. おわりに 84
C　透析患者の末梢動脈疾患（閉塞性動脈硬化症） ─────── 村田敏晃　他　88
　　　1. 慢性腎不全と動脈硬化 88
　　　2. 透析患者の動脈硬化と末梢動脈疾患 88
　　　3. 末梢動脈疾患の危険因子 89
　　　4. 症状 89
　　　5. 診断 90
　　　6. 治療 91
　　　7. 予後 97
　　　8. おわりに 97

第Ⅵ章　治　療

A　生活習慣の修正 ──────────────────── 佐々木健一郎　100
　　　1. 症状に応じた生活指導上のポイント 100
　　　2. 動脈硬化危険因子をコントロールする際のポイント 102
　　　3. 危険因子コントロールのための運動指導 105
　　　4. おわりに 105
B　薬物療法 ────────────────────────── 西川宏明　他　107
　　　1. 抗血小板療法 107
　　　2. その他の薬物療法 109
　　　3. 注射薬 111
　　　4. 血行再建術後の薬物療法 111
　　　5. おわりに 112
C　血管内カテーテル治療 ─────────────────── 西川宏明　他　114
　　　1. 大動脈-腸骨動脈領域 115
　　　2. 大腿膝窩動脈領域 117
　　　3. 膝下動脈（脛骨・腓骨動脈）領域 120
　　　4. おわりに 121
D　外科的血行再建 ────────────────────── 駒井宏好　他　123
　　　1. 外科的血行再建の適応 123
　　　2. 外科的血行再建の種類 124
　　　3. 術後成績 128
　　　4. 遠隔期の管理 129
E　運動・リハビリテーション ──────────────────── 折口秀樹　131
　　　1. 末梢動脈疾患（peripheral arterial disease：PAD）に対する
　　　　 運動療法の現状 131

2. 末梢動脈疾患に対する運動療法のガイドライン ……………………… 133
　　3. 末梢動脈疾患に対する運動療法のエビデンス …………………………… 133
　　4. 末梢動脈疾患における運動療法の進め方 ………………………………… 134
　　5. 患者への運動療法への動機づけ …………………………………………… 136
　　6. 今後の展望 …………………………………………………………………… 138
　F　重症ASOに対する血管新生療法の開発 ───── 新谷　理 他　140
　　1. 成人における血管新生 ……………………………………………………… 141
　　2. 骨髄からのEPC動員 ………………………………………………………… 142
　　3. 自己骨髄単核球細胞移植による血管新生療法の試み …………………… 143
　　4. 自己骨髄単核球移植における末梢性血管疾患の治療 …………………… 144
　　5. 新たな細胞供給源の検索 …………………………………………………… 146
　　6. まとめ ………………………………………………………………………… 147
　G　無菌ウジ療法 ─────────────────── 三井秀也　149
　　1. 無菌ウジ療法とは …………………………………………………………… 149
　　2. 無菌ウジ療法の実際 ………………………………………………………… 150
　　3. まとめ ………………………………………………………………………… 158
　H　キレーション点滴療法 ──────────────── 満尾　正　160
　　1. キレーション治療とは ……………………………………………………… 160
　　2. キレーション治療の歴史 …………………………………………………… 161
　　3. キレーション治療の内容と作用機序 ……………………………………… 161
　　4. 動脈硬化性疾患とEDTAキレーション治療 ……………………………… 162
　　5. EDTAキレーション治療の禁忌と副作用 ………………………………… 166
　　6. おわりに ……………………………………………………………………… 167
　I　閉塞性動脈硬化症に対する和温療法 ─────── 新里拓郎 他　169
　　1. 和温療法とは ………………………………………………………………… 169
　　2. 和温療法の実際 ……………………………………………………………… 170
　　3. 心不全に対する和温療法の効果とその機序 ……………………………… 170
　　4. ASOに対する和温療法の効果とその機序 ………………………………… 172
　　5. 和温療法を中心としたASOに対する包括的治療 ………………………… 176
　　6. ASOに対する和温療法の有用性と注意点 ………………………………… 177
　　7. おわりに ……………………………………………………………………… 179

第Ⅶ章　経過・予後・将来的展望 ───────── 平田陽一郎 他　181
　　1. ASOの疫学 …………………………………………………………………… 181
　　2. 予後 …………………………………………………………………………… 182
　　3. 予後を規定する因子 ………………………………………………………… 183
　　4. ASOに対する治療不足 ……………………………………………………… 184
　　5. まとめ ………………………………………………………………………… 184

　　索引 ………………………………………………………………………………… 187

執筆者一覧

編集
- 朔　啓二郎　　福岡大学医学部心臓・血管内科学講座　主任教授

執筆者（執筆順）
- 三井　秀也　　岡山大学大学院医歯薬学総合研究科心臓血管外科　講師
- 佐野　俊二　　岡山大学大学院医歯薬学総合研究科心臓血管外科　教授
- 飯田　　修　　関西労災病院循環器科
- 南都　伸介　　大阪大学大学院医学系研究科循環器内科学（先進心血管治療学）　教授
- 三浦伸一郎　　福岡大学医学部心臓・血管内科学講座　准教授
- 東　　幸仁　　広島大学大学院医歯薬学総合研究科心臓血管生理医学　准教授／広島大学病院再生医療部　部長
- 松尾　　汎　　医療法人松尾クリニック　理事長
- 三戸　隆裕　　医療法人天神会新古賀病院心臓血管センター循環器科
- 川﨑　友裕　　医療法人天神会新古賀病院心臓血管センター　センター長
- 福山　尚哉　　医療法人天神会新古賀病院　院長
- 橋本　重正　　唐津赤十字病院循環器内科　部長
- 野出　孝一　　佐賀大学医学部循環器・腎臓内科　教授
- 掃本　誠治　　熊本大学医学部附属病院心血管治療先端医療寄附講座　特任講師
- 小川　久雄　　熊本大学大学院生命科学研究部循環器病態学　教授
- 山治　憲司　　近畿大学医学部循環器内科　助教
- 木村　彰男　　近畿大学医学部リハビリテーション科　准教授
- 宮崎　俊一　　近畿大学医学部循環器内科　教授
- 村田　敏晃　　村上華林堂病院腎臓内科　部長
- 斉藤　喬雄　　福岡大学医学部腎臓・膠原病内科　教授
- 佐々木健一郎　久留米大学医学部心臓・血管内科　助教
- 西川　宏明　　福岡大学医学部心臓・血管内科学講座　講師
- 駒井　宏好　　東京医科大学外科学第二講座（血管外科）　准教授
- 重松　　宏　　東京医科大学外科学第二講座（血管外科）　主任教授
- 折口　秀樹　　九州厚生年金病院内科　部長
- 新谷　　理　　名古屋大学大学院医学系研究科循環器内科学　講師
- 近藤　和久　　名古屋大学大学院医学系研究科循環器内科学
- 小椋　康弘　　名古屋大学大学院医学系研究科循環器内科学
- 清水　優樹　　名古屋大学大学院医学系研究科循環器内科学
- 室原　豊明　　名古屋大学大学院医学系研究科循環器内科学　教授
- 満尾　　正　　満尾クリニック　院長
- 新里　拓郎　　鹿児島大学大学院医歯学総合研究科循環器・呼吸器・代謝内科学
- 宮田　昌明　　鹿児島大学大学院医歯学総合研究科循環器・呼吸器・代謝内科学　講師
- 鄭　　忠和　　鹿児島大学大学院医歯学総合研究科循環器・呼吸器・代謝内科学　教授
- 平田陽一郎　　徳島大学大学院ヘルスバイオサイエンス研究部循環器内科学分野
- 佐田　政隆　　徳島大学大学院ヘルスバイオサイエンス研究部循環器内科学分野　教授

閉塞性動脈硬化症
診療マスターブック

第Ⅰ章　定義・診断基準と疫学
第Ⅱ章　閉塞性動脈硬化症の病態生理
第Ⅲ章　リスクファクター
第Ⅳ章　診　断
第Ⅴ章　合併症
第Ⅵ章　治　療
第Ⅶ章　経過・予後・将来的展望

第I章
定義・診断基準と疫学

岡山大学大学院医歯薬学総合研究科心臓血管外科
三井秀也, 佐野俊二

　従来, 閉塞性動脈硬化症（peripheral arterial disease：PAD）は, この疾患が, 高齢者に好発し, しかも治療に反応しにくい全身変性疾患であるために, 医師がそれぞれ各人各様の経験的な診療を行ってきた傾向がある. そのために, 医師も患者も苦難の道を歩んできたといえる[1]. しかし, EBMを基調とする現代医学の潮流の中で, PAD診療の標準化の必要性が叫ばれ, 2000年1月欧米の著明な血管治療専門医により, PADに対する Trans-Atlantic Inter-Society Consensus for the Management of PAD（TASC）が発表された[2]. この Consensus は, 最初の国際的な血管診療ガイドラインとして PAD 専門医の治療指針として大きな役割を果たしたことに異論はない.

　その後も, PAD患者数の増々の増加と, PADを持つ患者群の心血管イベントの重篤性のために, PAD患者治療の必要性と重要性がますます認識されるところとなり, この Consensus の改訂作業が進められ, 2007年1月に, TASC IIとして発表された[3]. この新たなガイドラインの特筆すべきは, 欧米, 日本を含むアジア, アフリカ, オーストラリアを含む全世界の血管診療に携わる専門家により, 血管診療についての大量のデータを科学的エビデンスレベルでグレード分けし, そのエッセンスを抽出し, 平易に提供しているところである. そのために, 血管外科専門医だけではなく, 血管疾患診療に携わることの多い医療者, あるいはプライマリケアに携わる医療関係者への, PAD患者診療の指針として, 中心的な役割を果たすこととなった.

　本稿においては, このガイドラインに準拠し, 慢性下肢虚血（PAD）の定義, 診断基準, 疫学を中心に紹介することとする.

1. PADの定義, 診断基準

　PADは, 高血圧症, 糖尿病, 脂質異常症等のさまざまのリスクファクターにより全身血管に発症するアテローム性動脈硬化症を原因として, 下肢主幹動脈の狭窄や閉塞により生じる末梢臓器（足, 下腿筋群）血流障害と一般的に定義されている[4]. この病理学的定義に加えて, 臨床におけるPADの定義は, 非侵襲計測による, "足関節上腕収縮期血圧比（ankle-brachial systolic pressure index：ABI）0.90以下"が広く一般に採用されている. これは, ABI 0.9以下の場合, 約95

％の動脈撮影上所見を有し，健常者を特定するうえで100％近い特異度を持つことが証明されていることによる．このように，"ABI 0.90"というカットオフ値は臨床的に意味があると同時に，多くの報告において，この定義に基づき定義された群と，その他の群との間に疫学，治療，予後等の差が証明されていることから，この定義は疫学上も妥当であると考える[5]．

2. PADの重症度分類

PADの症候分類は，Fontaine分類（表1，2）が汎用されている．閉塞，狭窄などの血管病変と側副血行路の発達の程度のバランスによって，無症候性PAD（Ⅰ度）から症候性PAD（Ⅱ度－Ⅳ度）の相違が生じるのである．

1）無症候性PAD（Fontaine Ⅰ度）

無症候性PADの患者とは，APIが0.9以下であり，血管病変が存在することを強く予想されるにもかかわらず，冷感，しびれ，間歇性跛行等の症状を訴えない患者のことである．このグループの患者は，はたして，軽症であり，重症化することはないのであろうか？　答えはNoである．なぜなら，症状の発現は，血管病変の進行よりも，患者の活動レベルにより決まるからである．安静時疼痛を生じるレベルよりもわずかに良好な血流が維持されている患者でも，間歇性跛行を自覚することのない間に，外傷により生じた微細な足の傷あるいは弱毒細菌感染による潰瘍に起因する皮膚の破綻から細菌感染を生じ，治癒せず，深部の結合組織，腱，骨の感染へと進行し，重症虚血肢（critical limb ischemia：CLI）へと進行してしまうことがあり得る．保護的フットケアとリスクファクターの治療のみが，この段階で改善する唯一のチャンスであったかもしれないのである．この無症候性PAD患者が，直接CLIを生じる割合は，わかっていない．この間歇性跛行やCLIのどちらの定義にも当てはまらないPADのサブグループの患者は，還流圧やABIが低く重症PADを有するが，無症候性である．無症候性の理由は，寝ているか，坐位でいるために間歇性跛行を自覚せず無症候であるのか，あるいは糖尿病性神経障害により痛覚が低下している可能性がある．今後，この"慢性無症候性虚血"患者サブグループの検出，治療が，大きな課題となるものと考える[6]．またこのグループの患者は，主要な心血管イベントを発症しておらず，見逃され，アテローム性動脈硬化症のリスクファクターの同定，治療

表1　PAD患者の症候分類（Fontaine）

Fontaine分類	
Ⅰ度	無症候性
Ⅱ度	間歇性跛行
Ⅲ度	安静時痛
Ⅳ度	潰瘍，壊死

表2　PAD患者の症候分類（Rutherford分類）

Fontaine		Rutherford		
Stage	Clinical	Grade	Category	Clinical
Ⅰ	Asymptomatic	0	0	Asymptomatic
Ⅱa	Mild claudication	Ⅰ	1	Mild claudication
Ⅱb	Moderate to severe claudication	Ⅰ	2	Moderate claudication
		Ⅰ	3	Severe claudication
Ⅲ	Ischemic rest pain	Ⅱ	4	Ischemic rest pain
Ⅳ	Ulceration or gangrene	Ⅲ	5	Minor tissue loss
		Ⅲ	6	Major tissue loss

が不十分となる可能性も高い．一般に足部動脈拍動が触知可能であれば，90％以上でPAD陰性であり，多くの症例で，PADを除外できるので，日常診療において足部動脈拍動を確かめることは大切であるといえる．さらに，①50〜69歳で心血管系のリスクファクターを有する患者，②70歳以上の患者，③脳心血管イベントを発症している患者はPADの高リスクグループであるので，ABIを測定し，PAD診断を確定する必要がある．

2）間歇性跛行（Fontaine Ⅱ度）

間歇性跛行とは，短い休憩をとれば軽減するような，運動時の下肢筋肉痛と定義される．この症状は，身体活動が高い患者においては，症状を生じやすく，また反対に，非常に重症なPAD患者においては，歩行せず，ベッドで寝ていたり，座っていることが多いために症候性とならないことがあることに注意する必要がある．また，脊椎間狭窄症などの血管疾患以外の疾患においても起こるため，判別が必要になる．

3）慢性 Critical Limb Ischemia（CLI）（Fontaine Ⅲ, Ⅳ度）

慢性CLIは，安静時痛や潰瘍壊疽などの虚血性皮膚病変の症候を呈する末梢動脈疾患で，この症状が2週間を超えて持続している状態をさす．診断においては，API（足関節上腕血圧比），足趾収縮期血圧，経皮的酸素分圧により総合的に検討，精度を上げるべきである（表3）．なぜなら，これらのパラメータを是正することが，治療に直接つながるからである．潰瘍の治療には，閉塞した責任動脈の同定と，潰瘍のある還流域（Angiosome）の検討を，症例ごとに行うことが必須である．

3．PADの罹患率と疫学

1）無症候性PAD患者の罹患率と疫学

研究によれば，症候性PADと無症候性PADの比は，年齢に関係なく，1：3〜1：4であることが判明している[7]．また，Edinburgh Artery Studyでは，超音波検査法を用いて無症候性PAD患者の1/3の患者において，下肢の主要動脈が完全に閉塞していることが報告されている[8]．また，PARTNERS試験（PAD Awareness, Risk and Treatment: New Resources for Survival（PAD患者の自覚，リスク，治療と生存のための新しい手段））では，米国320カ所のプライマリーケア診療所において被験者となった6,979人について検討し，1,865名（29％）にPADが認められた[9]．このような無症候性PAD有病率についてのデータの不一致は，方法論からくるものではあるが，概ね，症候性PAD患者に対して，無症候性PAD患者は3〜4人いることは広く知られている．一方，無症候性PADの有病率は，複数の疫学研究によれば全体では3〜30

表3　重症虚血肢（CLI）患者の特徴

理学所見	視診：乾燥した皮膚，爪の肥厚，体毛の脱落，皮下脂肪，筋肉のやせ 触診：冷たい 脈拍：減少あるいはなし 挙上により蒼白，下垂にて赤色 治癒しない傷，骨の隆起部の潰瘍（足趾，足背，あるいは踵部）
無侵襲検査所見	API：0.4以下 踵部血圧：50 mmHg以下 足趾血圧：30 mmHg以下 毛細血管密度 20 mm^2 以下 毛細血管の反応性充血の消失 $TcPO_2$：10 mmHg以下

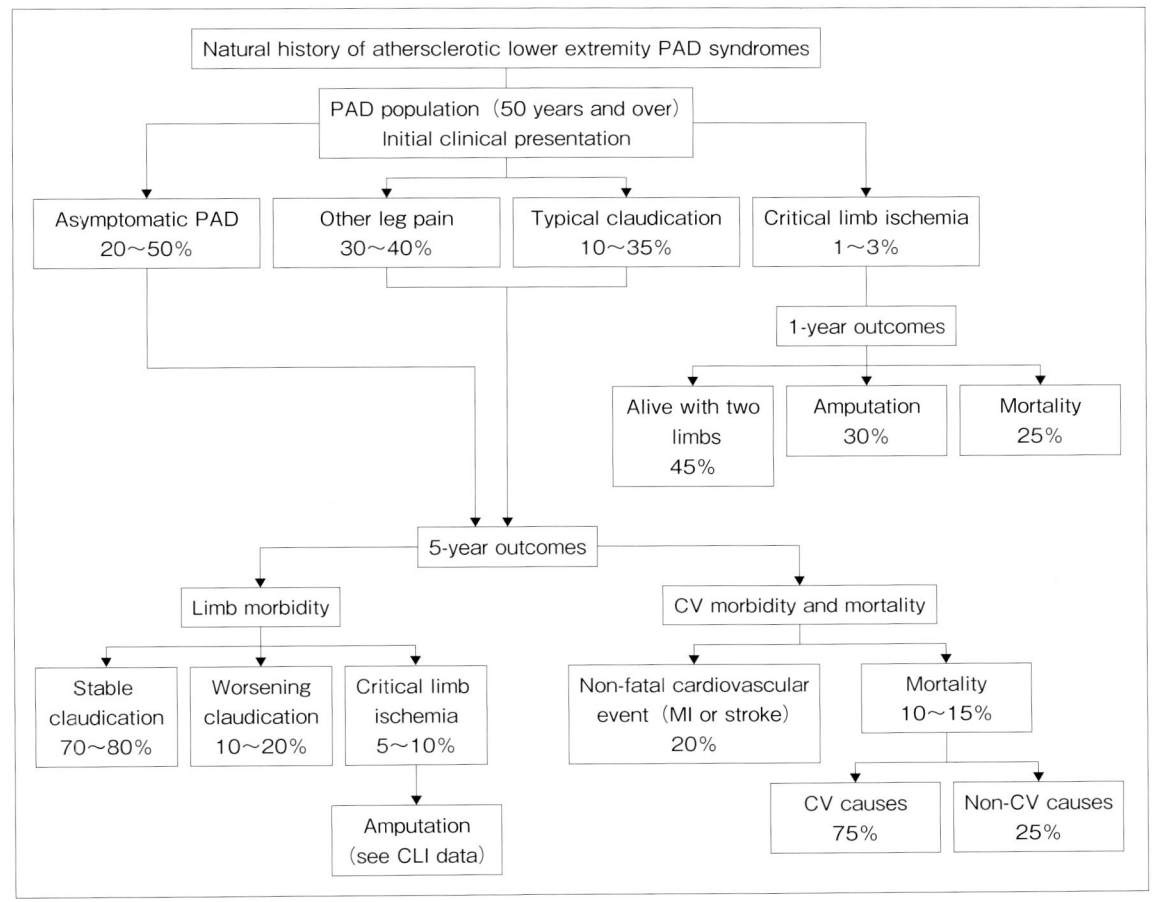

図1 間歇性跛行の5年後の転帰（ACC/AHA ガイドラインより）

%，70歳以上に限れば15～20%と報告されている[10]．以上のように，PAD患者の2/3以上は無症候であるか，非定型的な下肢症状であるために見逃されている可能性がある．

2) 間歇性跛行 PAD 患者の罹患率と疫学
　　（図1，2）

　血管性の間歇性跛行の罹患率は，40歳の患者では約3%，60歳の患者では約6%と報告があるが，その正確な把握は難しい[1]．大規模試験による間歇性跛行の加重平均有病率は図2のようである．また，その他の検討では，間歇性跛行患者の10～50%において，医療機関の受診経験がないという報告がみられ，この事実が，この患者グループの治療にあたっての問題点といえる．間歇性跛行患者の生存率は，対象患者に比べ5年で86%，10年で57%，15年で32%ときわめて悪く，しかも喫煙，脂質異常症および高血圧症などのリスクファクターの治療によっても，ほとんど変化がみられなかったとの報告がある．この結果から，PADは死亡率，生存率に対する，独立した他の因子からは影響を受けない因子であるので，この検出が重要である．PADは慢性進行性の動脈硬化症を基盤にしているので，下肢の臨床症状は進行性であると考えられるが，実際は落ち

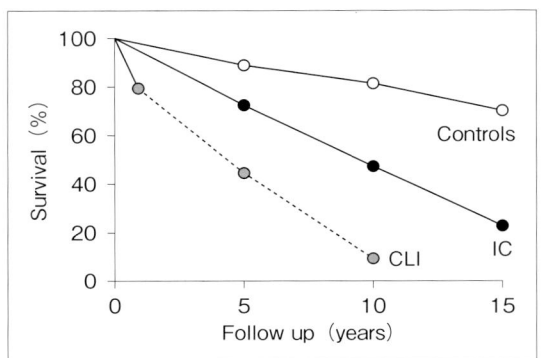

図2 症状による末梢血管疾患患者の生存率の比較
(Mehler PS, et al. Circulation. 2003)

着いている．Bloorらによれば，この群の患者のうち有意に悪化するのは約1/4のみであると報告している[11]．5年後の検討では，間歇性跛行が変化ないのは70～80％，跛行距離の短縮すなわち悪化するのは10～20％，CLIに移行するのは5～10％，大切断にいたったのは1～3.3％であった．任意抽出した患者を観察した大規模試験 Basle and Framingham studies では，PAD で大切断となった者は，2％に満たなかった．すなわち，症候性（間歇性跛行）PAD 患者の罹患肢の転帰については，良好であると結論できる[12]．この点は，患者を安心させることができるものと考える．では，どのような症候性（間歇性跛行）PAD 患者が，CLI に進行していくのであろうか？ 今まで，一般に認知されている PAD 悪化の予想因子は，ABI<0.5 である．Dormandy らによると，この群は，ABI>0.5 の患者群に比較して，危険率が2倍となることが示されている．また，足関節血圧が40～60 mmHg をきるような場合，CLIや肢切断となる可能性があることが示されている[10]．1,969名の間歇性跛行患者の検討（Edinburgh Artery Study）では，ABI は，死亡全体だけでなく，心血管イベントの発症のよい予想因子となり，しかも強い相関を認めると報告されている．ABI が0.1 低下すると，主要な血管イベントの相対的危険度が10％上昇することが報告されている[5]．

3) CLI（安静時痛，潰瘍，壊疽）PAD 患者の罹患率と疫学（図2）

このグループの患者は，追跡中に，脱落，死亡することが多いので，データが不完全となることが多く，罹患率を正確に検討することが難しい．また，何らかの介入が行われるため，介入なしの自然歴を検討することはできない．CLI 患者は，生命と下肢の予後がきわめて不良である[13]．6ヵ月後には，おおよそ40％が下肢を失い，20％が死亡する．また，他の検討では，50％が血行再建，25％が一次的切断を受けたにもかかわらず，一年後には25％が死亡，30％が切断後生存，20％が CLI が持続するという報告がある．

4. まとめ

動脈硬化症性血管疾患の急増しているわが国において，PAD も例外ではない．今後，わが国独自の"日本人のPADのエビデンス"を積み上げ，"日本人のPADガイドライン"の作成が重要であり，急務であると考える．

文献

1) Hirsh A, et al: Peripheral arterial disease detection, awareness, and treatment in primary care. JAMA 286 (11): 1317-1324, 2001
2) TASC: Management of Peripheral Arterial disease (PAD). Trans-Atlantic Inter-society Consensus (TASC). J Vasc Surg 31 (1 part 2): S1-S287, 2000
3) Norgren L, et al: Inter-Society consensus for the management of peripheral arterial disease. int Angiol 26 (2): 81-157, 2007. (下肢閉塞性動脈硬化症の診断治療指針Ⅱ)

4) Liapis CD, et al: What a vascular surgeon should know and do about atherosclerotic risk factors. J Vas Surg **49** (5): 1348-1354, 2009
5) Fowkes FG, et al: Edinburgh Artery Study: Prevalence of asymptomatic and symptomatic peripheral arterial disease in the general population. Int J Epidemiol **20** (2): 384-392, 1991
6) Dormandy JA, et al: Secondary prevention of macrovascular events in patients with type 2 diabetes in the PROactive Study (Prospective pioglitAzone Clinical Trial In macroVascular Events): a randomized controlled trial. Lancet **366** (9493): 1279-1289, 2005
7) Criqui MH, et al: The prevalence of peripheral arterial disease in a defined population. Circulation **71** (3): 510-551, 1985
8) Hiatt WR, et al: Effect of diagnostic criteria on the prevalence of peripheral arterial disease. The San Luis Valley Diabetes Study. Circulation **91** (5): 1472-1479, 1995
9) Selvin E, et al: Prevalence of and risk factors for peripheral arterial disease in the United States: results from the National Health and Nutrition Examination Survey, 1999-2000. Circulation **110** (6): 738-743, 2004
10) Dormandy JA: The fate of the claudication prospective study of 1969 claudicants. Eur J Vasc Surg **5** (2): 131-133, 1991
11) Bloor CM: Angiogenesis during exercise and training. Angiogenesis **8** (3): 263-271, 2005
12) Kannel WB, et al: Intermittent claudication. Incidence in the Framingham Study. Circulation **41** (5): 875-883, 1970
13) Novo S, et al: Critical limb ischemia: definition and natural history. Curr Drug Targets Cardiovasc Haematol Disord **4** (3): 219-225, 2004

第Ⅱ章
閉塞性動脈硬化症の病態生理

関西労災病院循環器科
飯田　修

大阪大学大学院医学系研究科循環器内科学（先進心血管治療学）
南都伸介

　本稿では閉塞性動脈硬化症についての病態生理を概説した．まず，自覚症状として間歇性跛行と重症虚血肢に区分される．重症虚血肢は足趾潰瘍を合併する病態であるが，日常臨床においては，非虚血性潰瘍も散見される．よって blue toe syndrome・糖尿病性足病変・静脈うっ滞性潰瘍なども追記した．

1. 間歇性跛行について

　間歇性跛行は，パリの獣医 Bouley の報告にはじまる．彼は，6歳牡馬が小走りをするときに足を引きずり，休むと改善する症状を観察し，解剖により大腿動脈瘤の血栓閉塞より引き起こされていることを発見した．この際馬に引き起こされた症状に対して，初めて間歇性跛行という言葉が用いられた[1]．Claudication はラテン語の claudicare（びっこを引く）を語源としているが，ドイツ人はショウウィンドウの病気と呼んでいる．

　間歇性跛行は歩行により下肢の筋肉に虚血痛が生じ，これにより歩行不能に陥り，休息により疼痛が回復する症状をいう．その原因は対象筋を灌流する動脈の中枢側の狭窄あるいは閉塞に起因する．下肢において安静時血流は筋肉 100 g あたり 2〜3 mL と少ないが，運動により 30〜50 mL に至り安静時の 30〜50 倍にあたる血液が下肢筋肉に供給される．筋肉内のエネルギーは，ATP の形で供給されるが，この ATP は，ATP-PCr 系，解糖系，酸化系にて産生される．前者2経路では嫌気性代謝であるのに対して，後者の酸化系は好気性代謝である．血管狭窄や閉塞病変を合併する間歇性跛行症例では，運動時に虚血が末端の筋肉内で起こり，それに伴うエネルギー代謝が嫌気性代謝にて ATP 産生され最終的に代謝産物として乳酸が産生される．その代謝産物が筋組織内に蓄積して知覚神経を刺激し痛みを生じる．安静にて側副血行路を介して流入する血液により代謝産物は washout され，痛みは軽快する．これが間歇性跛行の病態である．よって血流低下が重症なほど，また筋肉の疼痛閾値が低いほど歩行距離は短くなる．正常肢では運動により亢進した酸素需要に，心拍出量の増加と末梢血管床の拡張により対処するという生体の自己調節機能が働く．しかしながら，間歇性跛行肢でもこの機構が働き血流は増加するが血管狭窄・閉塞により筋肉に対してその増加は十分でないため，上記の機序により虚血

痛が発生する．間歇性跛行肢においては，中枢側の狭窄と代償性の末梢血管床拡張のため，安静時でも足関節血圧は低下している．運動負荷をかけると血管内細動脈が拡張し，正常肢ではこの拡張に見合う血流増加があるため下肢血圧は変化せず，血流のみが増加する．間歇性跛行肢では末梢血管床の拡張に見合った血流増加を得ることができないため運動負荷により足関節血圧はさらに低下する．さらに虚血が進行すると，安静時痛が発生する．安静時痛が発生する下肢では，それ以上の末梢血管拡張は得られないため，歩行しても血流増加は得られない．間歇性跛行肢における末梢血においては，狭窄，閉塞による血行力学的な異常に加え，赤血球変形能の低下やフィブリノーゲンの上昇による血液レオロジーの悪化や，凝固系の亢進なども，その病態に関係している．

1）間歇性跛行の重症度分類

間歇性跛行患者に対しては，安静時に症状が出現しないために負荷にて評価される．現在のところ，簡便性と再現性によりトレッドミル試験が多くの施設で施行されている．わが国では，12%勾配で時速2.4 km/hの負荷が一般的であるが，Rutherford等は12%勾配3.2 km/hを標準的な設定スピードとしている[2]（表）．設定するスピードが速いほど間歇性跛行出現距離（initial claudication distance：ICD）や最大歩行距離（absolute walking distance：AWD）が短くなり，より短時間で検査が終了可能であるが，実臨床において高齢者では3.2 km/hのスピードについていける症例は少ない．また2.4 km/hと3.2 km/hの時速で歩行血行動態に差がないとの報告もある．わが国においては2.4 km/h，12%，5分のプロトコールで施行が多い．

2）間歇性跛行患者に対する治療戦略

間歇性跛行患者に対する治療のend pointは患者患肢の症状を緩和することであり，歩行距離の延長である．その先には運動耐容能改善による閉塞性動脈硬化症（peripheral artery disease：PAD）のリスクの軽減，すなわち動脈硬化性疾患のコントロールがある．PAD患者における病変進行規定因子は，喫煙・糖尿病・高血圧の相関が強く，適切な運動療法による動脈硬化原因疾患のコントロールは，結果的に患者の心血管イベントを予防し予後改善に寄与する（図1）．そのため，血行再建治療により運動耐容能の改善が期待できる症例においては，年齢にとらわれず積極的に血行再建術を施行すべきと考える．それに対して高齢で内服加療のみで症状が安定している跛行患者では，たとえ狭窄病変であっても低侵襲を理由に血管内治療を推し進めるべきでない．実際の日常診療においては，内服加療を施行しても残存する間歇性跛行症状によって日常生活に不自由しているか否かが，最終的に治療に踏み切るか否かの決定事項となる．つまり100 mの跛行か500 mの跛行かは問わず，患者生活レベルのニーズに合わせた治療を施行すべきである．間歇性跛行患者に対する血管内治療の適応は，大動脈-腸骨動脈病変に対しては遠隔期成績が確立しており，運動療法や薬物療法による効果観察をせず血管内治療が第一選択術と考えられる．それに対して，大腿膝窩動脈領域では腸骨動脈領域ほど遠隔期成績は高

表 間歇性跛行の重症度分類（Rutherfordによる）

度	群	臨床的意義	客観的基準
I	1	Mild	トレッドミル負荷完遂 運動後AP>50 mmHgであるが安静時と比較し20 mmHg低下
	2	Moderate	1群と3群の中間
	3	Severe	トレッドミル負荷完遂不可 運動後AP<50mmHg

第Ⅱ章　閉塞性動脈硬化症の病態生理

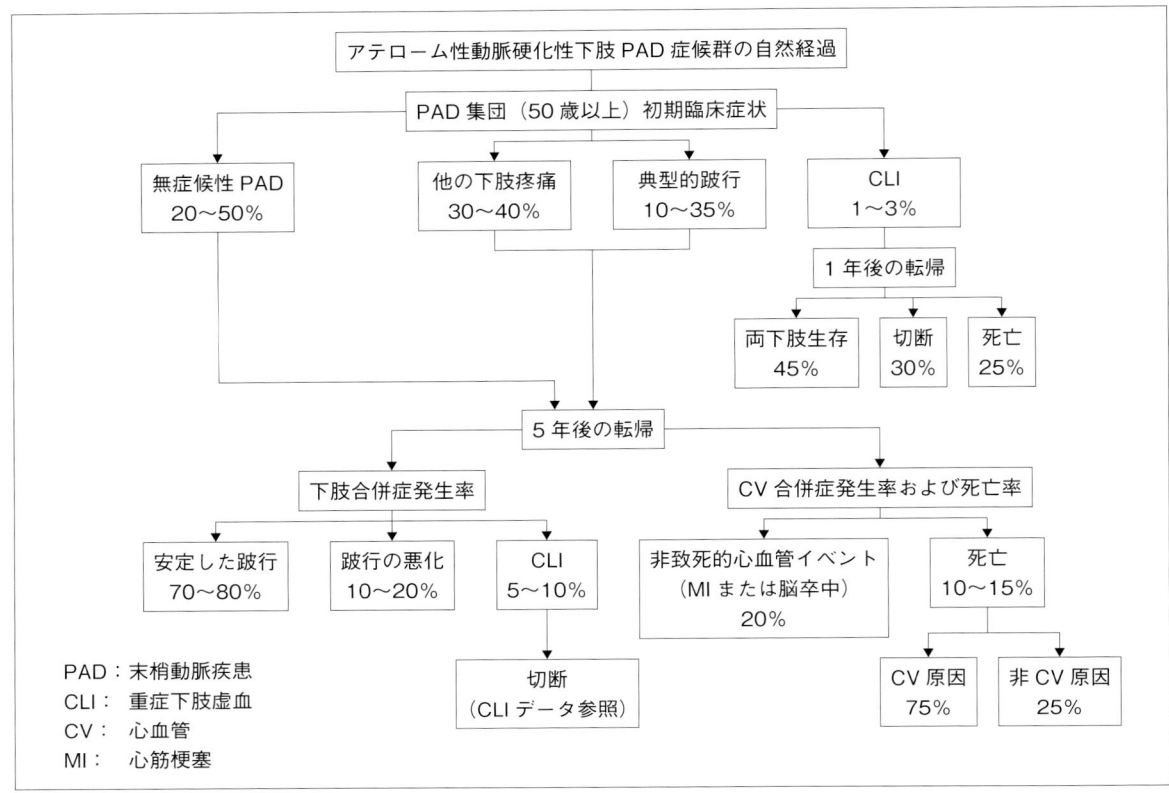

図1　5年にわたる跛行の転帰

くないため，治療は段階的に考えるべきである．つまり，まずは内服薬（シロスタゾール服薬）での症状の改善を確認してから血管内治療に踏み切るべきである．実際に大腿膝窩動脈閉塞病変を合併した高齢跛行患者では，シロスタゾールのみで症状の改善が認められることが多い．シロスタゾールは現在，TASC Ⅱ[3] や ACC/AHA ガイドライン[4] において，Class Ⅰ evidence level A である．つまり臨床の現場では，内服（シロスタゾール）・運動療法のみで間歇性跛行改善が認められない大腿膝窩動脈病変合併症例に対して，どこまでの症例に血管内治療を推し進めるべきかがもっとも難しい問題である．以下にエビデンスを示すが，跛行の原因病変が TASC A-C の大腿膝窩動脈病変では，血管内治療でのリスクはバイパス術より低くかつ遠隔期成績は期待できるため，比較

的軽度から中等度の間歇性跛行症例に対しても施行可能と考える．

2．重症虚血肢について

重症虚血肢（critical limb ischemia：CLI）は閉塞性動脈疾患による慢性的な虚血性変化により，安静時下肢痛や足趾潰瘍・壊疽を有するすべての症例に用いられ，急性動脈閉塞とは区別される．診断には虚血評価のために，足関節・足趾血圧，経皮的酸素分圧にて確定される．一般的には，安静時下肢痛は足関節血圧 50 mmHg 未満，足趾血圧 30 mmHg 未満で生じる．それに対して，潰瘍・壊疽症例では，治癒に必要な血圧値は安静時下肢痛症例より高く，足関節血圧 70 mmHg 未満，足趾血圧 50 mmHg 未満である場

合に，重症虚血肢の存在が疑われる[1]．足関節・足趾血圧については，全身の血行動態に影響されるため，近年わが国においては，皮膚灌流圧（skin perfusion pressure：SPP）を用い診断および治療の効果判定を行う施設が多い．SPPでは30 mmHg未満で創傷治癒可能性低く，30 mmHg未満を重症虚血肢と考えられている．SPPは創傷の虚血重症度を評価するのみならず，創傷治癒可能性をも予測可能な検査方法である．重症虚血肢診療においては必須の検査方法と考える．

慢性動脈閉塞による間歇性跛行患者は，運動時の筋肉の酸素需要に対する動脈血の供給が追いつかないため歩行中疼痛が生じるが，安静時の血流障害はない．これに対して，CLI患者では，安静時の皮膚末梢循環系の栄養供給が満たされないまでに血流が不良となっている．軽度の血行障害が徐々に増悪して重症虚血化することも考えられるが，末梢動脈疾患（peripheral arterial disease：PAD）では間歇性跛行からCLIに進展する患者はほんの数％しか認めず，大部分のCLI患者は発症まで症状がない．症候性患者の2～3倍いるといわれるABPI低下のみを認める無症候PAD患者がどれくらいCLIに進展するのか，またそれを促進する詳細な病態は明らかになっていない．また下肢大切断に至った患者の50％以上の症例が，半年前に自覚症状が存在していなかったとの報告もあり，間歇性跛行と重症虚血肢では同じ下肢の動脈硬化疾患ではあるが，病態・発症契機・治療戦略を含めまったく異なる疾患である認識を持つべきである．

欧米では人口100万人に対して毎年500～1,000人の重症虚血肢が発生している．Catalano等の北イタリアでのデータでは，年間100万人あたり450人発症し112人が大切断施行されている．わが国では100万人あたり100～200人と推察されている[5]．

重症虚血肢の発症リスクについては，特に糖尿

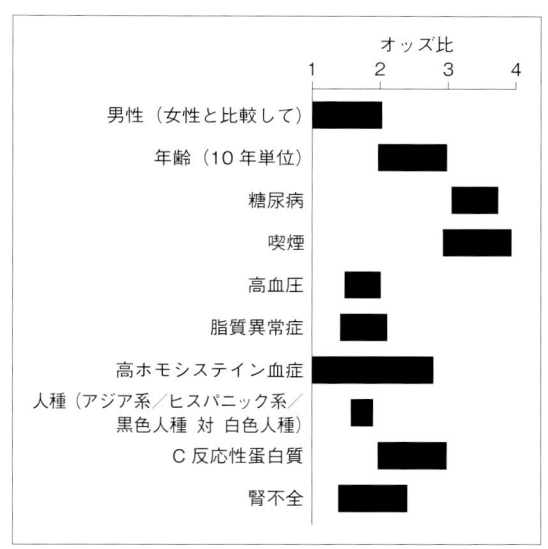

図2　症候性末梢動脈疾患のリスクファクターのオッズ比の範囲

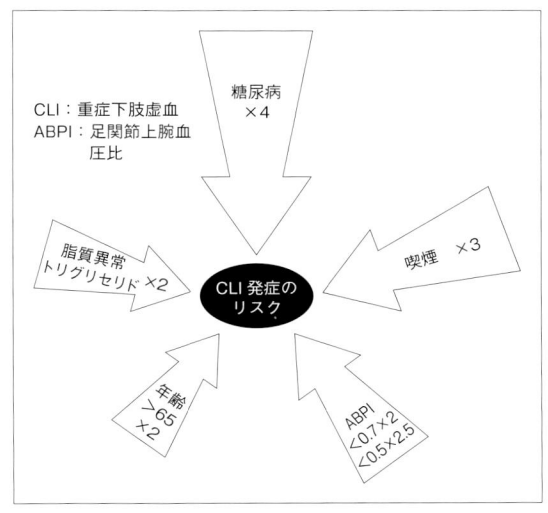

図3　末梢動脈疾患患者における重症虚血肢発症に対するリスクファクターの影響力

病（×4），喫煙（×3）の相関が強い．また慢性腎不全（特に維持透析）は，末梢動脈疾患発症リスクとしてTASC IIで追記されている．重症虚血肢症例では，ガイドライン上報告はないが，腎不全（特に慢性維持透析）は大きな危険因子として考えられる[3]（図2，3）．

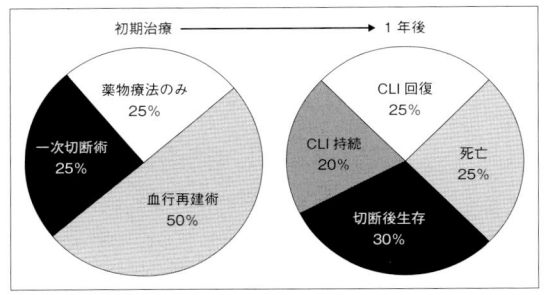

図4 慢性重症下肢虚血を呈する患者の転帰

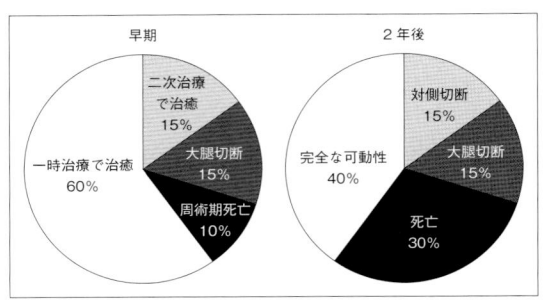

図5 下肢切断後の転帰

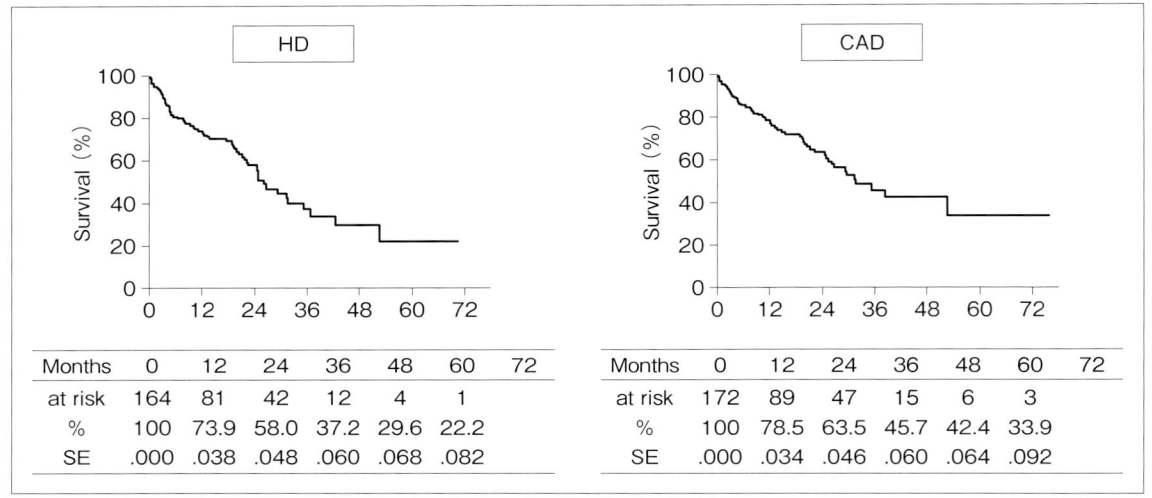

図6 関西労災病院における2004～2008年までの重症虚血肢症例の予後

1）重症虚血肢の予後（関西労災病院における重症虚血肢症例の予後も含めて）

重症虚血肢症例の生命予後は不良である．TASC Ⅱでは5年予後は50％，10年予後は10％と報告されている．また血行再建術が施行できない症例での予後は，患肢・生命予後とも極めて悪い．欧米では，約50％の重症虚血肢が血行再建術の適応となり，残りの25％ずつの血行再建術の適応にならない患者に対しては大切断術もしくは保存的治療（内服・点滴加療）での経過観察となる．実際に，保存的加療のみで経過観察された症例においては，1年後には25％：死亡，30％：切断し生存，25％：重症虚血肢から回復，20％：

重症虚血肢持続となる（図4）．また切断後の患者における予後も極めて悪い（図5）．よって血行再建術施行による切断回避の臨床的意義は非常に大きい．

関西労災病院における2004～2008年までの重症虚血肢症例の予後を示す（図6）．

特に心疾患合併患者（冠動脈疾患・心不全患者）や慢性維持透析患者の予後は極めて不良である．したがって，血管病変のみで治療方針（血行再建術）を決定するべきではなく，患者全身状態に応じて治療戦略を決定する必要がある．確かに重症虚血肢において最大の目標である切断回避（創傷治癒）においては迅速かつ治癒に十分な血流が得られるバイパス術がもっとも優れた治療で

あると考えられるが，実臨床においては全症例が適応にはならない．つまり①患者全身状態，②責任血管病変，③患肢重症度により治療戦略を決定すべきである．2005年のLancetに報告されているBASIL trial[3]では，重傷虚血肢に対して，バイパス術と血管内治療を用いamputation free survivalとmortalityが比較検討されており，2群においての前述のエンドポイントに差がないことが報告されている．BASILの結語においては，重症虚血肢症例の予後が1～2年以内症例では血管内治療を優先すべきとの結論に至っている．

3. 閉塞性動脈硬化症以外の足趾潰瘍・壊疽を合併する疾患

1）Blue toe syndromeとは

　Blue toe syndromeは，突然発症の足趾の境界不明瞭なチアノーゼを主徴とする疾患である．本疾患の病態は，壁不整な大動脈血管壁に存在する粥状硬化巣や動脈瘤の壁在血栓から微小塞栓（コレステロール結晶）が足趾に塞栓子として飛散し，足趾の小血管を塞栓させ発症する．閉塞した微小血管レベルでの微小塞栓に対するアレルギー反応を引き起こし，炎症細胞の浸潤により血管内膜の増殖などにより血管内腔は徐々に閉塞する．原因は，特発性（大動脈瘤合併多い）の報告もあるが，大血管手術後・心臓カテーテル検査・治療（壁不整大動脈を合併した患者）後による血管内操作後に飛散し発症や動脈瘤に対するワーファリン，ヘパリンなどによる抗凝固療法に起因することが多い．特に検査・治療後に発熱・原因不明の腎機能低下・末梢血での好酸球急増化が本疾患合併の可能性を示す．自覚症状として冷感，安静時疼痛，足趾潰瘍でありPAD-CLIの病状と類似しているが，本疾患は体表から触知可能な血管レベル（足背，後脛骨動脈）での塞栓病態ではなく，拍動の触知により鑑別可能である．塞栓子は足趾のみならず腎動脈，腸間膜動脈などの内臓蔵動脈にも塞栓を来すため各種臓器障害を生じ，総称してコレステロール結晶塞栓症（cholesterol crystal embolization：CCE）とされている．

2）Blue toe syndromeの診断（症状・検査所見）

a．皮膚症状

　安静時痛および冷感に足趾，足底，踵部のlivedo様紅斑（網状斑）を合併し，病態の進行により紫斑，blue toesさらには足趾の潰瘍・壊死を生じる．微小塞栓の飛散（動脈瘤の切除等）および末梢レベルでの血管のアレルギー反応が安定すれば，網状斑，チアノーゼは軽快し，壊死・潰瘍範囲の境界が明瞭化してくる．

b．その他の症状

　コレステロール結晶の塞栓部位によりさまざまな臓器障害を認める．障害されやすい臓器として皮膚以外に，腎臓，消化管などがあげられ，腎障害は50～80％と頻度が高く，腎障害を来した患者の約28～61％に透析療法が必要になると報告されている[6]．

c．血液検査

　炎症反応の上昇，好酸球増多，BUN・クレアチニンの上昇を認めることが多い．

d．画像診断

　胸腹部－骨盤領域までの造影CT・MRI検査で大動脈の壁在血栓の存在や壁不整，大動脈瘤を認める．ちなみに塞栓症状を来す大動脈瘤は，外科的治療の適応になることもある（class Ⅱb）．

e．局所生検

　確定診断のため皮膚，筋生検を施行し，血管内のコレステロール結晶の塞栓の存在を評価する．しかしながら，創部に対する生検により創悪化や壊死範囲拡大を招く危険性があり，確定診断のた

めの生検を禁忌との報告もある[7].

3) Blue toe syndrome の治療

a．全身治療

本疾患は，コレステロール塞栓子による血管炎であるためにこの反応のコントロールが治療の主座になる．つまり，全身評価にてコレステロール塞栓源になる動脈瘤が存在していれば，外科的切除術を考慮するべきである．また抗凝固剤は休薬を考慮する．血液検査にて白血球・CRPの上昇，好酸球増多を認める場合は，血管炎の活動性が高いと判断し，副腎皮質ホルモン（ステロイド）を使用する．一般的に0.5～1.0 mg/kg×体重から開始し，自覚症状（安静時痛み等）・他覚所見（網状斑，チアノーゼの状態）・血液検査所見を参考にしながら，5 mgずつ漸減していく．足趾に潰瘍・壊死を認める場合は副腎皮質ホルモン使用量が5～10 mg/日で安定し，足趾壊死範囲の境界が明瞭化した時点で，断端形成術を施行する．

b．局所（創部）治療

安静時痛み・網状斑・チアノーゼが強い状態はコレステロール結晶による塞栓あるいは血管炎がコントロールできていないと判断し足趾壊死，潰瘍を認めてもデブリードマンなどの侵襲的な処置は行わない．足趾の皮膚病変に対して，創部感染を防ぐためシャワー等でよく洗浄し，スルファジアジン銀（ゲーベンクリーム）を潰瘍部に用いる．その他の治療としてProstaglandin製剤などの血管拡張剤やLDL吸着療法が有効であるとの報告も認める[8].

4．糖尿病性足病変の3大要素

糖尿病性足病変の3大要素は，神経障害（自律神経障害，運動神経障害，知覚神経障害），PAD，感染である．狭義の糖尿病性足病変は，PADの合併はなく神経障害と感染により増悪する病態であり，今回は神経障害を中心に述べる．

1) 糖尿病性足病変における3つの神経障害

糖尿病性神経障害では，すべての線維（知覚・運動・自律）が冒される．

a．自律神経障害

足底と足趾趾腹皮膚における網状層では体温調節として生理的に働く動静脈シャント（A-V shunt）が存在している．糖尿病性自律神経障害になれば，A-V shunt機能不全となりこれが常時拡張状態となり皮膚への血流障害を招く．その結果，細動脈レベルでの拡張を来し毛細血管圧の上昇が組織への透過性を増大させ浮腫を招く．組織の酸素分圧も低下し皮膚の代謝が低下する．つまり，自律神経障害では汗腺機能が低下し発汗の減少および欠如を引き起こし，表面皮膚が乾燥し亀裂等を生じやすい．

b．運動神経障害

運動神経障害では足の筋肉の委縮と衰弱をもたらして，筋肉や腱組織のバランスが崩れ，起立や歩行時の足底圧分布が変化する．特徴的変化は外反母趾とHammer toeである．これらの変化は足底の中足骨遠位端の歩行時踏み返し部分に胼胝を容易に形成する原因となる．

c．知覚神経障害

知覚障害では，痛覚・触覚・温度覚・固有感覚の喪失を伴う．よって破壊的な外傷や慢性刺激も自覚されず，足底では胼胝を形成しやすい．しばしば胼胝内に黒色不整形の色素が混じっているが，これは胼胝下に出血があった証拠でBlack heelと呼ばれ，ただちに削り免荷をしなければ容易に感染を来す．また，急性の刺激（摩擦）では水疱や血疱を形成する．処置が不適切であれば，深達性潰瘍となりやすい．また温度覚も低下しているため，熱湯，アンカ，ストーブ，温風ヒ

ーターには注意が必要であり，重症例では骨や関節まで壊死となることもしばしばある．

糖尿病性足病変においては，虚血の関与がないために，創部に対して然るべき処置を適切なタイミングで施行すると救肢率は高い．特に神経障害により足趾潰瘍を併発していても，自覚症状に乏しいため，創部感染を併発していても歩行を繰り返し，最終的には感染が腱に沿って上行し潰瘍・感染が重篤化することも多い．

2）糖尿病性足病変に対する治療戦略

糖尿病性足病変は，足趾の間や爪の白癬，足趾の変形，胼胝，潰瘍，壊死などの病変などを指すが，潰瘍，壊死組織についてはその大きさ，深さに加えて腱や骨に至っているかどうかをデブリードマンやX線などで確認する．感染を伴う場合は，創部培養で菌を同定しながら抗生剤の投与を行うことに加え，MRIやCTの評価を行う．骨髄炎や足底筋膜炎などの場合には，十分なデブリードマンが必要である．

胼胝については，削るだけでなく適切な免荷のためのフットウェアが重要であり，専門の義肢装具士が作成するフットウェア，具体的にはインソールや治療用靴が必要である．このフットウェアは，潰瘍の再発防止の観点からも必須であることを強調したい．

5．静脈うっ滞性潰瘍とは

静脈うっ滞性潰瘍とは，下肢静脈に存在する弁不全（慢性静脈不全症，chronic venous insufficiency：CVI）により，静脈逆流が結果的に下腿での静脈うっ滞となり静脈性潰瘍発症となる．下肢の主な静脈は，深部静脈系と表在静脈系（大伏在静脈と小伏在静脈およびその枝）からなり，穿通枝（交通枝）が両者をつなぐ．これらの静脈系の弁に機能不全が生じると深部静脈血が表在静脈，皮下組織に逆流し，静脈瘤や皮膚障害を起こす．

静脈弁不全は，穿通枝弁不全の頻度がもっとも高く，誘因として立ち仕事，妊娠・出産，遺伝的要因などがある．

静脈うっ滞性皮膚潰瘍の部位は下腿下1/3の内側に多いが，足背，下腿外側にもみられる．大きさや形状はさまざまで，辺縁は不規則である．潰瘍は浅く，動脈性潰瘍と異なり，筋膜を貫くことは通常ない．周辺皮膚は色素沈着を認め，肥厚，硬化する．

静脈うっ滞性潰瘍に対する治療

保存的治療として長時間立位の禁止，患肢挙上，弾性包帯・弾性ストッキングによる圧迫を施行する．硬化薬を静脈内に注入する硬化治療も有効であり，外科的治療として弁機能不全を呈する穿通枝の切離・結紮，表在静脈の抜法術（stripping）がある．

文献

1) Condorelli M, Brevetti G: Intermittent claudication: an historical perspective. Eur Heart J Supplement 4 (Suppl B): B2-B7, 2002
2) Rutherford RB, Baker JD, Ernst C, et al: Recommended standards for reports dealing with lower extremity ischemia: revised version. J Vasc Surg 26 (3): 517-538, 1997
3) Norgren L, et al: On behalf of the TASC II Working Group. Inter-Society Consensus for the Management of Peripheral Arterial Disease (TASC II). J Vasc Surg 45 (1): S5-S67, 2007
4) Hirsch AT, et al: ACC/AHA 2005 Practice Guidelines for the management of patients with peripheral arterial disease; TransAtlantic Inter-Society Consensus; and Vascular Disease. Circulation 113: 463-654, 2006

5) 重松　宏：疫学：TASC II より．日外会誌 **108**(4)：171-175，2007
6) 鈴木　越：Blue toe syndrome（コレステロール塞栓症）．呼と循 **51**：77-81，2003
7) 辻　依子，寺師浩人，北野育郎：足趾潰瘍を伴う Blue toe syndrome の治療経験．形成外科 **52**(4)：457-463，2009
8) 千葉　覚，吉田弘之，伊藤伊一郎：LDL 吸着療法が著効を示した Blue Toe syndrome の 1 例．日血外会誌 **4**：565-569，1995

第Ⅲ章
リスクファクター

福岡大学医学部心臓・血管内科学講座
三浦伸一郎, 朔 啓二郎

末梢動脈疾患（peripheral arterial disease：PAD）とは，その名のとおり全身の動脈硬化により末梢の動脈に閉塞または狭窄をきたし，手足にさまざまな虚血症状を引き起こす疾患である．したがって，そのリスクファクターは，動脈硬化を発症・進展させるさまざまな因子と一致する（表1）．PADでは，動脈硬化に関連する糖尿病や高血圧，脂質異常症など他の病気を合併していることも多い．よって，加齢や喫煙とともにそれらの疾患もPADのリスクファクターである．

1. 加齢

好発年齢は60歳以上である．米国では，40歳以上の成人の約5％にPADを認め，図1[1]に示すように，年齢とともに有病率は上昇する．また，Selvinらは40歳以上の2,174名を1999〜2000年までの米国国民健康調査から抽出し，PADの有病率を検討している[2]．この報告でも40〜49歳までの有病率は0.9％，50〜59歳では2.5％，60〜69歳では4.7％，70歳以上になると14.5％と年齢とともに上昇しており，加齢は重要なPADのリスクファクターである．

2. 人種差

白色人種は，PADの罹患率や予後についてもっともよく検討され報告もされているが，他の人種についての報告はそれほど多くない[3]．足関節上腕収縮期血圧比（ABI）が0.95以下をPADと定義し検討した報告によると，アフリカ系米国人では，非ヒスパニック系白色人種よりも年齢や他の一般的なリスクファクターによって補正しても

表1 PADのリスクファクター

加齢
人種差（黒色人種＞白色人種）
性差（男＞女？）
喫煙
高血圧
糖尿病
脂質異常症
腎不全
炎症・凝固系亢進
ホモシステイン（高値）

第Ⅲ章　リスクファクター

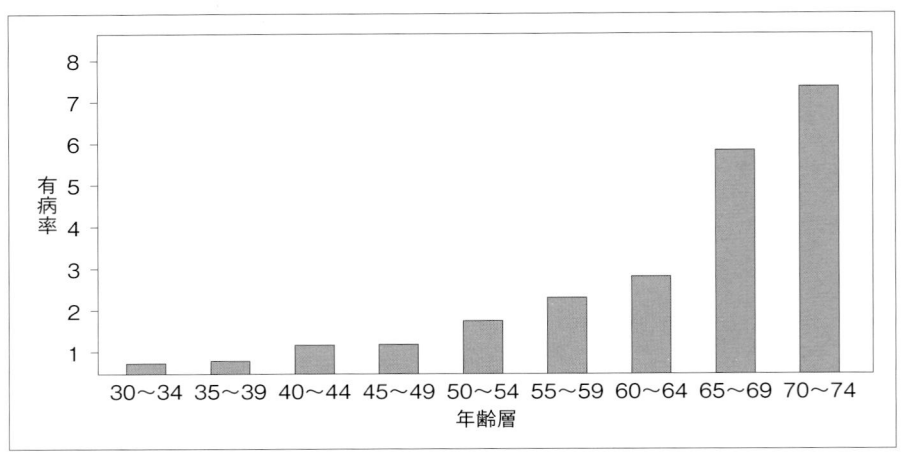

図1　大規模試験における症候性末梢動脈閉塞の平均有病率
Dormandy JA, et al. J Vasc Surg 31 (1 Pt 2): S1-S296: 2000[1] より引用.

ABIが低値であり，PADの有病率も高値であった[4]．また，Criquiらは，非ヒスパニック系白色人種，黒色人種，ヒスパニック系とアジア系人種におけるPADの罹患率について報告した[5]．黒色人種では，非ヒスパニック系白色人種に比べて，糖尿病と高血圧罹患率が高値で，body mass index（BMI）も高値であった．したがって，これらの因子を含めて，PADのリスクファクターも組み入れたモデルにより検討している（図2）．非ヒスパニック系白色人種のオッズ比を1.0とした場合，黒色人種では，2.34（p＜0.048）と有意に高値であった．しかし，非ヒスパニック系白色人種は，ヒスパニック系やアジア系との有意差を認めなかった．したがって，黒色人種であることは，他のPADのリスクファクター非依存性にPADの罹患率を高めていると考えられる．日本人に関しては，人種間比較というわけではないが，各国と比較した研究において，米国よりPADの罹患率は48%も少ないといわれている[6]．

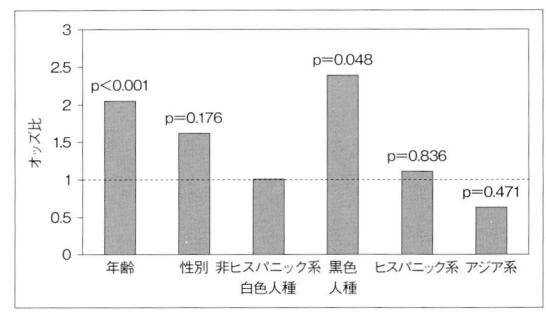

図2　PAD罹患に対する予測因子
非ヒスパニック系白色人種のオッズ比を1.0とする．
Criqui MH, et al. Circulation 112: 2703-2707, 2005[5] より引用．

し，Selvinらの米国国民健康調査[2]では，60～69歳において，男性6.7%に対して女性2.8%と多い傾向にあるが，全年齢では男女差を認めていない（図3）．また，PAD罹患率に関して，年齢，性別，人種，教育，職業の5因子を検討したモデルでは，男性が有意に罹患率は高いが，その他のPADのリスクファクターにて補正すると性別は規定因子となっていなかった[5]．

3. 性差

　一般的には男性に多いといわれている．しか

4. 喫煙

　喫煙は，動脈硬化症の発症・進展に深くかかわ

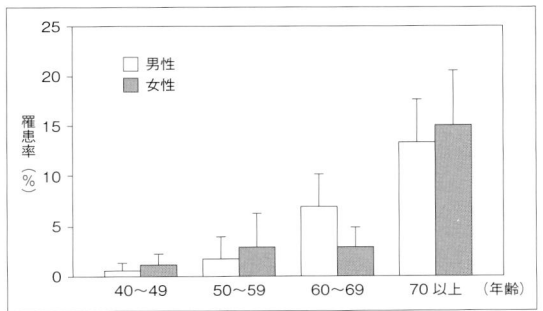

図3　年齢・性別によるPADの罹患率
Selvin E, et al. Circulation 110: 738-743, 2004[2] より引用.

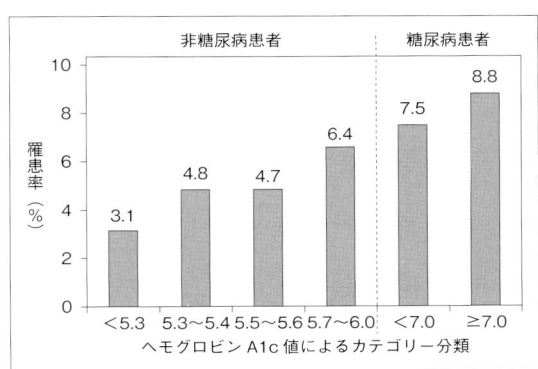

図4　ヘモグロビンA1c値とPADの罹患率
Muntner P, et al. Diabetes Care 28: 1981-1987, 2005[8] より引用.

っている．さらに，喫煙とPADの関連性も重要である[5]．下肢閉塞性動脈硬化症の診断・治療指針Ⅱ（TASC Ⅱ）においても禁煙は，すべての喫煙患者に対し繰り返し強く勧められるべき事項として取り上げられている[7]．喫煙者のPAD罹患率は，非喫煙者3.1％，過去の喫煙歴4.4％，喫煙者6.8％と上昇し，年齢，性別，人種，高血圧などの因子で補正しても非喫煙者1.0に対して4.23（95％信頼区間（CI）：1.95〜9.17）であり[2]，喫煙は，PAD発症のもっとも重要なリスクファクターの一つである．

5. 高血圧

高血圧は，動脈硬化性心血管疾患発症の強力なリスクファクターである．高血圧者のPAD罹患率は6.9％，非高血圧者では2.2％であり[2]，PADのリスクを2〜3倍上昇させる．さらに，高血圧も他のリスクファクター非依存性のPAD罹患の因子であることが確認された[5]．

6. 糖尿病

糖尿病患者では，心血管疾患による死亡リスクが非糖尿病患者に比し2倍以上も増加する．また，糖尿病患者では，非糖尿病患者に比し間歇性跛行が約2倍多い[7]．米国国民健康調査（1999〜2002年）において，PADをABI 0.9未満として診断したところ，5.1％がこの基準を満たしていた[8]．ヘモグロビンA1c値は，空腹時の血糖値よりも糖尿病の長期的なコントロールを正確に反映している．このヘモグロビンA1c値によりPADの罹患率をカテゴリー別にみてみると，ヘモグロビンA1c値の増加に伴い，罹患率も上昇していた（図4）．さらに，2型糖尿病患者におけるヘモグロビンA1cとPADの発症に対する相対リスクの関連性をみてみると（図5）[9]，3つの臨床試験をまとめた解析結果から，1％のヘモグロビンA1cの上昇に対してPADの発症の相対リスクは1.28（95％CI：1.18〜1.39）と上昇していた．また，1型糖尿病患者においてもわずか2つの試験のまとめではあるが，PADの発症の相対リスクは1.32（95％CI：1.19〜1.45）と有意に高値であった．ヘモグロビンA1c値によるPADのリスク層別化は重要であるが，現在までの基準は，糖尿病の微小血管障害の予防を目的に決められた基準であり，PADのような大血管障害のリスクとなるヘモグロビンA1c値の設定は重要である．実際，図4でもわかるように，非糖尿病患者においても，ヘモグロビンA1c値の増加につれてPADの罹患率も増加しており，その値を5.3％未満にすることがPADのリスク減少につながる

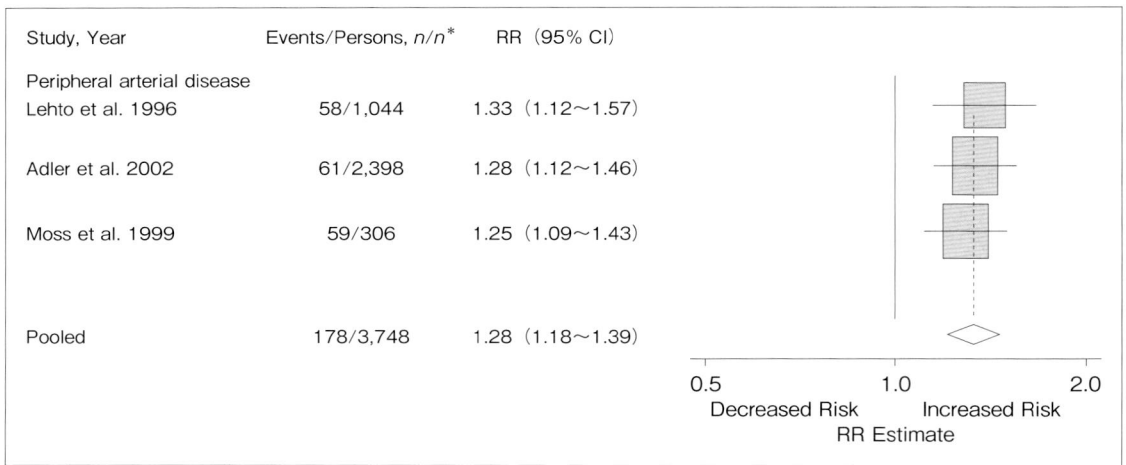

図5　2型糖尿病患者におけるヘモグロビンA1cとPADの発症に対する相対リスク
Selvin E, et al. Ann Intern Med 141: 421-431, 2004[9] より引用.

表2　PAD患者の脂質プロフィール

	Controls ($n=100$)	Patients ($n=102$)	p
Serum			
C	5.29 (1.00)	5.58 (1.00)	NS
T	1.29 (0.61)	1.66 (0.85)	<0.001
Apo B	1.00 (0.24)	1.05 (0.23)	NS
Apo E	0.03 (0.01)	0.03 (0.01)	NS
VLDL			
C	0.36 (0.26)	0.50 (0.36)	<0.005
T	0.63 (0.44)	0.87 (0.70)	<0.005
Proteins	0.11 (0.08)	0.16 (0.16)	<0.05
IDL			
C	0.18 (0.14)	0.26 (0.26)	<0.01
T	0.15 (0.08)	0.20 (0.13)	<0.001
Proteins	0.07 (0.07)	0.04 (0.02)	<0.005
LDL			
C	3.27 (0.90)	3.26 (0.81)	NS
T	0.20 (0.09)	0.21 (0.09)	NS
Proteins	0.52 (0.15)	0.52 (0.17)	NS
HDL			
C	1.08 (0.28)	0.97 (0.27)	<0.01
Proteins	1.25 (0.17)	1.16 (0.21)	<0.005
VLDL T/HDL C	0.65 (0.50)	1.07 (1.03)	<0.001

Values are given as mean ± SD mmol/l (lipids) or g/l (proteins).
Apo: apoprotein, VLDL: very low density lipoproteins, IDL: intermediate density lipoproteins, LDL: low density lipoproteins, HDL: high density lipoproteins, C: cholesterol, T: triglycerides.
SentiM, et al. Circulation 85: 30-36, 1992[10] より引用.

と結論付けている[8]．さらに，糖尿病を合併したPADは，非糖尿病のPADよりも重篤であるので注意を要する．

7. 脂質異常症

脂質異常症には，高低比重リポ蛋白（LDL）コレステロール血症，低高比重リポ蛋白（HDL）コレステロール血症と高トリグリセリド（TG）血症があり，どの病態も心血管疾患発症・進展のリスクファクターであると同時にPADのリスクファクターでもある．PAD患者では，血清TGと超低比重リポ蛋白コレステロール（VLDL）の高値とHDLの低値が認められている（表2）[10]．また，PADの喫煙者では，VLDLとVLDLトリグリセリドが増加し，HDLは低下していた．LDLコレステロール値については，あまりPADと関連性がないとの報告も多いが，この報告でも同様の結果であった（表2）[10]．しかし，LDLコレステロール値は，重症PADにおいては関連するとの報告もある[11]．PAD患者にスタチンを使用して積極的にLDLコレステロールを低下させると心血管イベントが著名に減少すること[12]から，TASC IIでは，PAD患者の脂質管理として，LDLコレステロールは100 mg/dL未満とし，他の血管疾患を有する場合は70 mg/dL未満とすることが勧められており[7]，PAD患者におけるLDLコレステロール値の重要性を指摘している．さらに，総コレステロール（TC）/HDLコレステロール比も他のリスクファクター非依存性のPAD罹患の因子であることが確認されている[5]．TGのカタボリズムを反映するVLDL-TG/HDLコレステロール比は，TGが正常範囲内でもPAD患者において高値であることが報告されており[13]，Sentiら[10]やRidkerら[14]の報告もその結果を追随するものであった．

8. 腎不全

慢性腎臓病（chronic kidney disease：CKD）は，心血管疾患発症の独立したリスクファクターである．また，PADは，心血管疾患発症に深くかかわっており，PADとCKDも密接な関連性を持っている．糸球体濾過率（GFR）別にみてみると，>90 mL/min/1.73 m^2，$60 \sim 89$ mL/min/1.73 m^2，<60 mL/min/1.73 m^{2}におけるPADの罹患率は，それぞれ2.8%，4.1%，18.2%と上昇していた[2]．また，GFR<60 mL/min/1.73 m^{2}では，従来のPADのリスクファクターにて補正しても相対危険率は2.17（95% CI：1.19〜3.46）であり，CKDとPADの関連性を認めた[15]．そして，透析患者においてもPADとの関連性が指摘されている．それは，透析導入に至る患者の原疾患は糖尿病であることが多いことにも関連している．また，閉経後女性におけるPADのイベント発症率は，クレアチニンクリアランス別にみても，60 mL/min/1.73 m^{2}以上，$30 \sim 59$ mL/min/1.73 m^2，30 mL/min/1.73 m^{2}未満においてそれぞれ，0.55%，0.92%，2.73%と次第に上昇していた[16]．さらに，図6に示すように，糖尿病の有無別に透析患者のPAD罹患率をみた報告[6]によると（1年間透析中の60歳の非糖尿病患者の相対危険率を1.0とする），原疾患が非糖尿病の透析患者では，加齢とともにPAD罹患率が上昇する傾向がみられた．しかし，原疾患が糖尿病で透析を受けている患者では，非糖尿病の場合より非常にPAD罹患率が高率であり，加齢による影響を受けておらず，糖尿病が強力なリスクファクターであることを物語っていた．

第Ⅲ章　リスクファクター

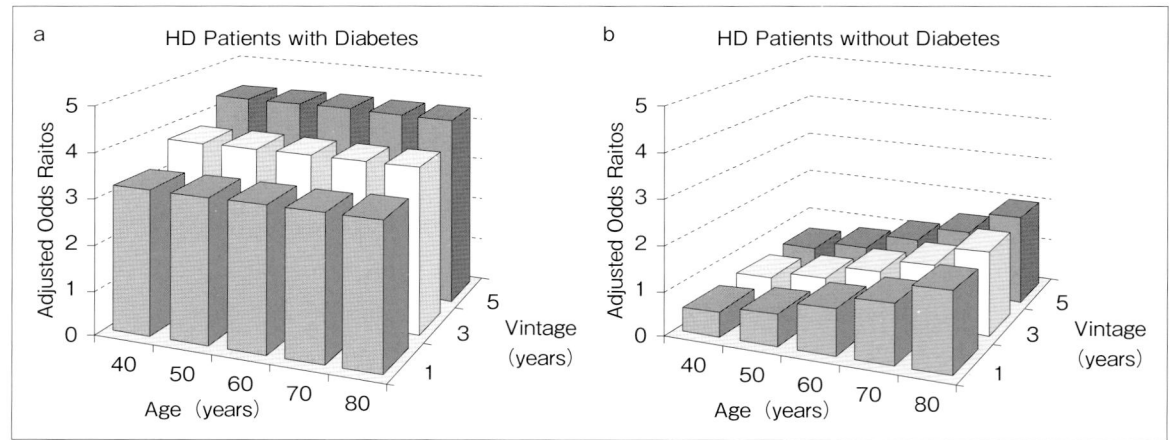

図6　糖尿病の有無別の透析患者のPAD罹患率
1年間透析中の60歳の非糖尿病患者の相対危険率を1.0とする．
Rajagopalan S, et al. Circulation 114: 1914-1922, 2006[6] より引用．

9. 炎症・凝固系の異常・ホモシステイン

　C反応性蛋白（CRP）に代表される炎症マーカーは，心血管疾患の発症・進展に深くかかわっている．Ridkerらの報告では，PADの脂質マーカー以外のリスクファクターでもっとも重要であったのはCRPであったと結論付けている[14]．CRP値によって対象者を四分位し，将来PADを発症する確率を検討したところ，年齢，喫煙，糖尿病，高血圧，家族歴，運動量とBMIで補正後も，CRPが低値群よりも高値群においてPADの発症率が有意に高くなると報告した．また，血漿フィブリーノーゲンの高値も各パラメーターで補正後もPAD発症率が有意に高値となっていた．図7では，TCおよびTC/HDLコレステロール比により，それらの平均値より高値群と低値群に分け，それぞれをCRPの高値群と低値群に分けPAD発症に対する相対リスクを検討している[14]．TCとTC/HDLコレステロールともに高値群において，CRPが高値の患者の相対危険率が有意に上昇していた．したがって，脂質マーカーは

PAD発症の予測因子であるが，CRPを測定するとさらにPAD発症リスクに有用であることがわかった[14]．また，女性を対象として12年間フォローし，症候性PADの発症を検討したプロスペクティブな研究では，HDLコレステロールやTC/HDLコレステロール比とともに，CRPと可溶性intracellular adhesion molecule-1が有意にその発症に関連を認めており興味深いデータであった[17]．

　一般的に，血漿ホモステイン値は血管疾患では高値となる．40歳以上の成人を対象とした疫学研究では，ホモステイン値によって対象者を五分位しPAD罹患率を検討したところ，ホモステインが低値群よりも高値群においてPADの有病率が有意に高くなっていたと報告した[18]．しかし，Ridkerらは，ホモステイン値はPADの発症率には関連性はなかったと述べている[14]．ホモステイン値は，全身の動脈硬化性疾患の重症度にも関連するため，PADに特異的である可能性をさらに検討する必要がある．

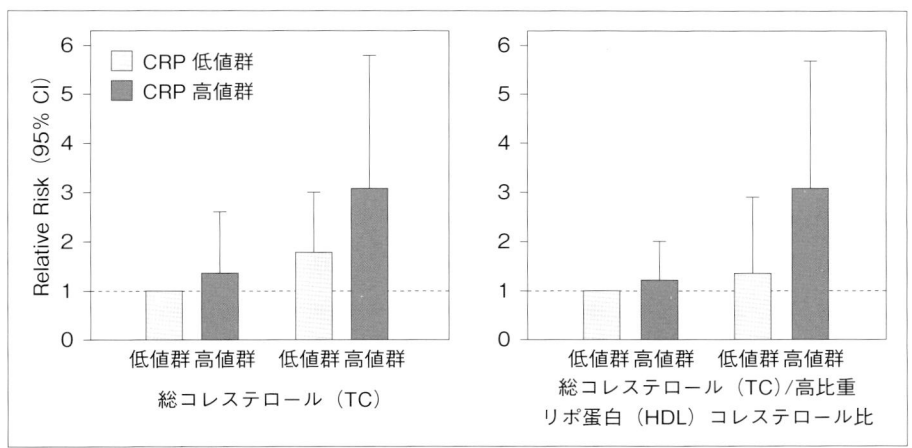

図7 PAD発症の相対リスク
TCまたはTC/HDLコレステロール比が低値でCRPも低値である群の相対リスクを1.0とする．CRP，TC，TC/HDLコレステロール比それぞれの平均値よりも値が高値の患者を高値群，低値の患者を低値群とする．
Ridker PM, et al. JAMA 285：2481-2485, 2001[14] より引用．

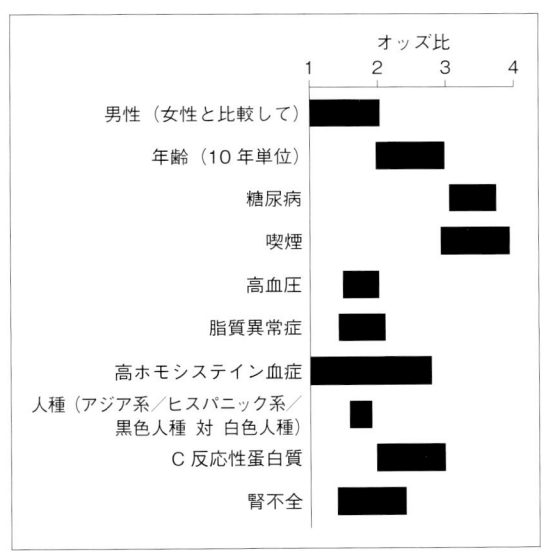

図8 症候性末梢動脈疾患のリスクファクターのオッズ比の範囲
TASC II Working Group，日本脈管学会編訳：下肢閉塞性動脈硬化症の診断・治療指針II．メディカルトリビューン，東京，2007より引用．

10. おわりに

PADの発症・罹患に対するリスクファクターについて述べた．加齢，黒色人種，喫煙は高リスクであり，その他の動脈硬化性疾患（高血圧，糖尿病，脂質異常症）もリスクとして重要である（図8）．また，腎障害や炎症なども関連している．これらのリスクファクターについて患者背景をよく検討し，将来，PADを予防またはその進展を抑制できるような生活指導および治療法を実施していかなければならない．

文献

1) Dormandy JA, Rutherford RB: Management of peripheral arterial disease (PAD). TASC Working Group. TransAtlantic Inter-Society Consensus (TASC). J Vasc Surg 31 (1 Pt 2)：S1-S296, 2000
2) Selvin E, Erlinger TP: Prevalence of and risk factors for peripheral arterial disease in the United States: results from the National Health and Nutrition Examination Survey, 1999-2000. Circulation 110：738-743, 2004
3) Bennett PC, Silverman S, Gill PS, et al: Ethnicity and peripheral artery disease. QJM 102：3-16, 2009

4) Kullo IJ, Bailey KR, Kardia SL, et al: Ethnic differences in peripheral arterial disease in the NHLBI Genetic Epidemiology Network of Arteriopathy (GENOA) study. Vasc Med **8**: 237-242, 2003
5) Criqui MH, Vargas V, Denenberg JO, et al: Ethnicity and peripheral artrial disease: the San Diego Population Study. Circulation **112**: 2703-2707, 2005
6) Rajagopalan S, Dellegrottaglie S, Furniss AL, et al: Peripheral arterial disease in patients with end-stage renal disease: observations from the Dialysis Outcomes and Practice Patterns Study (DOPPS). Circulation **114**: 1914-1922, 2006
7) 日本脈管学会編：下肢閉塞性動脈硬化症の診断・治療指針Ⅱ．メディカルトリビューン，東京，2007
8) Muntner P, Wildman RP, Reynolds K, et al: Relationship between HbA1c level and peripheral arterial disease. Diabetes Care **28**: 1981-1987, 2005
9) Selvin E, Marinopoulos S, Berkenblit G, et al: Meta-analysis: glycosylated hemoglobin and cardiovascular disease in diabetes mellitus. Ann Intern Med **141**: 421-431, 2004
10) Sentí M, Nogués X, Pedro-Botet J, et al: Lipoprotein profile in men with peripheral vascular disease. Role of intermediate density lipoproteins and apoprotein E phenotypes. Circulation **85**: 30-36, 1992
11) Criqui MH, Browner D, Fronek A, et al: Peripheral arterial disease in large vessels is epidemiologically distinct from small vessel disease. An analysis of risk factors. Am J Epidemiol **129**: 1110-1119, 1989
12) Heart Protection Study Collaborative Group: MRC/BHF Heart Protection Study of cholesterol lowering with simvastatin in 20,536 high-risk individuals: a randomised placebo-controlled trial. Lancet **360**: 7-22, 2002
13) Havel RJ: Role of triglyceride-rich lipoproteins in progression of atherosclerosis. Circulation **81**: 694-696, 1990
14) Ridker PM, Stampfer MJ, Rifai N: Novel risk factors for systemic atherosclerosis: a comparison of C-reactive protein, fibrinogen, homocysteine, lipoprotein (a), and standard cholesterol screening as predictors of peripheral arterial disease. JAMA **285**: 2481-2485, 2001
15) Cheung AK, Sarnak MJ, Yan G, et al: Atherosclerotic cardiovascular disease risks in chronic hemodialysis patients. Kidney Int **58**: 353-362, 2000
16) O'Hare AM, Vittinghoff E, Hsia J, et al: Renal insufficiency and the risk of lower extremity peripheral arterial disease: results from the Heart and Estrogen/Progestin Replacement Study (HERS). J Am Soc Nephrol **16**: 1046-1051, 2004
17) Pradhan AD, Shrivastava S, Cook NR, et al: Symptomatic peripheral arterial disease in women: nontraditional biomarkers of elevated risk. Circulation **117**: 823-831, 2008
18) Guallar E, Silbergeld EK, Navas-Acien A, et al: Confounding of the relation between homocysteine and peripheral arterial disease by lead, cadmium, and renal function. Am J Epidemiol **163**: 700-708, 2006

第Ⅳ章　診　断
A　症状

広島大学大学院医歯薬学総合研究科心臓血管生理医学/再生医療部
東　幸仁

閉塞性動脈硬化症による症状は，下肢であれば下肢組織（筋肉）に対する相対的な血流量不足，あるいは絶対的血流量不足により出現する．前者の場合は，運動時の跛行，下肢疼痛であり，後者は安静時疼痛や潰瘍・壊死といった症状を呈する．他覚的には，腹部から鼠径部にかけて腹部動脈，総腸骨動脈や大腿動脈の狭窄を反映して血管雑音を聴取することがある．末梢動脈に狭窄，閉塞があれば病変部位より遠位での動脈拍動の減弱ないし消失が認められる．これらの症状は時間的，空間的影響を受けながら進展していく．閉塞性動脈硬化症の症状を的確に捉えることは病態を知る，他疾患を鑑別する，治療適応を決定する，予後を予測するうえでも非常に重要である．

1. 閉塞性動脈硬化症の症状

現在，末梢血管疾患の分類としてFontaine分類とRutherford分類がよく用いられている（表1）[1,2]．症状で重症度分類をした両分類法は，さまざまな検査診断法が提唱されているなかで，未だに，症状分類が，閉塞性動脈硬化症のもっとも重症度分類を反映しているという事実を示しており非常に興味深い．

表1　末梢動脈疾患の分類（Fontaine分類とRutherford分類）

Fontaine 分類		Rutherford 分類		
病期	臨床症状	等級	分類	臨床症状
Ⅰ	無症状	0	0	無症状
Ⅱ a b	間歇性跛行 軽度 中等度から重度	Ⅰ	1 2 3	間歇性跛行 軽度 中等度 重度
Ⅲ	安静時疼痛	Ⅱ	4	安静時疼痛
Ⅳ	潰瘍・壊死	Ⅲ Ⅳ	5 6	組織小欠損 組織大欠損

1）間歇性跛行

Hirschらの検討によると，断面調査で動脈硬化性下肢閉塞性動脈硬化症患者をみた場合，その初期症状である典型的な間歇性跛行を呈するものは約3割であると報告している[3]．すでに重症下肢虚血であるものが1〜3％いるが，無症状のものが約5割存在している．筋組織における運動時の相対的虚血が出現するまでは多くの場合，無症状であることが多い．サイレントキラーであるともいえる．通常，運動（歩行）を行う際，下肢筋組織に必要な血流量が保たれないと，下肢に違和感，不快感，疼痛を伴うようになる．必ず，一定の運動量に到達すると症状が出現するようになり，安静を保つ（5〜10分程度）ことにより症状は軽減あるいは回復する．病状が進行すれば，少ない運動量で症状の出現をみる．間歇性跛行は腓腹筋に限局していることが多いが，大腿部，臀部，腰部に症状を認めることもある．血管の支配領域により，腓腹筋に限局する症状であれば大腿動脈や膝下動脈に，大腿部，臀部，腰部に症状を認める場合は腹部大動脈や総腸骨動脈など比較的大きな血管に狭窄，閉塞がある可能性が高い．通常，間歇性跛行は体位変換による症状の変化を認めない．これは，脊椎管狭窄症や慢性コンパートメント症候群，神経根圧迫による疾患との症状鑑別にも重要である．表2に間歇性跛行の鑑別診断を示した．頻度は非常に少ないが，上肢に閉塞性動脈硬化症を生じることもある．その際は，上肢の運動により，下肢同様に跛行症状を呈する．

冷感，しびれの症状をFontaine分類の病期Ⅰ，Rutherford分類の等級0，分類0としている表現が散見されるがそれぞれの病期Ⅰと等級0，分類0は無症状が正しい（表1）．冷感，しびれは初期症状というよりは，末梢神経が障害されたかなり進行した閉塞性動脈硬化症の症状と捉えたほうがよいかもしれない．

2）安静時疼痛

組織の虚血が進行すると，間歇性跛行から安静時疼痛を生じるようになる．跛行がなくとも，安静時疼痛で発症する例もある．安静時に疼痛が起こるということは運動していないときでも，組織の必要血流量が絶対的な不足に陥っている状態であることを示唆している．当初の安静時疼痛は，夜間就寝時に疼痛を自覚するようになる．夜間安静時疼痛の原因は，昼間は立位や坐位で過ごすことが多いため下肢の位置が低くなっていることが多いが，就寝すると下肢の位置が相対的に低くなくなるためと考えられる．さらに，虚血が進行すると，昼間にも疼痛が出現するようになる．この段階になると，筋組織以外にも皮膚組織や末梢神経にも強い障害を惹起して安静時疼痛の更なる増強，疼痛持続時間の延長をきたすようになる．これらの進行した疼痛は背臥位や就寝によって増悪し，立位や坐位にて軽減する．昼間も症状が生じるが夜間就寝時にはさらに増悪するため，夜間も臥位がとれず起きていることが多くなる．したがって，多くの患者は二次的に不眠を生じるようになる．激烈な痛みを伴うことも多く，身体的のみならず精神的苦痛疲労を被ることが多い．通常の鎮痛薬や睡眠薬では効果が少なく，麻薬や神経ブロックを要する例もみられる．安静時疼痛はその経過から，重症度に従って夜間限局型と全日型の2つに分けられるかもしれない．

3）潰瘍・壊死

閉塞性動脈硬化症の患者をみる際，患者の0.1〜0.3％程度に足部もしくは下肢に潰瘍が存在していると推定される．多くの安定した症状を有する例では，潰瘍壊死を発症して下肢切断に至ることは少ない．無症候から間歇性跛行を有する閉塞性動脈硬化症の患者が重症下肢虚血患者に進行す

表2　間歇性跛行（IC）の鑑別診断

疾患	部位	有病率	症状	運動による影響	安静による影響	体位による影響	その他の特徴
腓腹部IC	腓腹筋	成人の3～5%	痙攣，うずくような不快感	再現性のある発現	直ちに軽減	なし	運動によって非定型の下肢症状を示すことがある
大腿部および臀部IC	臀部，腰部，大腿部	まれ	痙攣，うずくような不快感	再現性のある発現	直ちに軽減	なし	陰萎，単独の腸骨動脈疾患においては正常な足部動脈拍動を示すことがある
足部IC	足底弓	まれ	運動時の激しい痛み	再現性のある発現	直ちに軽減	なし	しびれも発現することがある
慢性コンパートメント症候群	腓腹筋	まれ	張るような，裂けるような痛み	多量の運動（ジョギング）後	非常にゆっくりと治まる	挙上により軽減	典型的な筋肉量の多いスポーツ選手
静脈性の跛行	下肢全体，腓腹部でより重篤	まれ	張るような，裂けるような痛み	歩行後	ゆっくりと治まる	挙上により速やかに軽減	腸骨大腿静脈深部静脈血栓症の病歴，静脈うっ滞，浮腫の徴候
神経根圧迫	下腿下方に広がる	一般的	鋭く刺すような痛み	坐位，立位または歩行で誘発される	しばしば安静時にも発現	体位変換により改善	腰痛の病歴，坐位により悪化，仰臥位や坐位で軽減
症候性Baker嚢腫	膝の後面，腓腹部下方	まれ	腫脹，圧痛	運動に伴う	安静時にも発現	なし	間歇的ではない
股関節炎	外側腰部，大腿部	一般的	うずくような不快感	強度の異なる運動後	すぐには軽減しない	体重負荷がない場合に改善	症状は多様，変形性膝関節症の病歴
脊柱管狭窄症	大抵両側臀部，下腿後面	一般的	痛みと脱力感	ICに類似した症状を呈することがある	多様に軽減するが回復に長い時間を要する	腰椎の屈曲で軽減	立位および脊椎伸展で悪化
足部／足関節炎	足関節，足部，足底弓	一般的	うずくような痛み	強度の異なる運動後	すぐには軽減しない	体重負荷をなくすことで改善することがある	症状は多様，活動レベルとの間に関連がみられ安静時にも発現することがある

IC：間歇性跛行
TASC II Working Group，日本脈管学会編訳：下肢閉塞性動脈硬化症の診断・治療指針II．メディカルトリビューン，東京，2007より改変引用．

る例は多くて5%程度であり，大半のもの（全体の約80%）は症状の進行なく現状にとどまると考えられている．残念ながら，現在の多様な治療が行われている状況下ではあるが，いったいどれくらいの割合で重症化するのか，特にわが国において，実態は全くわかっていない．しかし，潰

表3 足部および下肢潰瘍の一般的特徴

起源	原因	部位	疼痛	外観	血行再建術の役割
動脈性	重度のPAD, Buerger病	足趾, 足部, 足関節	重度	さまざまな形状, 蒼白色の潰瘍底, 乾性	重要
静脈性	静脈不全	踝, 特に内踝	軽度	不整形, 淡紅色の潰瘍底, 湿性	適応なし
動静脈混合性	静脈不全＋PAD	通常は踝	軽度	不整形, 淡紅色の潰瘍底	難治性の場合実施
皮膚の梗塞	全身性疾患, 塞栓症	下肢の下部1/3, 踝	重度	小型, しばしば多発性	適応なし
神経障害性	糖尿病性神経障害, ビタミン欠乏症など	足部／足底面（体重のかかる）, 変形に関連して	なし	周囲の皮膚肥厚, しばしば深在性, 感染性	適応なし
神経虚血性	糖尿病性神経障害＋虚血	虚血性および神経虚血性に共通の部位, 動脈性と同様	神経障害のため軽減	動脈性と同様	動脈性と同様

TASC II Working Group, 日本脈管学会編訳：下肢閉塞性動脈硬化症の診断・治療指針II. メディカルトリビューン, 東京, 2007より改変引用.

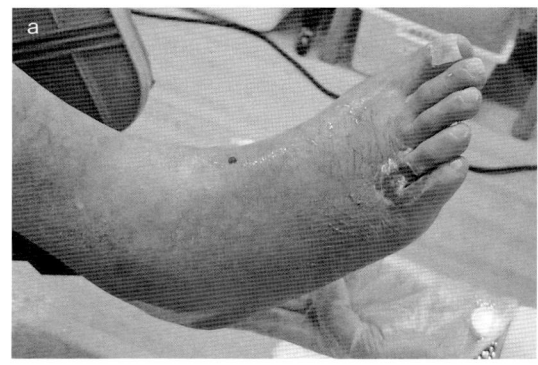

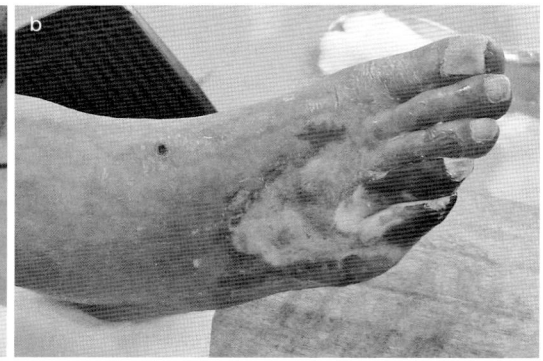

図1 糖尿病患者の足病変
a：皮膚の発赤, 腫脹, b：潰瘍, 壊死.

瘍・壊死は閉塞性動脈硬化症の最終表現形であることには間違いない. 典型例では, 虚血の進展に伴い, 経時的に間歇性跛行, 安静時疼痛, 潰瘍, 壊死へと進行する. 閉塞性動脈硬化症に伴う潰瘍は足趾, 足部, 足関節, 脛骨前面に生じることが多く, 脛骨1/2より近位端でみられることはほとんどない. 激しい疼痛を伴うことが多く, 潰瘍の大きさや形状はさまざまであり, 通常感染を伴っていなければ潰瘍底は虚血のため蒼白色で乾いている. 自然経過で改善することはまれで, 潰瘍の拡大, 壊死に至る. 表3に足部および下肢潰瘍の鑑別診断を示した.

糖尿病患者では, 疼痛の程度が, 軽いあるいは疼痛を有さない例もあり, いきなり潰瘍・壊死を発症することもまれではない. 図1に安静時疼痛から潰瘍・壊死に進行した糖尿病合併症例を示した. 糖尿病罹患後15年あまりで間歇性跛行を自覚するようになり, その5年後には安静時疼痛

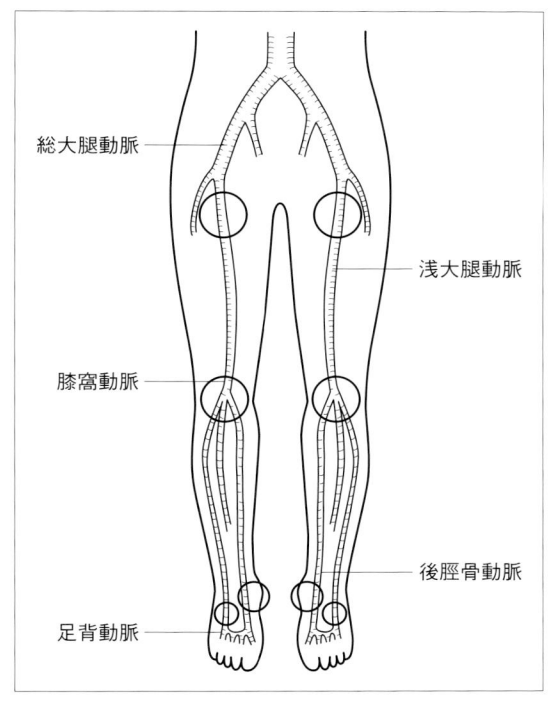

図2　下肢動脈と触診位置（丸）

4) その他の症状

Fontaine 分類，Rutherford 分類とも潰瘍以外の皮膚に関する記載はないが，虚血に伴う皮膚病変も認められる．虚血の程度により，足趾や足背足底の皮膚の蒼白化，チアノーゼ，肥厚や皮膚温低下，冷感が出現する．左右差がある場合は，患肢においてこれらの症状が観察しやすい．また，日常診療において重症下肢虚血の患者に爪白癬の合併が非常に多い．足尖部への血流量低下が皮膚の感染防御能を低下させていることを伺わせる．

腹部から鼠径部にかけて腹部動脈，総腸骨動脈や大腿動脈の狭窄を反映して血管雑音を聴取することがある．これらの部位では側副血行路の血管雑音を聴取することもあり，単なる収縮期雑音だけではなく複雑な血管雑音となっていることがある．狭窄があれば常に血管雑音を聴取できるわけではない．

末梢動脈に狭窄，閉塞があれば病変部位より遠位での動脈拍動の減弱ないし消失が認められる．図2に触診でよく用いられている部位を示した．鼠径部での動脈拍動の触知は大腿動脈を，膝窩では膝窩動脈を，足背部では足背動脈を，内顆後縁では後脛骨動脈の拍動を反映している．個人により，狭窄の程度により拍動に強弱があるため左右差を確認することが重要である．患側では健常側に比し動脈拍動は減弱している．狭窄や閉塞があっても側副血行路が発達していることにより動脈拍動の減弱や消失が認められないこともある．健常人においても通常触知可能な部位で動脈拍動が消失していることがある．特に，足背動脈は解剖学的異常や動脈奇形により消失していることがあることに留意すべきである．

腎動脈分岐部以下の腹部大動脈の閉塞（図3）がみられることがあり，間歇性跛行，両側下肢の蒼白・萎縮，インポテンスの3徴候を呈する．これは Leriche 症候群と称されている[4]．Leriche 症候群には潰瘍や壊死を生じにくいことも知られている．腹部大動脈の閉塞にもかかわらず，重篤な症状に陥らないのは側副血行路が豊富なことによると考えられる．動脈硬化（粥状硬化）によるものが多く，動脈硬化に起因するにもかかわらず比較的若年者にみられるのも特徴である．インポテンスは Leriche 症候群以外でも，内腸骨動脈の動脈硬化により起こりえる．

2. 重症下肢虚血

最近，重症下肢虚血（critical limb ischemia：CLI）の概念が唱えられている．CLI は安静時疼痛や潰瘍，壊死などの症状や病変を意味してい

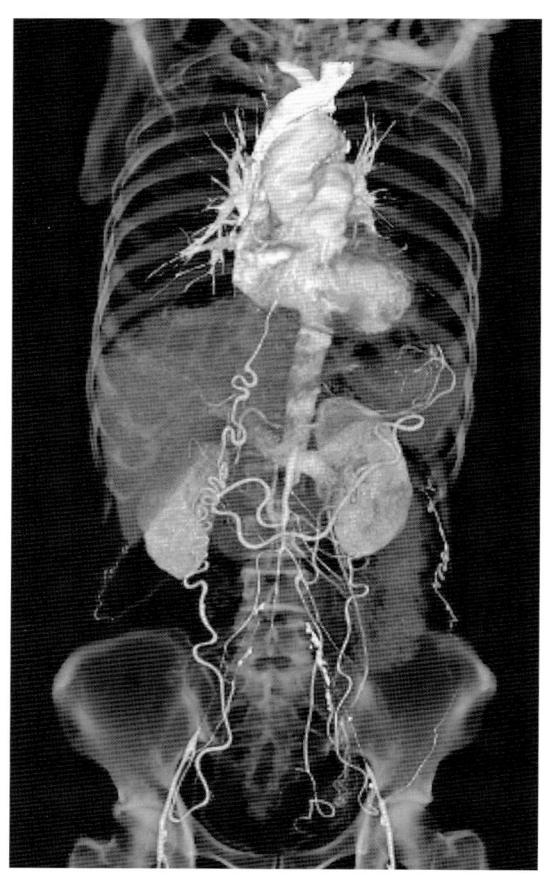

図3　Leriche症候群の血管CT像
腎動脈分岐部以下の腹部大動脈に閉塞がみられる．豊富な側副血行路を有しており，両側浅大腿動脈の本管が再び造影されている．

る．CLIはFontaine分類のⅢ度，Ⅳ度やRutherford分類のⅡ度4群，Ⅲ度5群6群に相当する．通常，重症下肢虚血とは，慢性期の症状であり，急性下肢虚血とは区別されている．

3. 急性下肢虚血の症状

心原性塞栓（左房内血栓）や動脈壁の血栓，粥腫の破綻に伴う動脈塞栓あるいは急性動脈血栓による末梢動脈の急性閉塞は激烈な症状にて発症し，患肢が重篤な状況に陥ることが多い．閉塞性動脈硬化症も急性動脈血栓症の一因となりえる．急性の動脈閉塞により，突然の疼痛（pain），皮膚蒼白化（pallor），動脈拍動消失（pulselessness），しびれや冷感などの知覚異常（paresthesia），麻痺（paralysis）を生じる．以上の症状は最初の頭文字を取って急性動脈閉塞の5Pと称されている．急性動脈閉塞による症状は，発症機転により閉塞性動脈硬化症の慢性症状とは容易に鑑別可能である．急性動脈閉塞症状を認めた場合は，時間をかけることなく外科的処置やヘパリンを用いた抗凝固療法による患肢の救肢が必要であることはいうまでもない．

文献

1) Fontaine R, Kim M, Kieny R: Surgical treatment of peripheral circulation disorders. Helv Chir Acta **21**: 499-533, 1954
2) Rutherford RB, Baker JD, Ernst C, et al: Recommended standards for reports dealing with lower extremity ischemia: revised version. J Vasc Surg **26**: 517-538, 1997
3) Hirsch AT, Criqui MH, Treat-Jacobson D, et al: Peripheral arterial disease detection, awareness, and treatment in primary care. JAMA **286**: 1317-1324, 2001
4) Leriche R, Morel A: The syndrome of thrombotic obliteration of the aortic bifurcation. Ann Surg **127**: 193-206, 1948

第Ⅳ章　診　断
B　非侵襲的検査

広島大学大学院医歯薬学総合研究科心臓血管生理医学/再生医療部
東　幸仁

　閉塞性動脈硬化症患者の症状の改善，足の切断回避，さらには生存率の改善を図るためには，早期に閉塞性動脈硬化症を診断し，その重症度を知ることは臨床上非常に重要である．表1に，閉塞性動脈硬化症を診断するための主な検査法を示した．それぞれの検査の利点，欠点を理解して，ピットフォールに陥ることなく大いに活用したい．本稿では，日常診療で用いられている非侵襲的検査（血管エコーとCT/MR動脈造影検査は他項参照）を概説する．

表1　閉塞性動脈硬化症の診断方法

侵襲的診断法
・動脈造影
・血管内ドップラー法
・血管内視鏡
・血管内超音波（IVUS）

非侵襲的診断法
・Ankle brachial pressure index（ABPI）
・皮膚組織灌流圧（SPSS）
・経皮的酸素分圧（TcO_2）
・レーザードップラーイメージ（LDPI）
・サーモグラフィー
・プレチスモグラフィー
・脈波伝播速度（PWV）
・エコー（頸動脈エコー，大腿動脈エコー，FMD）
・CT，MRアンギオグラフィー

1. 身体所見：挙上検査，下垂試験

　非侵襲的検査の基本は身体所見をしっかりととることから始まる．ベッドサイドにおいて，動脈の触診や血管雑音の有無を聴取に加え，図1の挙上試験，あるいは下垂試験により簡単に下肢虚血の程度を判断できることもある．挙上試験は，両下肢を挙上させ足関節の屈伸を1回/秒程度の速度で30秒間～1分間繰り返させた後，左右の色調変化を観察する．患側では，健側に比し皮膚の蒼白化が認められる．重症例では挙上試験中に疼痛が出現することもある．両側が同程度の病変であれば皮膚の蒼白化が両側にみられる．色調変化が出現する部位や色調変化が出現するまでの時間など詳細な観察が必要である．下垂試験は，通常，挙上試験に引き続いて行う．両下肢を下垂させて，色調変化を観察する．患側では，健側に比し皮膚の色調が赤味を帯びてくるまでに時間を要する．これらの検査は聴診器以外の特別なディバイスを使うことなく，簡便に実施可能である．

2. 足関節上腕血圧比（ankle brachial pressure index：ABPI）

閉塞性動脈硬化症の重症度を知るうえでもっともゴールドスタンダードな非侵襲的検査法はABPIを測定することである．ABPIは足関節収縮期血圧を上腕収縮期血圧で除した値である（図2）[1]．通常は，左右の上腕収縮期血圧の高いほうを用いる．正常であれば，足関節血圧は上腕血圧より10～20 mmHg程度高値であるためにABPIは1.0より大きい．正常値は1.0～1.3であり，0.9未満であれば閉塞性動脈硬化症を強く疑う．米国心臓協会の診断基準では，0.9未満であれば動脈閉塞の疑いあり，0.8未満であれば動脈閉塞の可能性が高い，0.5～0.8であれば動脈閉塞が少なくとも1箇所ある，0.5未満であれば動脈閉塞が複数あるとしている[2]．測定には，ドップラー法とオシロメトリック法が用いられている．ドップラー法は，従来より用いられている方法で，個々の動脈で測定でき，低圧でも測定可能であるが，測定手技に熟練を要することや4箇所の血圧を別々に測定することによる時間的誤差を生じる可能性がある．最近，簡便にABPIを測定できる機械が汎用されている．formPWV/ABPI（オムロン社）は四肢血圧を同時に測定し，自動的にABPIを測定できる機器であり，筆者らの施設でも閉塞性動脈硬化症の一次スクリーニングに用いている（図3）[3]．測定原理がオシロメトリック法によることにも起因するが，足関節血圧が40 mmHg以

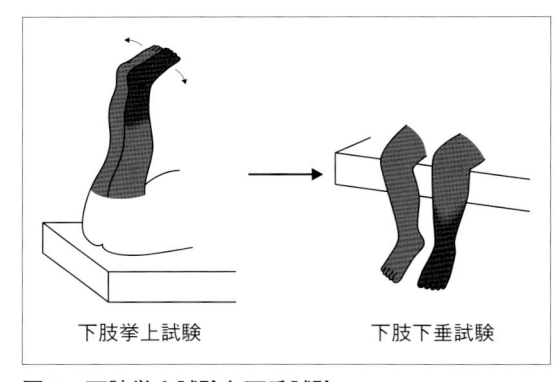

図1 下肢挙上試験と下垂試験

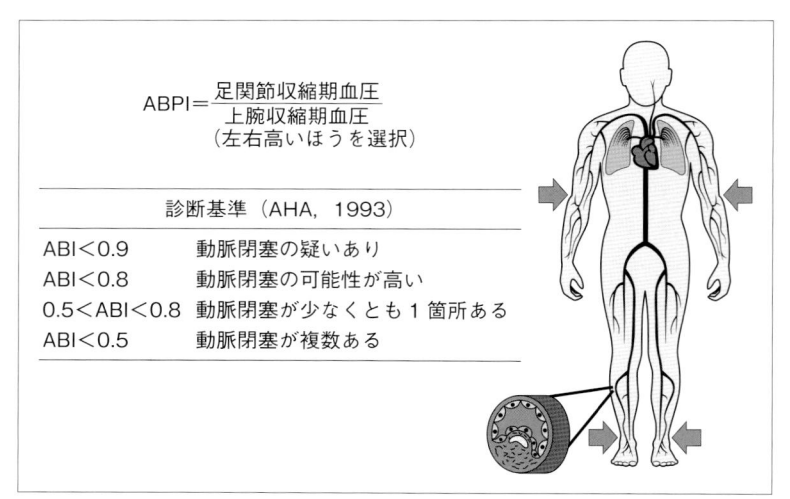

図2 足関節上腕血圧比（ankle brachial pressure index：ABPI）の計算式と米国心臓協会（AHA）の診断基準
Hiatt WR, et al. N Engl J Med 344: 1608-1621, 2001[1] /Orchard TJ, et al. Circulation 88: 819-828, 1993[2] より改変引用．

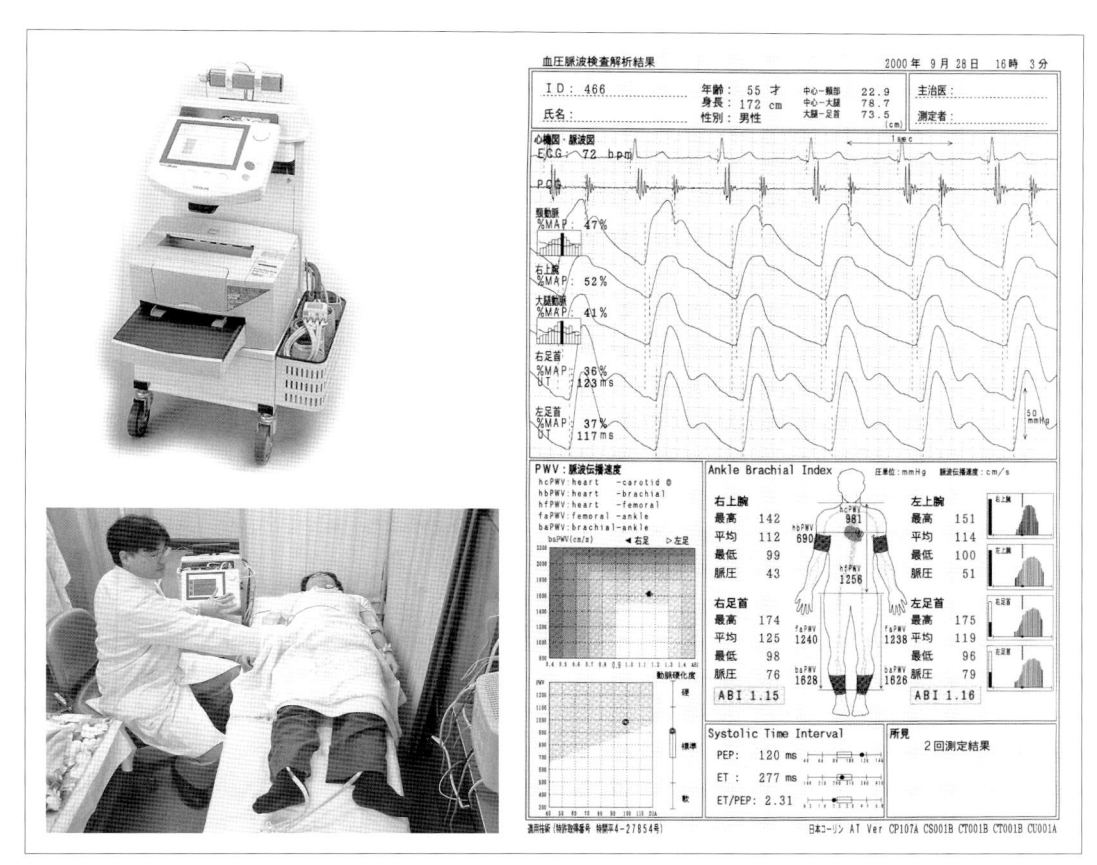

図3 足関節上腕血圧比（ankle brachial pressure index：ABPI）測定の実際

下の重症例では，血圧が正確に測定できずABPIが表示されない．このような症例では，ドップラー法で測定することが望まれる．末梢血管疾患の管理指針を示しているTrans-Atlantic Inter-Society Concensus（TASC）Ⅱや米国心臓病学会／米国心臓協会でも，ABPIによる閉塞性動脈硬化症診断を推奨している[2,4]．下肢症状を有する例はもちろんであるが，現在は下肢症状を有していなくとも，50〜60歳で心血管リスクファクター，すなわち，糖尿病や喫煙歴を有する者，そして，70歳以上のすべての者に対しては閉塞性動脈硬化症を疑って，ABPIを測定すべきである．また，TASCⅡでは冠動脈疾患の発症予測値であるフラミンガムリスクスコアが10〜20％の者に対しても，下肢にも動脈硬化を有する可能性が高いため，ABPI測定を推奨している．図4にABPIを用いた診断チャートを示した．0.9未満であれば閉塞性動脈硬化症と診断されるが，糖尿病などによる血管の石灰化が起こっており，見かけ上足関節血圧が上昇している可能性があるため，ABPI値が上昇している可能性がある．したがって，ABPIが1.4以上の場合はTBPI（後述）などにより閉塞性動脈硬化症を診断することが推奨されている．また，ABPIが正常であっても閉塞性動脈硬化症患者は含まれる可能性があるため，運動負荷後ABPI測定（後述）により評価を行うことが推奨されている．

第Ⅳ章　診　断

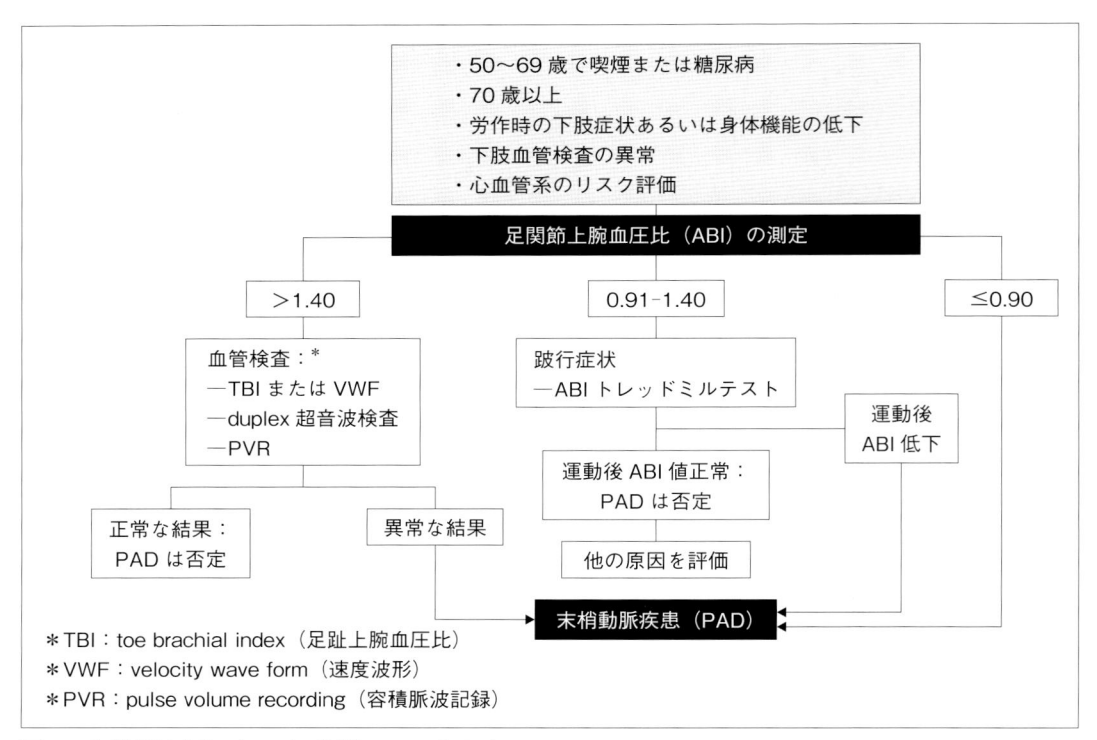

```
┌─────────────────────────────────────────────────────┐
│          ・50～69歳で喫煙または糖尿病                 │
│          ・70歳以上                                   │
│          ・労作時の下肢症状あるいは身体機能の低下     │
│          ・下肢血管検査の異常                         │
│          ・心血管系のリスク評価                       │
│          ■足関節上腕血圧比（ABI）の測定■             │
│         ／           │            ＼                 │
│     ＞1.40        0.91-1.40        ≦0.90             │
│  血管検査：*       跛行症状                           │
│  ―TBIまたはVWF   ―ABIトレッドミルテスト  運動後     │
│  ―duplex超音波検査                         ABI低下   │
│  ―PVR            運動後ABI値正常：                   │
│                   PADは否定                           │
│  正常な結果： 異常な結果                              │
│  PADは否定        他の原因を評価                      │
│                   ■末梢動脈疾患（PAD）■              │
│  *TBI：toe brachial index（足趾上腕血圧比）            │
│  *VWF：velocity wave form（速度波形）                  │
│  *PVR：pulse volume recording（容積脈波記録）          │
└─────────────────────────────────────────────────────┘
```

図4　末梢動脈疾患（PAD）診断のアルゴリズム
TASC II Working Group，日本脈管学会編訳：下肢閉塞性動脈硬化症の診断・治療指針Ⅱ．メディカルトリビューン，東京，2007より改変引用．

1）運動負荷 ABPI

　ABPIが0.9以上であっても，臨床上，間歇性跛行様の症状を有する，あるいは閉塞性動脈硬化症を疑う所見がある場合には，運動負荷ABPIが閉塞性動脈硬化症診断に有用である．一般的には，トッドレミルを用いて，傾斜12％，速度2マイル/h（3.2 km/h）で痛みが生じるまで行い（最長歩行時間は5分を超えない），その後ABPIを再度測定する．歩行時間は1～3分と設定して測定している施設も多い．陽性の診断基準はないが，ABPIが0.9以下になる，あるいは前値に比し15％以上低下するようであれば閉塞性動脈硬化症の存在が強く疑われる．その他の評価項目として，足関節血圧の測定（運動後の血圧低下の絶対値や％変化）や歩行前値のABPIに回復するまでの時間が用いられている．また，治療方針の決定や予後の予測において，運動後のABPI回復時間の重要性も指摘されている．ABPI回復時間が10分を超えるようであれば，運動療法や薬物療法の効果が期待できない可能性もある．Rutherford分類では，傾斜12％，速度2マイル/h（3.2 km/h），5分間のトレッドミル運動負荷により，5分間の運動が可能であって，運動後の足関節収縮期血圧が50 mmHgより高いが，安静時に比し少なくとも20 mmHg以上下降するものを軽度跛行，運動が可能であって，運動後の足関節収縮期血圧が50 mmHgより低いものを中等度跛行，5分間の運動が不可能であって，運動後の足関節収縮期血圧が50 mmHgより低いものを高度跛行としている[5]．トレッドミルを用いなくても，3～5分間のやや早足歩行後のABPIを測定

― 34 ―

することでも代用できる．運動負荷 ABPI の測定は可能であれば是非とも実施したい検査である．

2) 足趾上腕血圧比（toe brachial pressure index：TBPI）

TBPI は足趾収縮期血圧を上腕収縮期血圧で除した値である．左右の上腕収縮期血圧の高いほうを用いる．正常であれば，足趾血圧は足関節血圧より約 30 mmHg 程度低い値（上腕血圧に比し 50 mmHg 程度低値）にある．したがって，正常値は ABPI よりやや低く 0.6 以上となる（1.0 を超えることはほとんどない）．TBPI は 0.6 未満を異常値と考えてよい．米国心臓協会の診断基準でも，0.6 未満であれば異常であり，足趾収縮期血圧が 40 mmHg 以上であれば自然治癒の可能性があり，30 mmHg 以下を重症としている[2]．糖尿病や腎不全の重症例，血液透析患者では動脈の石灰化が高度である場合，ABPI が擬正常化や異常高値（1.4 以上）を示すことがある．このような例では，足関節より中枢側の動脈に比し比較的に動脈石灰化が少ない足趾動脈で血圧を測定することで，より正確に評価可能となる．

3. 皮膚灌流圧（skin perfusion pressure：SPP）

レーザーを組織内に照射すると組織内の赤血球の移動速度や量の影響を受けて乱反射して四方に伝播していく．プローブから照射されたレーザー光反射をセンサーで検出する．レーザー伝播は，組織内の赤血球の移動速度と量を反映しており，両者の積により SPP が算出される．レーザーの特性上，伝播深度は数 mm 程度である．したがって，SPP は，皮膚組織内微小血流量を評価するものである．SPP 値が大きなものほど局所の測定部位の血流量が多いと診断される．最近，半自動的に SPP 測定が行えるディバイスも開発されている．筆者らの施設では，SensiLase（TM）PAD3000（カネカメディクス社）を用いて測定している（図 5）．SPP は 40 mmHg 以上で正常と考えられている．大規模な検討は行われていな

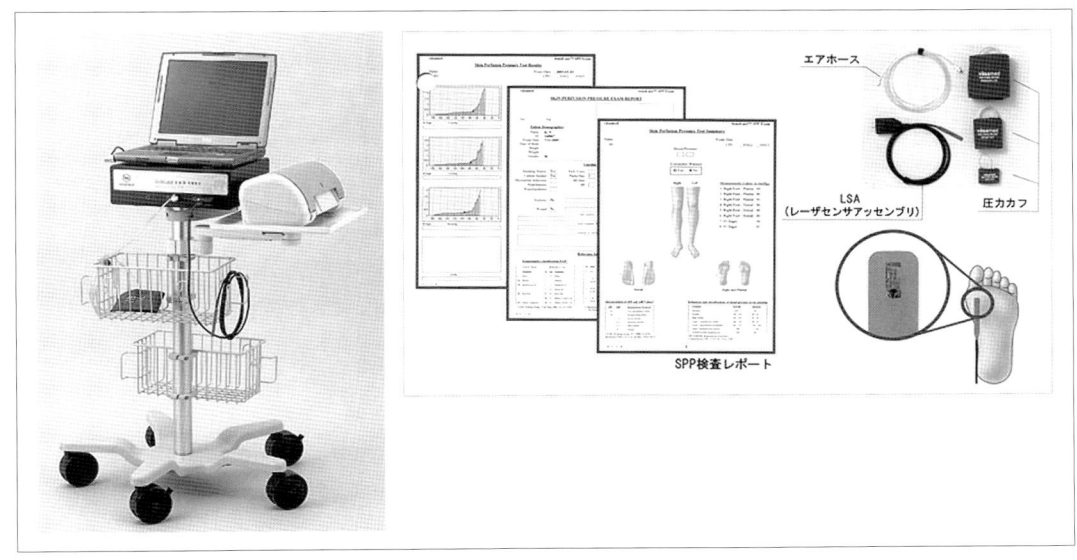

図 5　皮膚灌流圧（skin perfusion pressure：SPP）測定の実際
カネカメディクス社より提供．

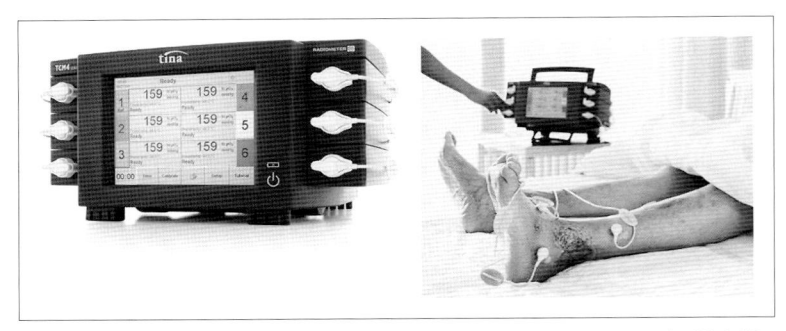

図6　経皮的酸素分圧（transcutaneous oxygen tension：TcPO$_2$）測定器
ラジオメーター社より提供．

いが，SPP値30 mmHgを目安として，30 mmHg未満では潰瘍治癒が困難で，切断に至る可能性が高いとされている．筆者らの施設でもSPP値30 mmHg未満の症例は，血管内治療，バイパス手術や細胞を用いた血管再生療法によりSPPの回復を認めなければ，大半が切断に至っている．SPPはその測定方法の特性上，局所の皮膚組織血流量の測定に優れており，四肢末梢末端の虚血重症度の評価，血行再建術前後での治療評価や潰瘍の予後予測に使用できる．ただし，SPPだけで潰瘍の予後や切断適応を決定するのは危険である．SPPはあくまでも一つの指標であり，血管造影所見や他の検査と組み合わせることにより，さらに有効に使用可能になると考えられる．

4. 経皮的酸素分圧（transcutaneous oxygen tension：TcPO$_2$）

TcPO$_2$の測定原理は，皮膚から拡散される酸素を皮膚表面に置いたセンサー電極で電流としてとらえることにより酸素分圧として計測される．TcPO$_2$は酸素運搬能や組織血流量と良好な相関を有している．TcPO$_2$もまた，SPP同様に皮膚組織内微小血流量を評価していると考えてよい．当施設では，ラジオメーター社のTCM400を使用している（図6）[6]．TcPO$_2$測定は，重症下肢虚血肢の末梢組織（潰瘍等）の重症度診断や長期予後の予測に有用である．測定機器や測定部位により，測定値にバラツキはあるが，10 mmHg以下では切断に至る可能性が非常に高くなる．有効な検査法の一つではあるが，残念ながら，標準化された測定法や正常値（50 mmHg以上を正常としているのが多い）が存在していないのが現状である．TcPO$_2$測定は，測定値の安定化までに時間を要することが多い．また，センサー装着部位の皮膚の状況により大きく影響される．一般に，皮膚の潰瘍，瘢痕や肥厚によりTcPO$_2$は低値となる傾向があり，逆に皮膚の炎症による毛細血管の集族や静脈の存在によりTcPO$_2$は上昇することが知られている．外気温による影響も受けやすい．これらの要因によりTcPO$_2$測定は再現性にも少なからず問題がある．これらを解決するためにも，1箇所だけでなく多くの部位で，複数回測定する等の工夫が必要である．また，酸素吸入負荷や下肢下垂負荷を併用すると診断価値が高くなる．測定上のピットフォールを十分理解しながら有効利用したい．

5. レーザードップラーイメージ（laser Doppler perfusion image：LDPI）

　LDPIは生体組織表面からレーザ光を入射させ，その散乱光を検出し，その信号を解析することによって組織血流量をカラーイメージとして画像化し解析するものである．レーザーの到達深度は測定機器にもよるが約1mm程度である．したがって，LDPIは皮膚血流を評価している．筆者らの施設では，Moor LD12-IR（モンテシステム社）を用いて測定している（図7）．LDPIを用いて，挙上試験や下垂試験など肢位変化，運動負荷やプロスタグランディン製剤の投与による血流量変化を観察することは，閉塞性動脈硬化症の重症度評価だけではなく，側副血行路の血液供給予備

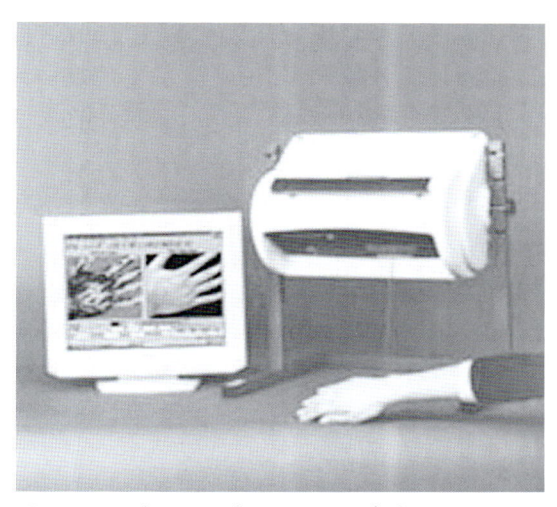

図7　レーザードップラーイメージ（laser Doppler perfusion image：LDPI）測定器
モンテシステム社より提供．

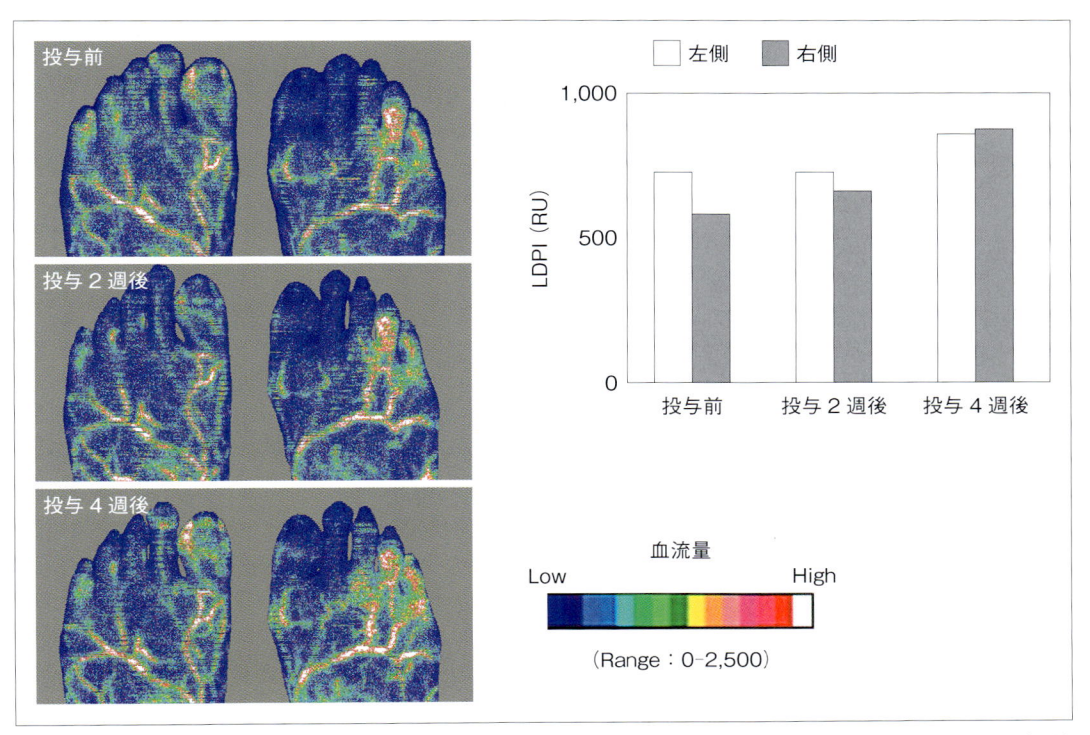

図8　抗血小板薬投与によるレーザードップラーイメージ（laser Doppler perfusion image：LDPI）値の変化

第Ⅳ章　診　断

能を評価するうえでも有用である．測定値は青色から白色にかけて血流量が多いことを示しているが，測定値が実際の血流量を反映しているのではない．LDPIでは血流量自体は測定不能である．経過観察する場合は，左右差（健側と患側）があれば，LDPI値の左右比をとる，あるいは，両側とも障害されていればどこか健常であることが確認される部位での測定値を基準として測定値の比をとることにより，より客観的な評価が可能となる．図8に，抗血小板薬内服による血流量変化の経過を示した．抗血小板薬投与により徐々に血流量が増加するのが確認できる．LDPIは室温，湿度や光量などの外的要因，体温や食事摂取の有無といった被験者の状態によって影響される．特に，測定に際し，室温（22〜25℃）や湿度（50%程度）といった測定環境を一定に保つことが重要である．

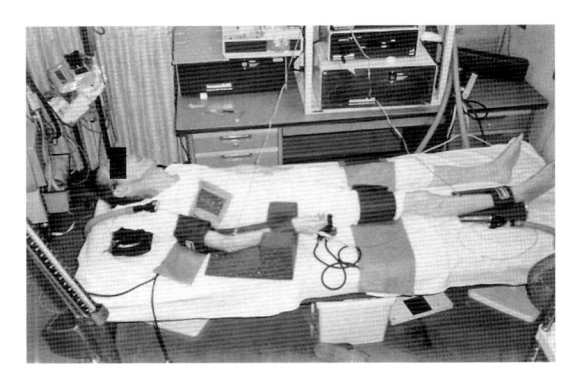

図9　プレチスモグラフィーによる四肢動脈血流量測定の実際

設では，前腕血流量の正常値は，5.1±1.4（SD）mL/min/組織100mL，下肢血流量の正常値は3.5±1.1（SD）mL/min/組織100mLである．動脈狭窄，閉塞の程度によりプレチスモグラフィーで測定した血流量は低下する．測定は，静かで薄暗くした室温を一定に保った部屋（22〜25℃）で行う．30分以上安静仰臥位を保った後に測定を開始する．測定は一定の時間帯（一般には絶食後の朝）に行う．

6．プレチスモグラフィー

　プレチスモグラフィーは光電式，空気式，ストレインゲージ式の3つの方式が臨床応用されている．筆者らはストレインゲージ式プレチスモグラフィーを用いて四肢の血流量の測定を行っている（図9）[7]．その起源は古く，測定原理は1947年に確立されており，深部静脈血栓症の診断機器として長年に渡って臨床で使用されている．一般には水銀を満たした細径のシリコンチューブ（ストレインゲージ）を四肢に留置し，測定部より近位に巻いた静脈閉塞用のカフを占めて静脈還流を停止させて動脈血流の流入，流出のみとした際，動脈血流量に従って四肢の容積変化がみられるが，この容積変化が周径変化と比例するという原理を用いて，周径変化をストレインゲージで電気的に観察して血流量を測定するものである．結果はキャリブレーションにより絶対値（mL/min/組織100mL）で表すことができる．筆者らの施

7．脈波伝播速度（pulse wave velocity：PWV）

　PWVとは1回の心拍出に伴って血管に生じる拍動が末梢に伝わる速度である．PWVは，血管壁が肥厚し，硬く，細くなった血管ほど速くなり，血管のスティフネスの指標として用いられている．PWVは，血管内の任意の2地点で脈波を計測し脈波が計測される時間の差で2点間の距離を測ることにより算出される．現在，主に用いられている計測法は，大動脈を主たる計測部位とする頸動脈と大腿動脈の間で測定するcfPWV法と上腕動脈と足首動脈の間で測定するbaPWV法の2種類である．cfPWV法は，Windkessel効果を有する弾性血管である大動脈を主な測定部位としており，動脈スティフネスの標準基準であり，心

血管イベント予測に関する多くのエビデンスを有している．baPWV法は四肢（両上腕，両足首）に血圧測定カフを巻き，四肢血圧測定に引き続いて，低圧で巻いたカフ内の容積脈波から測定する．また，上腕と足首で血圧測定することにより同時にABPIを測定できるというメリットもあり，わが国では近年広く普及してきた（図3）．しかし，測定範囲に筋性血管である末梢動脈を含むという欠点や，導入されてまだ日が浅く予後指標としての有用性が十分に確立されていないという指摘がある．baPWVは年齢，血圧，性，その他の因子の影響を受けるため正常値を求めることは難しいが，健常者の測定から基準値が得られている．この基準値から高くはずれるほど動脈壁硬化が進行しているといえる．PWVが早い者では，心血管疾患のリスクが高い[8]．PWVは，血管の硬さ（スティフネス）を鋭敏に反映しており心血管病発症リスクの優れた予測因子である．ただし，閉塞性動脈硬化症のように動脈の高度狭窄ないし，閉塞，瘤状の拡大があると脈波速度が遅くなり過小評価することがあるので注意が必要である．偽低下，偽正常化はPWV測定時のピットフォールの一つではあるが，言い換えれば，baPWVが低下していて，左右差がある場合には，低下側の下肢に異常が存在することを疑わせる材料となりえる．PWVは，動脈硬化性変化の早期発見に有用であり，また，経時的に測定することにより既存の疾患や危険因子の管理状況をモニターするツールとしても有用である．

8．血管内皮機能

血管内皮機能は動脈硬化の第一段階であり，その発症・維持・進展に重要な役割を果たしている．さらに，病態自体や治療戦略決定など多くの局面において血管内皮機能の臨床的意義が明らかとなってきた[9]．これまで血管内皮機能を評価するためにさまざまな試みがなされている．現段階でプレチスモグラフィーを用いたものがもっともよく血管内皮機能を反映している．プレチスモグラフィーによる方法はアセチルコリン，ブラジキニン，ヒスタミンといった一酸化窒素（NO）のアゴニストあるいはL-NMMAなどのNOアンタゴニストを四肢の動脈に選択的に投与することにより血流量の変化で評価する方法である（図10上段）[10]．この方法は，抵抗血管レベルでの血管内皮機能を反映していると考えられる．NOのアゴニストやアンタゴニスト，各種血管作動物質を直接動注して評価する同法は，特異性が非常に高く，少ない対象者でも有意差を確認できる可能性があるが，カテーテルを前腕動脈や冠動脈に挿入することや検査時間が長時間にわたるため被検者への負担が大きくなるといったデメリットもある．超音波を用いての方法は四肢の虚血反応性充血後のflow-mediated vasodilation（FMD）を血管径の変化で評価するものであり，導管血管レベルでの血管内皮機能を反映していると考えられる（図10下段）[11]．簡便かつ非侵襲的で，検査時間も比較的短時間であり，被検者への負担も少ないがやや特異性に欠ける．血管手術を受けた患者では，血管内皮機能低下例では周術期合併症の頻度が高いとの報告もなされている[12]．また，筆者らは最近，ABPIと下肢血管内皮機能に有意な相関がみられること（図11）[7]，薬物療法や血管再生療法の有効性評価に血管内皮機能測定が有用であることを報告した[13]．閉塞性動脈硬化症を血管内皮機能という側面から検討することも，新たなアプローチとして重要である．今後さらなる知見の集積が待たれる．

9．バイオマーカー

血液生化学検査あるいはケミカルバイオマーカーを測定することにより，閉塞性動脈硬化症の重

第Ⅳ章 診 断

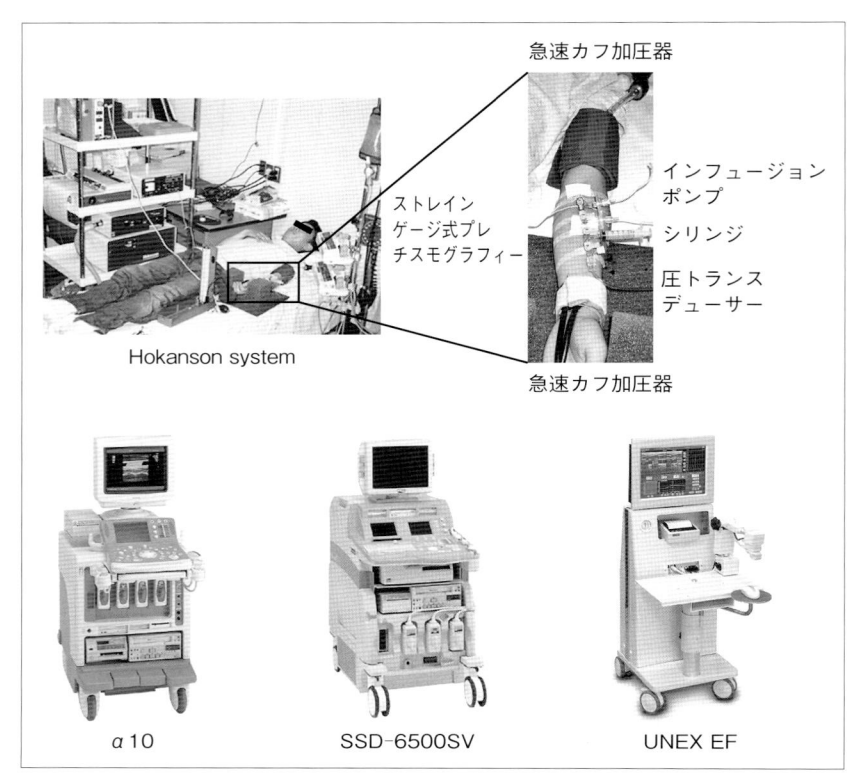

図10 プレチスモグラフィーによる前腕血管内皮機能測定の実際（上段），血管径自動追随ソフトを搭載したエコー装置と flow-mediated vasodilation（FMD）測定用に開発された装置（下段）
写真はアロカ社，ユネクス社より提供．

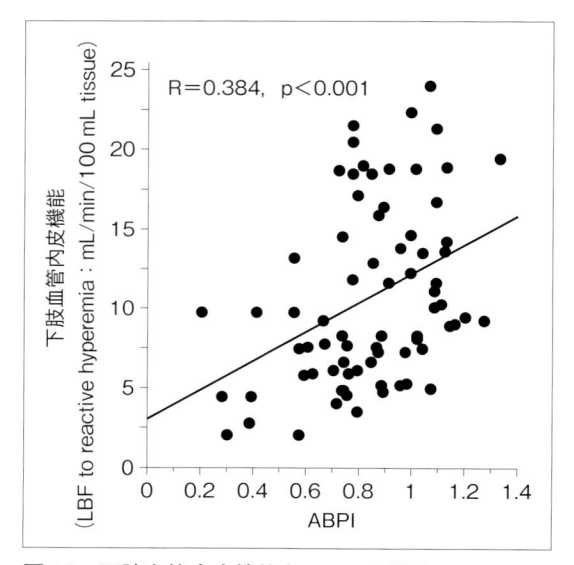

図11 下肢血管内皮機能とABPIの関連

症度や予後を予測することがもっとも簡便な方法と考えられるが，現在のところ単独で有効な指標は確認されていない．前述の諸検査に加えてさまざまなケミカルバイオマーカーの測定を加えることにより，閉塞性動脈硬化症の診断，重症度や予後の予測精度の上昇につながることが期待される．

10. バスキュラーラボ

単独の検査で，閉塞性動脈硬化症の正確な診断，経過観察や予後の予測を行うことは，難しい状況にある．また，データの蓄積を行って，今後の閉塞性動脈硬化症のより良い管理を行うための

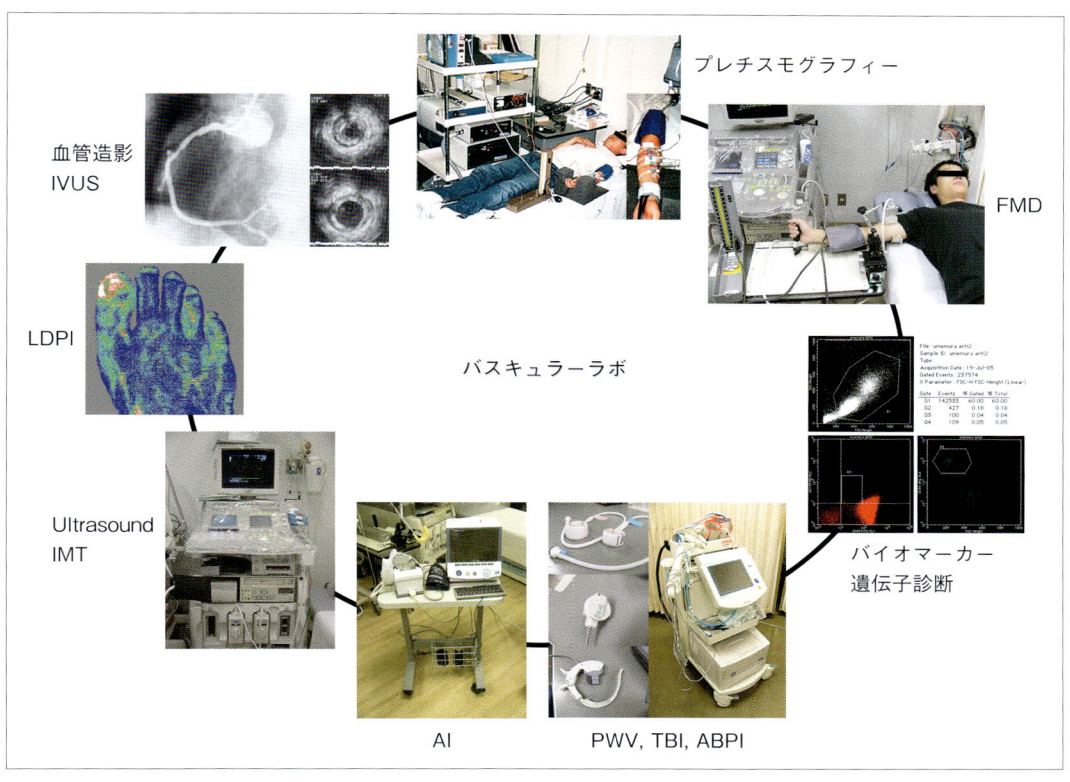

図12 バスキュラーラボ

指針作りにも，さまざまな方面から閉塞性動脈硬化症を評価することが重要である．筆者らの施設でも，血管を多面的に捉えるために諸検査に加えて遺伝子の検索を含めた検討を行っている（図12）．これらの検査データを持ち寄って，わが国の閉塞性動脈硬化症の実態把握を行うことも，今後の課題である．さらに，的確な診断，治療，生活の質の改善を得るためには，血管内科，血管外科，形成外科，皮膚科，整形外科やリハビリテーション科などの多くの診療科，コメディカルの協力体制が必要である．バスキューラーラボ／バスキュラーユニットが有効に機能することを望みたい．

文献

1) Hiatt WR: Medical treatment of peripheral arterial disease and claudication. N Engl J Med **344**: 1608-1621, 2001
2) Orchard TJ, Strandness DE Jr: Assessment of peripheral vascular disease in diabetes. Report and recommendations of an international workshop sponsored by the American Diabetes Association and the American Heart Association September 18-20, 1992 New Orleans, Louisiana. Circulation **88**: 819-828, 1993
3) Miyazaki M, Higashi Y, Goto C, et al: Sarpogrelate hydrochloride, a selective 5-HT_{2A} antagonist, improves vascular function in patients with peripheral arterial disease. J Cardiovasc Pharm **49**: 221-227, 2007
4) Norgren L, Hiatt WR, Dormandy JA, et al: Inter-Society Consensus for the Management of

Peripheral Arterial Disease (TASC II). Eur J Vasc Endovasc Surg **33** (Suppl 1): S1-S75, 2007

5) Rutherford RB, Baker JD, Ernst C, et al: Recommended standards for reports dealing with lower extremity ischemia: revised version. J Vasc Surg **26**: 517-538, 1997

6) Higashi Y, Kimura M, Hara K, et al: Autologous bone-marrow mononuclear cell implantation improves endothelium-dependent vasodilation in patients with limb ischemia. Circulation **109**: 1215-1218, 2004

7) Sanada H, Higashi Y, Goto C, et al: Vascular function in patients with peripheral arterial disease: a comparison of upper and lower extremities. Atherosclerosis **178**: 179-185, 2005

8) Blacher J, Safar ME: Large-artery stiffness, hypertension and cardiovascular risk in older patients. Nat Clin Pract Cardiovasc Med **2**: 450-455, 2005

9) Higashi Y, Yoshizumi M: Exercise and endothelial function: role of endothelium-derived nitric oxide and oxidative stress in healthy subjects and hypertensive patients (review). Pharmacology and Therapeutics **102**: 87-96, 2004

10) Higashi Y, Sasaki S, Nakagawa K, et al: Endothelial Function and Oxidative Stress in Renovasculat Hypertension. N Engl J Med **346**: 1954-1962, 2002

11) 東　幸仁：「一歩進んだ血管エコー」血管内皮機能計測の実際．心エコー **8**：634-643，2007

12) Hiatt WR, Hoag S, Hamman RF: Effect of diagnostic criteria on the prevalence of peripheral arterial disease. The San Luis Valley Diabetes Study. Circulation **91**: 1472-1479, 1995

13) Higashi Y, Miyazaki M, Goto C, et al: Sarpogrelate, a selective 5-HT_{2A} antagonist, augments autologous bone-marrow mononuclear cell implantation-induced improvement in endothelium-dependent vasodilation in patients with critical limb ischemia. J Cardiovasc Pharmacol **55**: 56-61, 2009

第Ⅳ章　診　断
C　画像診断
①血管エコー検査：閉塞性動脈硬化症への応用

松尾クリニック・松尾血管超音波研究室
松尾　汎

1. 血管エコー検査実施に際して

血管エコー（表1）の実施[1]に際しては，まず超音波の原理を承知しておくことである．超音波断層像とドプラ法などでは，超音波ならではの特徴がある（周波数，アーチファクトや入射角の設定など）．次いで使用する超音波機器を取り扱えることである．近年の超音波器機はデジタル化され種々の機能が搭載されているが，それら性能を発揮し得ることである．第三には対象となる末梢動脈の解剖（腹部大動脈から，膝下の動脈群の腓骨・後脛骨・前脛骨動脈，および足背動脈までの走行や径：表2），そして生理も知り，さらに末梢動脈疾患（peripheral arterial disease：PAD）についても知っておく必要がある．特に動脈硬化性の閉塞性動脈硬化症（arteriosclerosis obliterans：ASO）とPADの違いはぜひ知っておいていただきたい（非動脈硬化性末梢動脈疾患としてはバージャー病などがある）．動脈の分布や疾患を知らずに，動脈のエコー診断は不可能である．第四に血管エコー検査の臨床的な意義や特徴（適応と限界，他検査法との役割分担）を知っておくことである（表3）[2]．そして最後に，知識を実際に活かすための「検査実技・技術の修得」である．その修得には時間と労力が必要ではあるが，「血管エコーでの評価が実施者に依存する」ことからぜひ修得に努めていただきたい[3]．

表1　血管超音波検査実施時のポイント
・超音波の原理を理解しておく
・超音波機器に精通しておく
・血管の解剖・病態を理解すること
・血管超音波検査の意義を承知しておく
　（適応と限界）
・超音波検査手技を修得すること

表2　下肢動脈の基準値

	太さ	深さ	最大流速
総大腿動脈	8 mm	2 cm	80～120 cm/sec
膝窩動脈	6 mm	3 cm	50～70 cm/sec
後脛骨動脈	2～3 mm	5 mm（足関節部位）	30～60 cm/sec

表3 さまざまな画像診断法の比較

種類	利用可能性	相対危険度および合併症	長所	短所	禁忌
X線血管造影	広く普及	高いカテーテル挿入部位合併症造影剤腎症放射線被曝	「確立した診断手法」	二次元画像，撮影方向の制限，足部の血管や閉塞病変がある場合の側副路の描出には，撮影時間が長くなり放射線被曝も多くなる	腎不全造影剤アレルギー
MDCTA	中等度	中等度造影剤腎症放射線被曝	高速撮像，1 mm未満のボクセル分解能．軸位断から三次元ボリューム情報プラーク形態	石灰化による「ブルーミングアーチファクト」が生じる．ステント留置部分の描出が難しい	腎不全造影剤アレルギー
MRA	中等度	なし	真の三次元画像診断手法：任意の平面および方向で再構成できるシーケンスの追加による近位部のプラーク形態石灰化によるアーチファクトがない	ステントはアーチファクトを引き起こすが，ニチノールのような合金では最小限に抑えられる ＊腎障害例には造影剤の使用は禁忌	頭蓋内器具，脊髄刺激装置，ペースメーカ，人工内耳ならびに頭蓋内クリップおよびシャントは絶対的禁忌
超音波検査法	広く普及	なし	血行動態的情報も併せて得られる	術者の技量に左右され，両下肢のイメージングには時間がかかる石灰化部分の評価が難しい	なし

MDCTA；マルチディテクターコンピュータ断層血管撮影，MRA；磁気共鳴血管撮影
TASC II Working Group, 日本脈管学会編訳：下肢閉塞性動脈硬化症の診断・治療指針II．メディカルトリビューン，東京，2007[2]より一部改変．

2. 超音波検査の基本的事項

1）画像表示

表示方法は，血管短軸断層像（横断像）を被検者の尾側（足側）から眺めた像で提示する[1]．また，血管長軸断面（縦断像）では，向かって左側が血管の中枢側（心臓側），右側が末梢側に表示している（図1）．

2）血流評価

血流の評価にはドプラ法を用い，パルスドプラ法，連続波ドプラ法およびカラードプラ法などを応用する．パルスドプラ法（pulsed wave Doppler：PWD）は血流速度が数m以下の場合に流速の計測や波形の分析（半定量）に用い，病変の有無や狭窄程度を判定する際に応用している（図2）．しかし，狭窄部位の血流速が速い部位では，連続波ドプラ法（continuous wave Doppler：CWD）を用いることができる．また，カラードプラ法は血流イメージング法（color Doppler imaging：CDI）とも称し，「血流」の検出に有用で

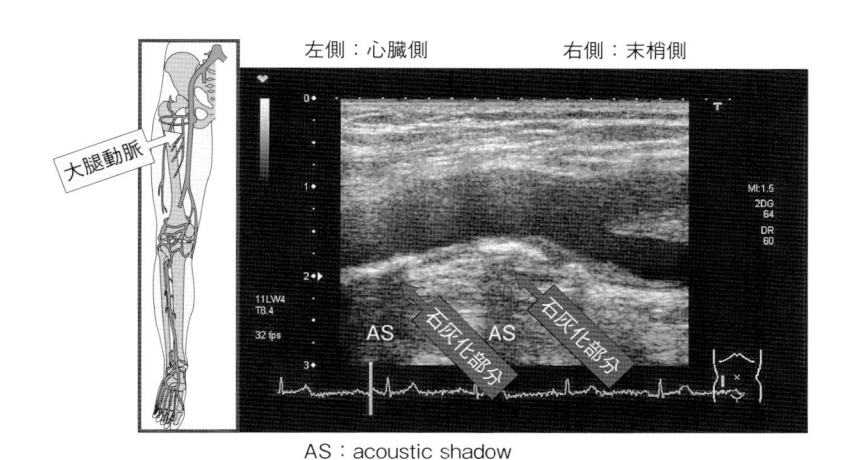

図1　表示法：大腿動脈石灰化

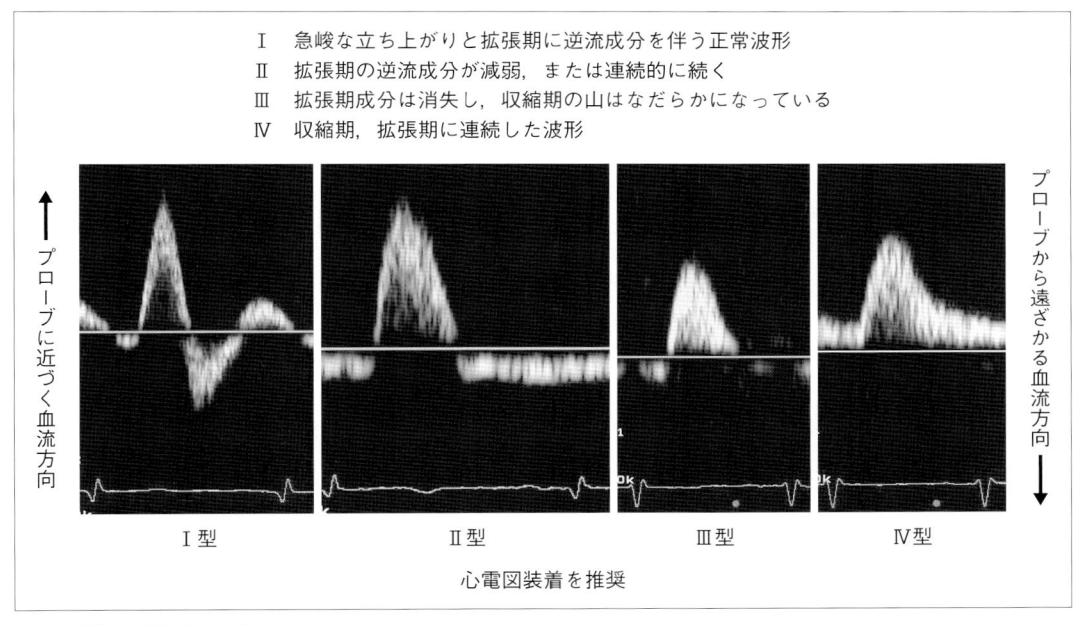

AS : acoustic shadow

I　急峻な立ち上がりと拡張期に逆流成分を伴う正常波形
II　拡張期の逆流成分が減弱，または連続的に続く
III　拡張期成分は消失し，収縮期の山はなだらかになっている
IV　収縮期，拡張期に連続した波形

I型　　II型　　III型　　IV型

心電図装着を推奨

図2　動脈血流パターン

ある．さらに血流モードでは血流方向が評価できるため，順行性や逆行性などの判定にも応用できる．また，細い動脈の描出でも通常のカラードプラで十分可能（図3）だが，パワードプラ法は血流の方向に関係なく血流検出ができるため血管の検出により有用である．

「パルスドプラ法」で血流を評価するには「ドプラ入射角が60度以内（それ以上では誤差が大きい）」が重要である．リニア型プローブは入射角が大きく，プローブの形状として適合しないため，メーカーによりドプラビームを斜め方向に入射する機能（スラント機能・オブリック機能）で角度の補正を行っている（図4）．

血流の表示方法は，カラードプラ法やパルスドプラ法では，プローブに近づく血流方向の場合はカラー表示で暖色（赤色），流速表示で基線から

― 45 ―

第Ⅳ章　診　断

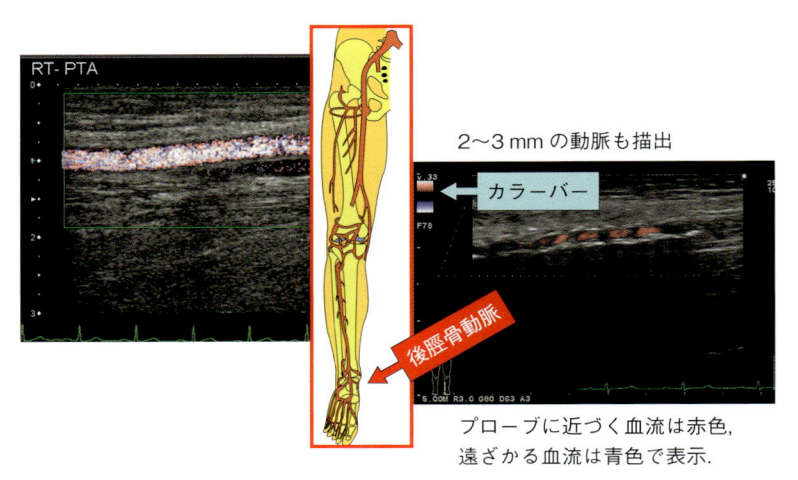

図3　後脛骨動脈の評価

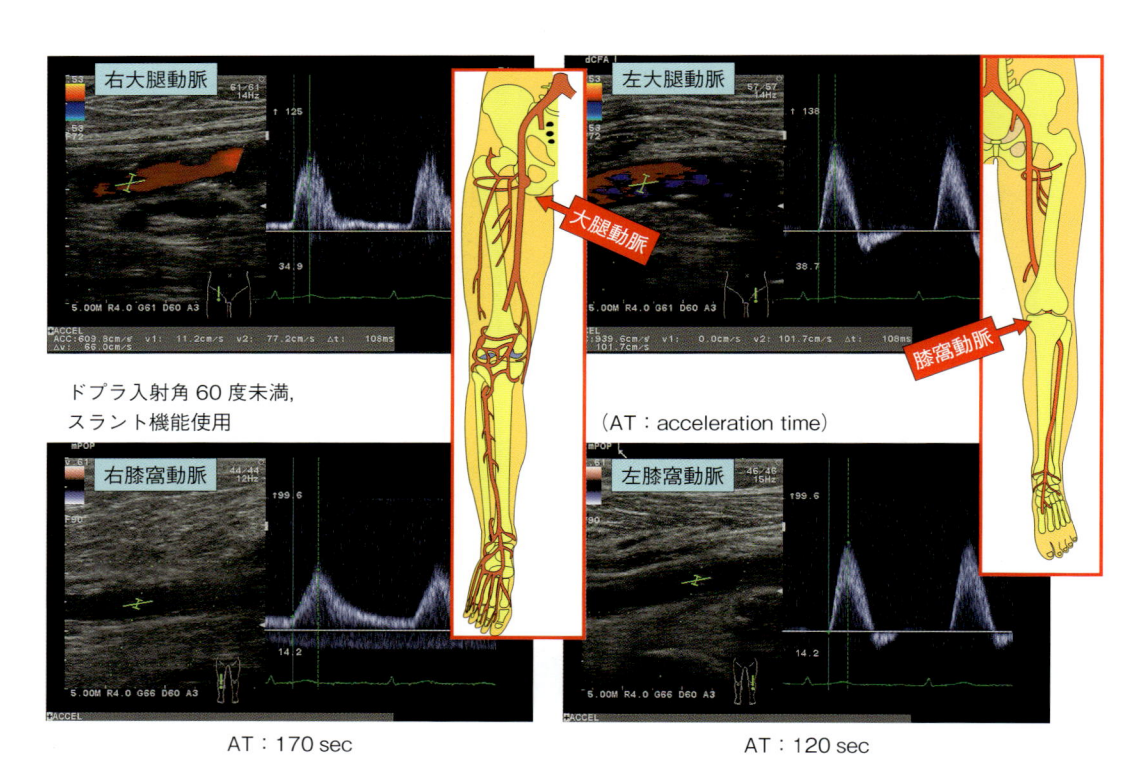

図4　動脈血流波形の評価

上向きに表示するようにしており，逆に遠ざかる血流の場合は寒色（青色）および下向きで示している（図3〜5）．

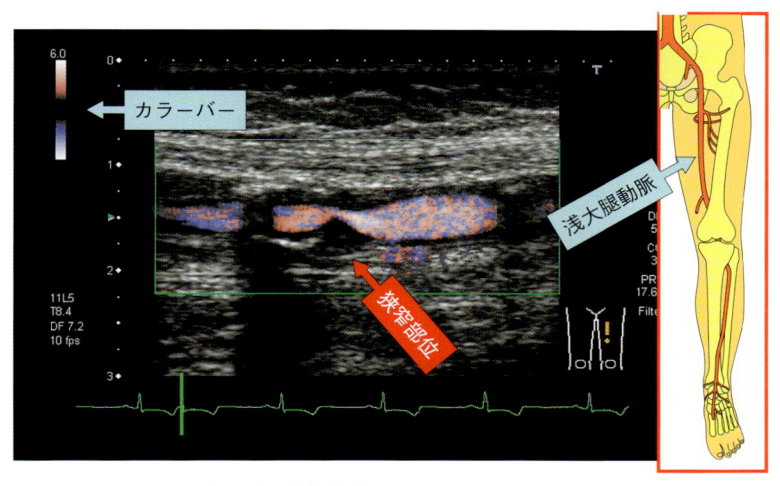

図5 浅大腿動脈（SFA）狭窄病変

3. 実施前の確認事項

1）虚血の評価

　末梢循環障害（虚血）の判定には，特徴的な臨床症状（冷感，しびれ感，間歇性跛行など）から疑われることが多いが，まず検査実施前にそれら症状の有無，部位，性状，持続時間，特徴などを聞き取る．そこから，動脈疾患，静脈疾患，整形外科疾患（関節，筋肉），皮膚疾患などの大まかな推定を行う．

　次いで基本的な情報として身体所見（触診，視診，聴診など）や下肢血圧測定（足関節血圧：ankle pressure：AP）を評価する．APと上腕血圧との比が足関節・上腕血圧比（ankle brachial pressure index：ABPIまたはABIは0.9未満および1.4以上で異常）で，下肢虚血の評価に臨床でもっとも汎用されている[4]．もっとも基本的なことは脈拍触知であり，大腿，膝窩，足背動脈，後脛骨動脈を触知して，大まかな病変部位の目安を付けておく．近年はABPI測定をスクリーニングとして簡便な検査機器で実施することも可能で，経過観察（±0.15以上の変動に注意）にも応用されるが，重症例にはドプラ法での検査が必須である．また，下肢虚血症状でもっとも多い「間歇性跛行」の距離測定の目的（機能診断），および合併する可能性のある虚血性心疾患（約50％と報告されている）の鑑別（合併症診断）には，トレッドミル検査が行われる．

2）病変部位の評価

　次いで，病変部位やその程度を評価する目的で，血管エコー検査，MRA（MR angiography），CTA（CT angiography）などの画像診断が必要となる．病変の部位や狭窄度の判定に用いられる画像診断法では，MRAやMDCTの画像が動脈の広い範囲を描出できることから全体を把握しやすくわかりやすい．一方，血管エコー検査は全体の表示にはやや劣る（近年はパノラミック・ビューによる連続画像も可能）が，無侵襲かつリアルタイムに局所の詳細な評価が可能な点で有用である（図1，5）．

　超音波検査では超音波を用いて血管の断層像や流速波形から，血管走行（分布や病変部位）や血流状態を観察する方法が主であるが，カラードプラ法も応用すると血流を視覚的に捉えることがで

第Ⅳ章 診断

表4 末梢動脈閉塞症の鑑別疾患

疾患	閉塞性動脈硬化症（ASO）	膝窩動脈外膜嚢腫	Leriche症候群	バージャー病（TAO）	急性動脈閉塞症	膝窩動脈捕捉症候群	神経原性跛行	糖尿病性壊死
年齢	中高年（50歳以上）	若年〜中高年	若年〜中年	青壮年（20〜40歳代）	中高年	若年者	中高年	中高年
主病変部位	大動脈〜腸骨動脈〜大腿動脈〜膝窩動脈〜	膝窩動脈	腹部大動脈〜腸骨動脈	下腿〜足趾前腕〜手指	四肢主幹部脳血管	膝窩動脈	血行障害なし	足関節末梢
発症形式	慢性間歇性跛行	亜急性〜慢性	慢性間歇性跛行インポテンツ	慢性安静時疼痛潰瘍	急性	亜急性〜慢性	亜急性〜慢性	無痛性潰瘍壊死
その他鑑別点	動脈硬化性因子	超音波，CT〈砂時計様閉塞〉	血管造影症状	喫煙歴血管造影所見	心疾患心房細動大動脈疾患	負荷試験超音波	脊椎MRI腰痛症状	糖尿病コントロール不良

TASC II Working Group, 日本脈管学会編訳：下肢閉塞性動脈硬化症の診断．治療指針Ⅱ・メディカルトリビューン，東京，2007[2]）より一部改変．

きる．機器や技術の進歩により，ほぼ動脈走行の全長にわたり観察が可能となってきている（図3〜5）．難点は，術者の技術に依存することだが，vascular laboratoryの設置なども含め，さらなる研鑽と普及を期待したい．

4. PADの診断における超音波の応用について

四肢動脈では，動脈瘤（瘤では真性，仮性，解離性を区別）や末梢動脈閉塞症（閉塞性動脈硬化症，バージャー病，高安動脈炎など）の診断や鑑別診断（表4）に血管エコー検査が応用される．

1）超音波装置

使用するプローブは，骨盤部（腹部大動脈や腸骨動脈の観察を行う）では周波数3〜5 MHzのコンベックス型，下肢の表在血管を観察するときは5〜10 MHzのリニア型プローブを用いる．狭窄部位や仮性瘤の入孔部などで流速の速い部分の検索には，連続波ドプラ法を有するセクタ型プローブを用いる．

2）画像評価

動脈の病変部位（石灰化：図1，瘤拡張など）や狭窄程度（閉塞）を評価する（図3〜5）．観察部位は，腹部大動脈から腸骨，大腿から膝下の動脈群まで全長にわたって評価ができるが，観察部位を大腿，膝窩，後脛骨動脈または足背動脈の三点を評価して病変を推定する簡便法も通常のルーチン検査では有用である（後述）．

3）血流評価

動脈血流の評価（図5）には，装置を末梢動脈検査用プリセット（血流表示は50〜100 cm/sec

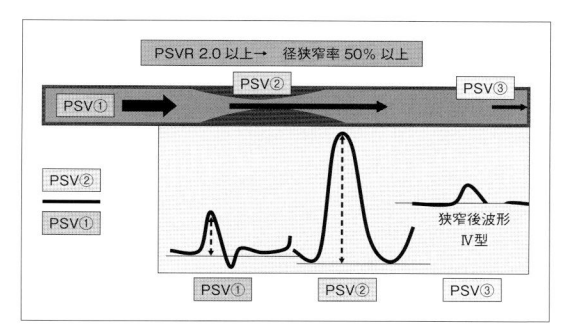

図6 指標PSVR (peak systolic velocity ratio)
Minar E, et al. Circulation 91: 2167-2173, 1995 より引用.

程度)にして行う.流速波形は,半定量的に正常,軽度異常,中等度異常,高度異常など(図2)に評価できる[5].さらに血流評価には,最高血流速度(peak systolic velocity：PSV),立ち上がり時間(acceleration time：AT, 100 m/sec未満)を参考にしている.また,PSVは,狭窄部位では早くなり(増大),通常(正常)の2倍では50％以上,3倍では75％以上の狭窄が疑われる(peak systolic velocity ratio：PSVR, 図6)とされ,狭窄部位での流速の多くは1.5～2 m/sec以上のことが多い.

5. 治療前検査としての血管エコー

1) 検査体位・手順

通常,下肢動脈の検査時での体位は仰臥位である.なお,骨盤部や鼠径部の観察には,被検者の保温やプライバシーなどに配慮が必要である(事前説明,カーテン,検査着など).

血管エコー検査の通常のルーチンでの実施法は,まず大腿動脈,膝窩動脈および足部での動脈(後脛骨または足背動脈)の三点で観察する(図3, 4).その際,患側肢のみでなく,両側を必ず検査して,左右差を評価の参考にする.その際にみられた血管径,病変の状態(アテローム,プラーク,石灰化,狭窄率など)や血流波形から,大腿では中枢側(腸骨動脈,大動脈)を詳細に観察する必要性を,膝窩では浅大腿動脈を詳細に観察する必要性の有無をそれぞれ推定する.

2) 評価項目

有意狭窄のある病変部位では血流速が速くなることは前述したが,その末梢側では乱流になり次いで流速は低下する(図7).狭窄部位ではカラードプラ法を用いながら,折り返し現象(aliasing：通常のカラードプラ法を用いて検査した際,設定された血流速度以上に観察部位の流速が速くなると,色が逆の色になる現象：すなわち青色が赤に,赤色が青に)のある部分を探すと便利である.さらに狭窄が進展し閉塞してしまうと,「カラーの消失」として表示される.また,パワードプラ法を併用すると,血管内腔の観察が容易になることも前述した.最近,心電図QRS波形から流速波形立ち上がりまでの時間を大腿部,膝窩部,足部で計測し,その時間差(血流通過時間：transit time of vessel flow：TVF, 図8)から病変の有無を推定できるとし,膝窩と足部間のTVF 30 m/sec未満なら,下腿病変を否定できると報告している(表5)[1].

狭窄部が明瞭に描出できれば,「狭窄率」が測定できる.特にパワードプラ法を併用すると,Plaqueと血流の境界を明確に描出することができる.狭窄率を算出するためには,狭窄部を多方向から観察し,狭窄率の強いところを描出する必要がある.狭窄の定量的評価の指標として,一般的に直径の比から求める「径狭窄率」と,断面積の比から求めた「面積狭窄率」の両者(図9)が用いられるが,どちらで求めた狭窄率かを必ず明示する.

治療方針を決定する際に参考となる「石灰化病変の有無(石灰化の深部には,超音波が到達せずacoustic shadow：音響陰影となる)」(図1)も

第Ⅳ章　診　断

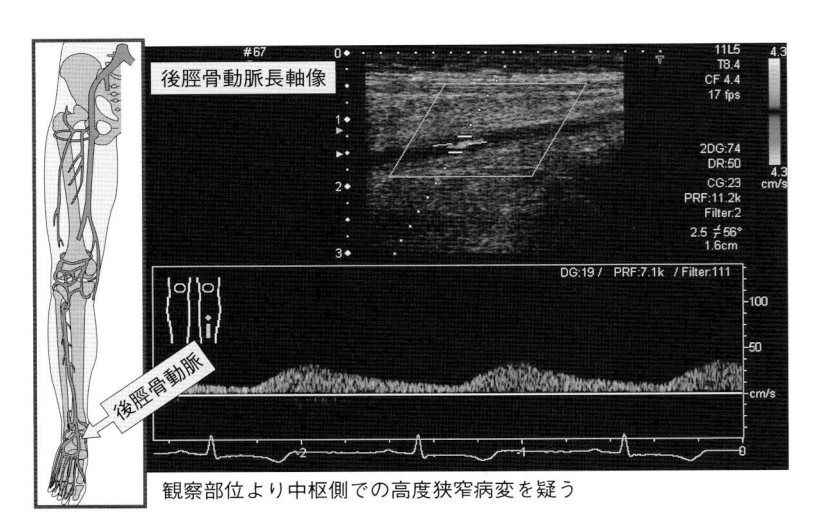

観察部位より中枢側での高度狭窄病変を疑う

図7　病変後の流速波形：高度低下

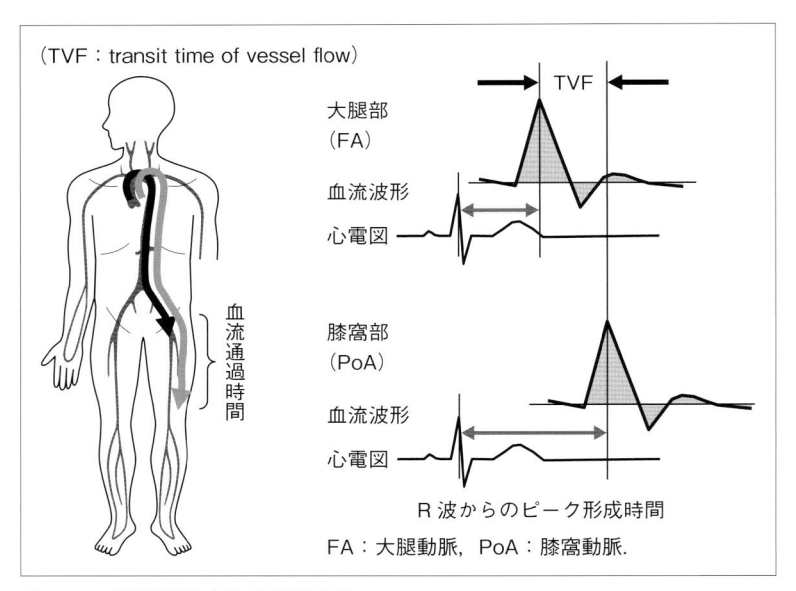

図8-a　血流通過時間の計測方法
水田理香，他：下腿動脈血流通過時間による下腿血管病変のスクリーニング．超音波検査技術 34：543-547，2009[6] より引用．

評価し，その病変長（閉塞全長も含む）の描出と併せて参考にする．

　ステント治療を予定している場合の観察は，ステント挿入予定部の形態（短軸像と長軸像共に観察）をエコー検査で詳細に観察し，計測した内径を参考にして使用するステントの予定を立てる．

　さらに，カテーテル検査時や血管内治療を予定している場合には，カテーテルを挿入することになる橈骨動脈（診断カテ時）や大腿動脈（診断または血管内治療時）を，検査の前に穿刺部位およびカテーテル通過部位の血管走行や病変（狭窄や瘤形成）の有無などの詳細を把握しておくと，カ

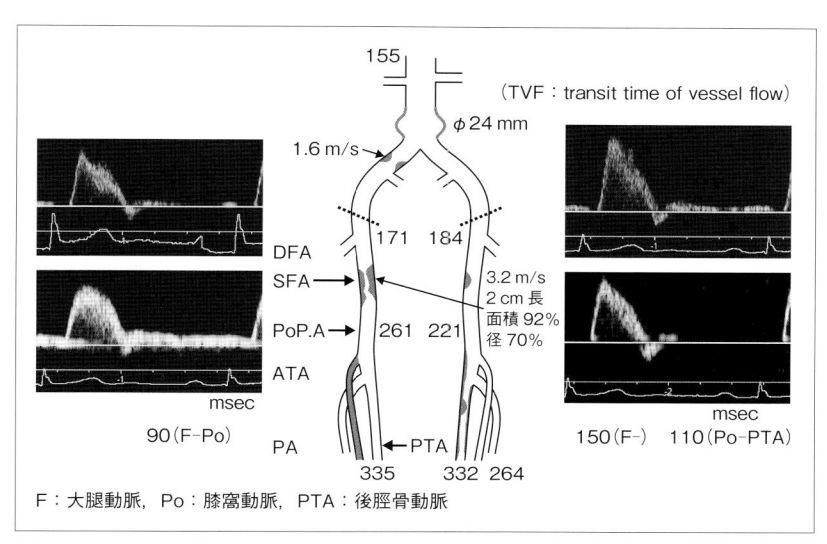

図8-b　TVF 計測例

表5　下腿 TVF の結果

Cut off 値を 30 msec として，下腿血流通過時間から下腿病変を除外するための診断能

	対照群	病変群	計
31 msec 以上	84	80	164
30 msec 以下	273	6	279
計	357	86	443

感度：93％
特異度：76％
陽性適中率：49％
陰性適中率：98％

水田理香，他：下腿動脈血流通過時間による下腿血管病変のスクリーニング．超音波検査技術 34：543-547, 2009[6)]より引用．

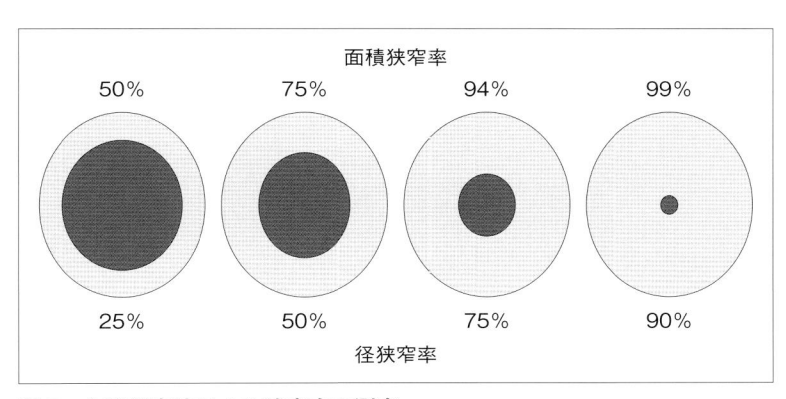

図9　血管超音波による狭窄率の測定

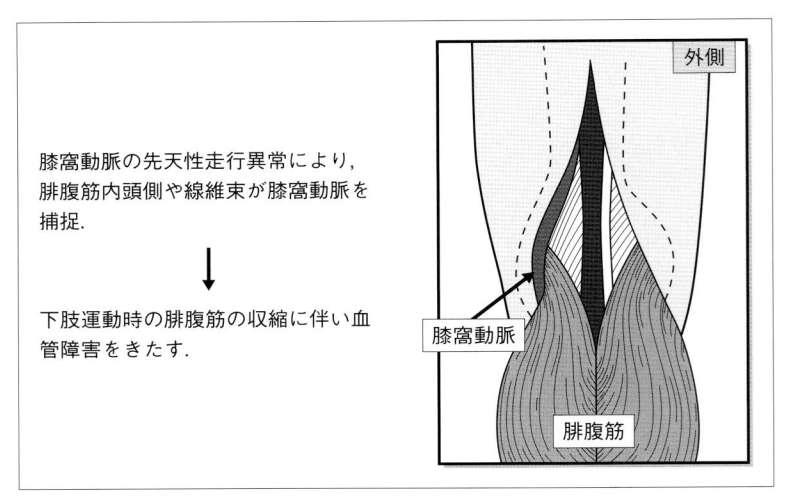

図10 膝窩動脈捕捉症候群
岩井武尚：膝窩動脈捕捉症候群．臨床脈管学．文光堂，東京より一部改変．

テーテル検査または血管内治療を安全かつ円滑に行うことができ有用である．

なお，PADは動脈硬化性のASOがもっとも高頻度だが，非動脈硬化性PADであるバージャー病，膝窩動脈外膜嚢腫，膝窩動脈補足症候群（図10）などの発見・診断や病態把握にも，超音波検査は有用である（表4）．

6．治療中での支援的検査として

1）支援的役割

PADの治療は動脈硬化の進展予防，内科的薬物療法，運動療法が行われるが，その他に高度跛行例や重症虚血肢例には血管内治療（endovascular intervention, percutaneous transluminal angioplasty：PTA）や外科的バイパス術が行われるが，その際に支援的に血管エコーが利用される．

2）血管内治療への応用

動脈病変の治療法としては，外科的バイパス術やPTAなどの「再灌流療法」がもっとも有効である．PTAとは，経皮的に動脈内へ穿刺して，先行のガイドワイヤーを通じて治療用カテーテルを挿入し，狭窄・閉塞した部位を拡張（ステント挿入）・再開通させる方法であるが，その治療中の病変部位の評価に応用している．特に大腿動脈の閉塞例で，先行ガイドワイヤーを操作するときに観察部位のモニター法として，その操作方向のガイドに有用との報告がなされている．

7．治療後に行う血管エコー検査

治療後にもABPIは必須で，跛行例の改善度の評価にもトレッドミルを用いた歩行距離測定と運動前後の足関節血圧測定も有用である．

また，侵襲的治療後の経過観察が必要であり[7]，超音波検査（断層法＋カラードプラ法）が無侵襲にステント内腔の形態も観察でき，有用である（図11）．ステント挿入部の形態を短軸像と

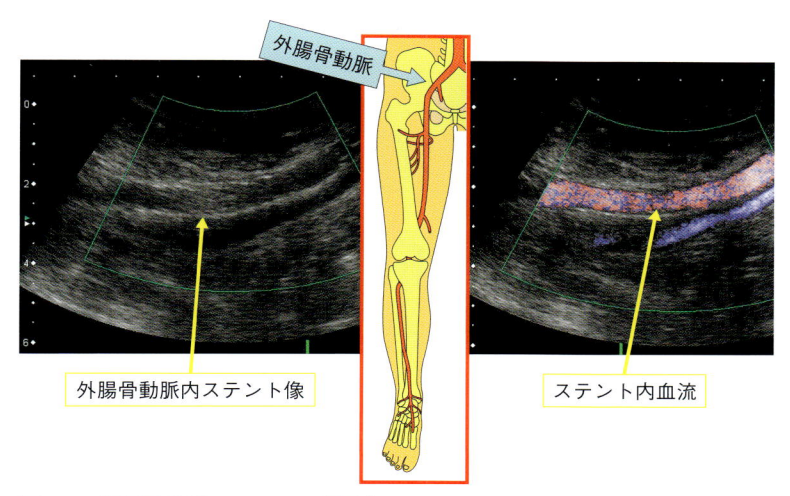

図 11 外腸骨動脈：ステント留置後

外腸骨動脈
外腸骨動脈内ステント像
ステント内血流

長軸像の両方で観察し，カラードプラ法も併用すると，ステント内腔の形態も観察できる．ステント内部の血流速度の測定は，基部，中央部および末梢部の各部位で計測し，ステント内に「血流の増加（加速）」を認めた場合には，「再狭窄の存在」を疑う．

また，カテーテル術後の合併症の判定にも血管エコー検査は有用で，動脈穿刺部位での血腫，仮性瘤や動静脈瘻（動静脈シャント）の評価は，体表面からの血管エコー検査法で容易に診断できる．さらに，橈骨動脈の閉塞や関連領域で起こりうる静脈血栓症の有無を診断する際にも有用である．

8. おわりに

末梢動脈閉塞症に対しての血管エコーの応用について概説した．虚血が疑われる症状や所見があれば，まずABPIで評価し，虚血が存在すればその病変部位や程度を無侵襲な血管エコーで評価する．経過観察や侵襲的治療適応時，さらにはその後にも，病変の評価法として血管エコー検査は有用である．さらなる発展と応用のためには，その検査手順や評価基準の標準化が必要であり，今後の整備が期待される．

文献

1) 松尾 汎：血管エコー診断の概説．Innervision **18**：68-74，2003
2) TASC II Working Group，日本脈管学会編訳：下肢閉塞性動脈硬化症の診断・治療指針II．メディカルトリビューン，東京，p1-109，2007
3) 松尾 汎：血管エコー検査のすすめ．血管エコーABC（松尾 汎編）．メディカルビュー，東京，p10-17，2006
4) 内村智生，石丸 新：ABPI．Vascular Lab 増刊：20-22，2005
5) 中島晴伸：超音波：下肢動脈．Vascular Lab 増刊：226-230，2005
6) 水田理香，他：下腿動脈血流通過時間による下腿血管病変のスクリーニング．超音波検査技術 **34**：543-547，2009
7) 佐藤 洋：末梢動脈エコーのテクニック．血管エコー（松尾 汎編）．インナービジョン，東京，p134-141，2006

第Ⅳ章　診　断
C　画像診断
②CT・MRI と血管造影

医療法人天神会新古賀病院心臓血管センター
三戸隆裕，川﨑友裕，福山尚哉

　閉塞性動脈硬化症（arteriosclerosis obliterans：ASO）の治療は，2007年のTASC Ⅱの登場以降，内科的治療の適応が緩和・拡大されるようになり，その診断および治療方針の決定における画像診断法の果たす役割はさらに大きいものとなってきた．主な画像診断法としては，前項で述べられた血管超音波検査に加え，従来から血管造影検査が診断の gold standard として繁用されてきた．しかし治療方針の決定には病変の存在のみならず，血管走行，分枝血管の有無および病変性状の詳細な情報などが重要なポイントとなり，血管造影による情報のみでは不十分であることが実感され，さらに多くの情報を得られるような画像診断への期待が高まってきた．
　近年，CT，MRIの画像診断装置の進歩は著しく，これらを用いた CT angiography（CTA），MR angiography（MRA）による末梢血管疾患の診断は従来の侵襲的血管造影検査法と比較し非侵襲的であり，一度の撮影で腹部骨盤レベルから下肢全長にわたる動脈を描出可能であること，さらに三次元的画像表示により任意の角度からの観察が可能であるなど，その利点の多さと診断性能の向上のため，臨床の場で広く利用されるようになってきた．
　本稿では ASO の診断における血管造影検査，CTA，MRA の臨床的役割と，現在の臨床の場における画像診断のあり方（使い分け）について概説する．

1. 血管造影検査

　CTA や MRA による非侵襲的画像診断の進歩により撮像画質が飛躍的に向上した現在，筆者らの施設でも侵襲的血管造影検査はスクリーニングや診断のみを目的として行う機会は減少し，血行再建術を行うことを前提とした場合の最終確認時の検査として行う場合がほとんどとなっているのが現状である．しかし血管造影検査は CTA や MRA と比較し空間分解能や時間分解能に優れるため，側副血行路の走行や末梢動脈の run off の状況，血流速度の程度などの評価を可能とし，経皮的血管拡張術（percutaneous transluminal angioplasty：PTA）や下肢血管バイパス術などの血行再建に際しては必要不可欠な情報を提供することができる．またデジタルサブトラクションを用いた血管造影（digital subtraction angiography：DSA）により骨との重なりを避けた評価も可能である．さらに圧測定（圧較差）をすることで有意病変の判定がなされ，確定診断の一助になる場合もある（一般的に有意な圧較差は，血管拡張薬使用前は5～10 mmHg，拡張薬使用後は10～15 mmHgとされる[1]）．さらに後述するCTAの場合，基本的には80～100 mL程度の造影剤が必要であるが，片側性の病変などでは選択的に血管造影を行うことにより15 mL程度の造影剤での評価も可能となるなど，CTAに勝る利点もある．

一方，血管造影検査は二次元表示法であるため，腸骨動脈領域の病変などのような場合，病変形態（特に病変長など）の立体的把握が困難であることも少なくない．プラークの局在やその性状評価も困難である．また観血的検査であるため手技による合併症（動脈解離や損傷，アテローム塞栓，腹腔内出血，仮性動脈瘤や動静脈瘻，皮下血腫，感染症など）や造影剤アレルギー，造影剤による腎機能障害の増悪などがあげられ，重度の合併症のリスクは0.7％，死亡リスクは0.16％とされる[1]．さらに術後の安静を強いられることは患者最大の苦痛となる．

以前はASO診断のgold standardといわれた血管造影も，CTAやMRAなど，診断の第一選択となる検査としては不適という認識が固定しつつある．しかし，PTAや下肢血管バイパス術前の評価としては現在でもまだまだ血管造影は必須である．

2. CTA

CTAによる評価は1998年に4列に多列化されたCT（multi-detector CT：MDCT）が登場して非観血的に末梢血管の良好な描出が可能となった．一方でMDCTは急速な多列化とガントリー回転の高速化によりその画像精度は飛躍的に向上し，明瞭かつ広範囲な画像を短時間で非侵襲的に得ることが可能となったため，ASOの領域においてもCTAによる診断が主流となってきた．さらに種々の画像再構成法により従来の血管造影で得られていたような画像（DSAなど）と同様の描出が三次元で表示可能となったことや病変（プラーク）性状の評価が可能となったことなどから，その診断精度と情報量は従来の血管造影検査法を完全に凌駕すると言っても過言ではないほどの飛躍的な進歩を遂げている．実際，16列CTAを用いたASOの診断精度は，感度は90～96％，特異度は96～97％と非常に良好であることが報告されており[2,3]，ASOの診断におけるMDCT前向き研究では，その診断精度（感度，特異度および正診率）は侵襲的血管造影に匹敵することが明らかになった[1]．

筆者らの施設では，GE healthcare社製の64列MDCT装置（Lightspeed VCT）を使用，点滴ルート確保から位置合わせを経て撮影終了までの検査時間は10分で行っている．CTAの撮像には基本的に80～100 mLほどの造影剤を必要とし，ワークステーションを用いて画像解析を行う．画像再構成法にはVolume Rendering（VR）法，Curved Multiplanar Reconstruction（CPR）法，Maximum Intensity Projection（MIP）法，Cross Section（CS）などがある．VR画像は三次元画像として表され，周囲臓器を同時に表示可能であるため血管の形態的特徴を観察するのに適している（図1）．MIP画像は血管内のもっとも濃い濃度値を投影する再構成法で血管造影（DSA）のような画像表示ができるため，こちらも血管の全体像の把握や狭窄・閉塞病変の描出に優れ，石灰化の分布も明瞭に反映される（図2）．これらの画像は任意の方向からの描出が可能であるが，VR画像もMIP画像も造影剤部分を反映した画像再構成となるため，血管構造は反映されず，このため血管壁の性状評価や内腔の評価には

第Ⅳ章　診　断

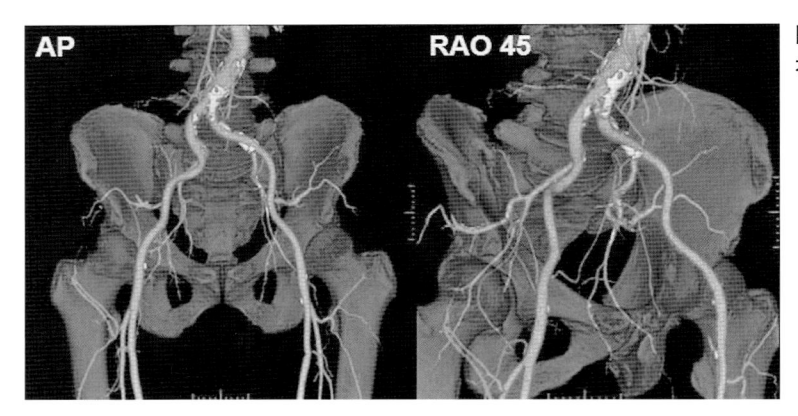

図1　CTA の VR 画像
左：正面像，右：右前斜位45度．

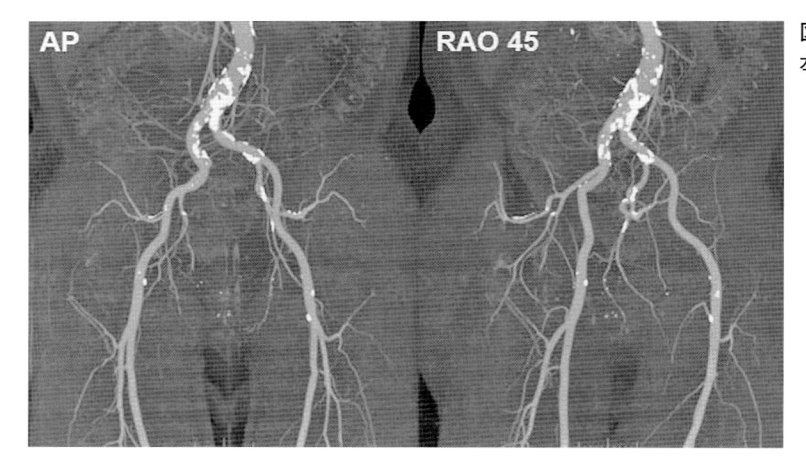

図2　CTA の MIP 画像
左：正面，右：右前斜位45度．

向いていない．一方，CPR 画像は三次元に屈曲した動脈を二次元的に表示し，血管壁と血管内腔の描出が可能であるため，血管壁の性状評価，特にプラークの検出に優れている（図3）．さらにプラーク部位での CS 画像を作成することで狭窄度やプラークの性状およびステント留置後の状態なども評価できる（図4）．しかし，画像の作成には時間と経験を要し，また本来の解剖学的血管走行は反映されないため注意を要する．このように種々の画像再構成法を駆使することで多くの情報を得ることができることが CTA の最大の長所といえる．以下に CTA による術前評価が有用であった治療例を提示する．

〔症例〕　20年来の透析患者の両下肢 ASO 症例．MIP 画像では大動脈壁に高度の石灰化を認めていたが，CPR 画像では両側総腸骨動脈分岐直後で石灰化プラークによる閉塞と，そこから中枢側に伸びる血栓閉塞が認められた（図5）．石灰化プラーク部分の CS 画像および color code map では菲薄な石灰化部分が明瞭に示され，内科的治療も可能であろうと判断された（図6）．実際，二期的に治療を行い "Staged" Kissing stent 留置で治療を終了した（図7）．慢性期の確認にも CTA は有用で[4]，Kissing stent の留置状態および内腔の開存が明瞭に認められた（図8）．

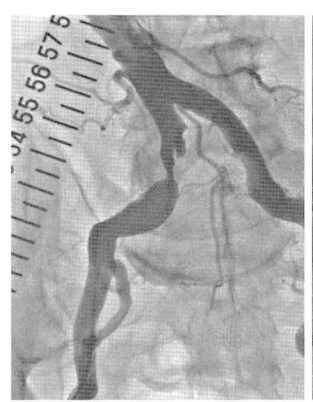

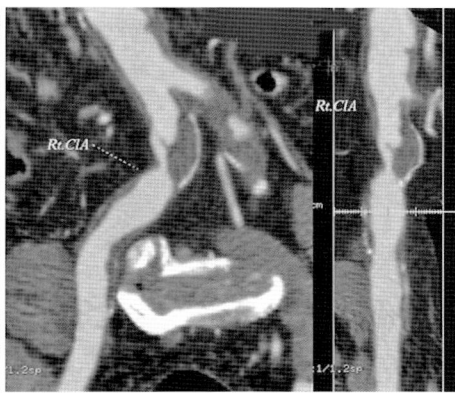

図3 右総腸骨動脈の高度狭窄症例における血管造影検査（左）とCTAのCPR画像（右）の比較

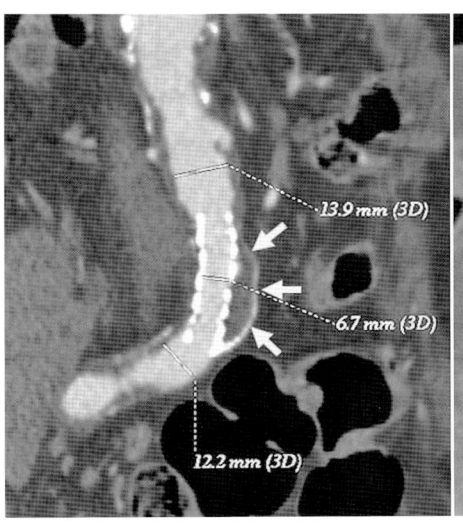

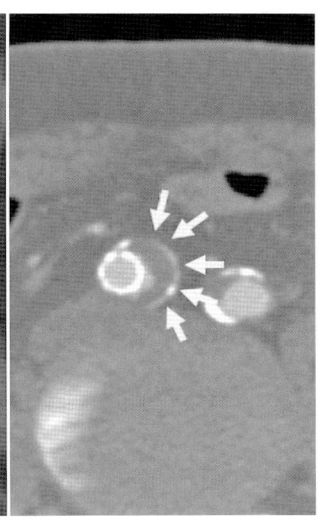

図4 図3と同一症例のステント留置後CTAのCPR画像
左：正面像，ステントや残存プラークも明瞭に描出されている．
右：CS画像

　一方，CTAの撮像には最低でも50 mLほどの造影剤の使用が必須であり，腎機能障害患者や造影剤アレルギー患者ではリスクが高く，放射線被曝も避けられない．また心臓CTのようなモーションアーチファクトの影響はないが，高度石灰化を有する症例（たとえば透析患者など）では血管内腔やプラークの評価が困難であることも少なくはない．実際，画像再構成法を駆使しても病変性状の評価が困難な高度石灰化病変によるASOの症例もある（図9）．このような症例では後述するMRAによる撮像が効果的となる場合がある．

3. MRA

　MRAによる画像診断も近年ではめまぐるしい進歩を遂げており，以前よりも短時間で鮮明な画像を得ることが可能となってきた．MRAの最大の利点は放射線被曝がなく，非造影での血管描出も可能であることであり，石灰化の影響も受けない（図9）．このため，CTAで評価困難なヨード造影剤の禁忌例（腎機能障害症例）や高度の石灰化を伴った症例では有用であると考えられる．

　MRAは造影剤を使用しない非造影MRAとガドリニウム造影剤を使用した造影MRAに大別さ

第Ⅳ章　診　断

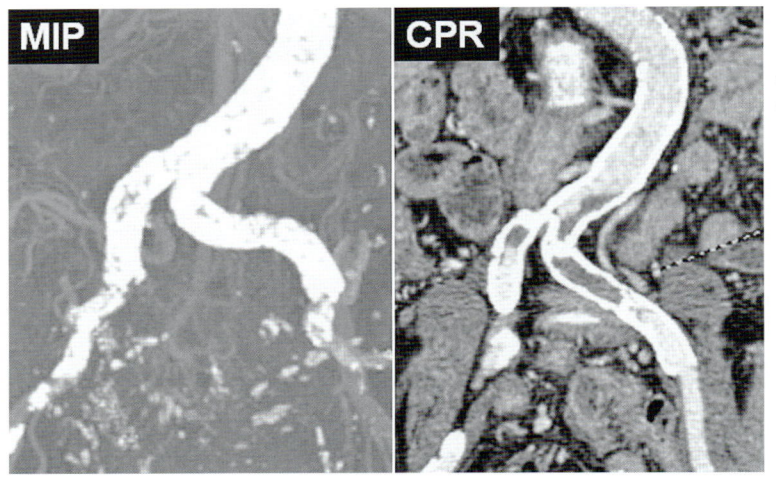

図5　20年来の透析ASO患者のCTA画像
左：MIP画像
右：CPR画像

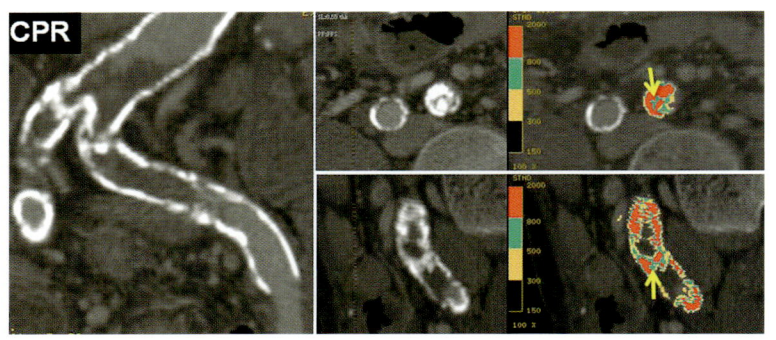

図6　病変部位のCPR画像およびCS画像
菲薄な石灰化部分が明瞭に示されている．color code mapを用いると，その部分が視覚的にもわかりやすい．

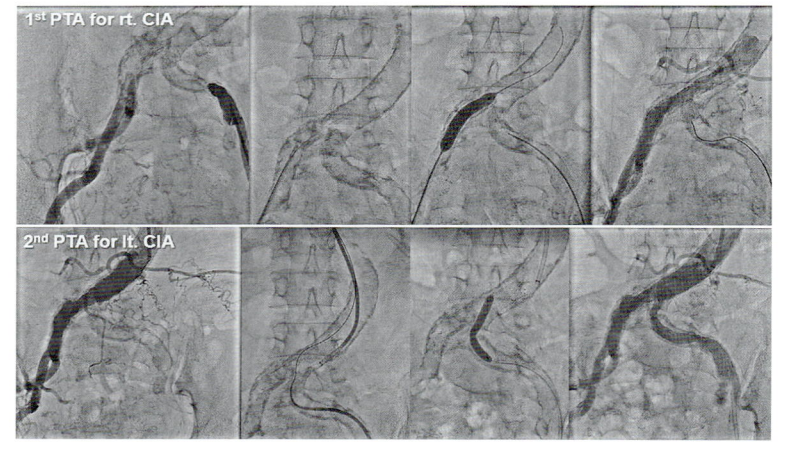

図7　"Staged" kissing stent留置手技
1st stageで右総腸骨閉塞部にSMARTステントを留置．2nd stageで左総腸骨閉塞部にSMARTステントを留置し，手技を完了した．

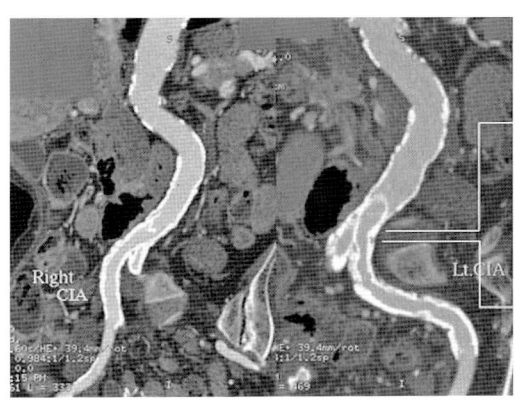

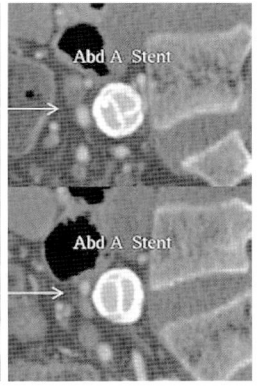

図8 治療後慢性期の CTA
ステントの開存および留置状態が明示されている.

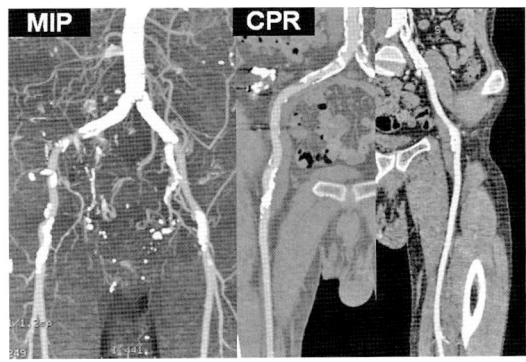

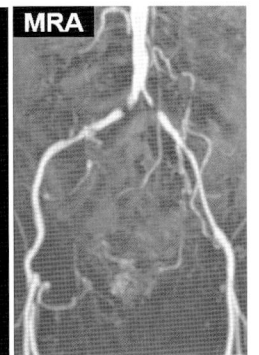

図9 高度石灰化病変
右総腸骨動脈の高度狭窄は CTA の MIP 画像,CPR 画像では石灰化が重なり確認できないが,MRA では明瞭に確認できている.

れる.一般的には,造影 MRA のほうが非造影 MRA よりも検査時間が短く,瘤や狭窄部の描出に優れ,末梢まで鮮明に描出可能であるとされる.造影 MRA の診断精度は,感度,特異度とも 93％ 以上と報告され[5],血管造影における DSA を凌駕するほどである.しかし最近では非造影 MRA の撮像法が改良され,診断能が向上しており[6],一方で腎不全患者に対するガドリニウム造影剤使用による腎性全身性線維症(nephritic systemic fibrosis:NSF)の発生が近年問題となっており,今後は非造影 MRA が無侵襲造影法として有用性が高まってくるのではないかと思われる.

筆者らの施設では,非造影 MRA は Time Of Flight(TOF)法を用い,心電図同期下で 40 分の検査時間を要する.造影 MRA はガドリニウム造影剤による,T1 強調の Contrast Enhancement(CE)法を用い,心電図同期なしで約 20 分の検査時間で施行している.

MRA の最大の欠点は頭蓋内器具,脊髄刺激装置,ペースメーカー,人工内耳ならびに頭蓋内クリップ後の患者やシャント造設患者は絶対的禁忌[1]であることである.また CTA と比べ空間分解能や時間分解能が低く,撮影時間が長いため,急患や重症患者には不適である.さらにステントによるアーチファクトのため,ステント再狭窄が疑われるような患者での診断は血管内腔評価が困難となる.

しかしながら MRA は従来の 1.5 テスラより高磁場の 3.0 テスラの機種が 2005 年末に全身検査対応として認可がおり,実臨床への導入がされつつあるなど今後の動向が注目される.

4. まとめ

　ASOの診断に関して，その主流は侵襲的な血管造影から，CTA，MRAによる非侵襲的画像診断法に移行しつつある．そのなかでCTAとMRAのどちらを用いるべきかについては議論の分かれるところではあるが，①撮影時間の短さや撮影の簡便さ，②画像の精度（高空間分解能）が高い，③病変性状の評価（血管径，病変長の計測やプラーク性状の評価など）が可能，④石灰化の描出に優れる，⑤周囲組織の表示による位置関係の把握が容易，などの点から現時点ではCTAが大きなアドバンテージを持っていると考えられる．

　しかし実臨床の場では，これまで述べてきた各種モダリティの特徴と限界を踏まえたうえでその患者にとって最適な画像診断を選択すべきであり，必要があれば他の機能的評価も加味（補完）して治療方針を検討することがより質の高い診断をもたらし，ひいては質の良い治療をもたらす結果につながるのではないかと思われる．

　今後の展望としては，画像領域の各種モダリティのさらなる進歩とともに，非侵襲的画像診断法の普及はさらに拍車がかかることになることが予想される．

文献

1) 日本脈管学会：下肢閉塞性動脈硬化症の診断・治療指針Ⅱ．メディカルトリビューン，東京，p96-100，2007
2) Willmann JK, et al: Aortoiliac and lower extremity arteries assessed with 16-detector row CT angiography: prospective comparison with digital subtraction angiography. Radiology **236**: 1083-1093, 2005
3) Albrecht T, et al: 16-MDCT angiography of aortoiliac and lower extremity arteries: comparison with digital subtraction angiography. AJR **189**: 702-711, 2007
4) 松本一宏，陣崎雅弘，佐藤浩三，他：Multidetector-row CTによる下肢動脈疾患の評価．J Jpn Coll Angiol **44**: 735-741, 2004
5) Koelemay MJ, Legemate DA, Reekers JA, et al: Interobserver variation in interpretation of arteriography and management of severe lower leg arterial disease. Eur J Vasc Endovasc Surg **21** (5): 417-422, 2001
6) Miyazaki M, et al: Peripheral MR angiography: Separation of arteries from veins with flow-spoiled gradient pulses in Electrocardiography-triggered three-dimensional half-Fourier fast spin-echo imaging. Radiology **227**: 890-896, 2003

第Ⅳ章　診　断
D　鑑別診断

唐津赤十字病院循環器内科
橋本重正
佐賀大学医学部循環器・腎臓内科
野出孝一

　動脈硬化症という全身疾患を管理し患者のquality of life（QOL）や予後を改善しようという立場から，閉塞性動脈硬化症（arteriosclerosis obliterans：ASO）への注目が増してきている．すなわち，ASOの発見が心血管疾患の診療の糸口になるという側面と，ASO合併症例はASO非合併例と比較して予後不良であるという事実があるためである[1,2]．また，人口構成の高齢化，ライフスタイルの欧米化からASO自体が増加している．さらに，わが国においてはASO診療に有用な診断機器が普及していることがASO診療への敷居を低くしていることも実感される．一方で変形性脊椎症や糖尿病などの合併疾患により病像は複雑なものとなってきてもいる．一般的には，症状と理学所見で相当の診断は可能であると思われ，腰部脊柱管狭窄症や糖尿病性神経障害などが主たる鑑別疾患であるが，ASO患者の重症度分類として用いられるFontaine分類にあげられた諸症状を示す疾患は幅広く存在する．そこで，Ⅰ度：冷感・しびれ，Ⅱ度：間歇性跛行，Ⅲ度：安静時疼痛，Ⅳ度：潰瘍壊死のそれぞれの症状を呈してくる疾患を整理し認識しておくことでASO診療の精度が向上すると思われる．

　鑑別すべき疾患・病態を大きく分けて考えると，血流障害をきたす疾患と神経障害をきたす疾患が鑑別疾患として考えられる[2]．さて，冷感・しびれは必ずしも患者自身が病識を持つに至らないことも多いこともあり医療者側が積極的に問診していくことも重要である．想起すべき疾患は，循環障害をきたすASOはもちろんであるが，急性動脈閉塞症，大動脈炎症候群，Leriche症候群，Raynaud症候群などや，神経障害としては糖尿病性神経障害，糖尿病以外のニュロパシー，さらには椎間板ヘルニアなどがある．次に，ASOに特徴的な症状である間歇性跛行は，動脈性，馬尾～神経根性，さらに脊髄性と分けて考えられる（表1）．動脈性の代表的なものがASOであり，他に大動脈炎症候群に伴う異型大動脈縮窄などがある．馬尾～神経根性の代表が腰部脊柱管狭窄症である．脊髄性としては，脊髄圧迫をきたす病変で生じ，胸椎部の後縦靱帯骨化症，黄色靱帯骨化症や椎間板ヘルニアがある．次いで，安静時疼痛の原因はASO以外に，関節疾患，末梢神経障害や静脈うっ滞の症状としても生じうる．最後に，潰瘍性病変は血流障害（動脈，静脈性），神経障害の結果で生じうる．

表1 間歇性跛行の分類と特徴

	動脈性	馬尾〜神経根性	脊髄性
症状	腓腹筋，臀部，大腿の疼痛	しびれ，異常感覚，下肢痛	下肢脱力
姿勢との関連	腰椎前弯減少で改善	なし	なし
足背動脈	低下から消失	正常	正常
神経学的所見	正常	知覚障害，アキレス腱反射低下〜消失	知覚障害，錐体路徴候
代表的疾患	ASO，TAO	腰部脊柱管狭窄症	黄色靱帯骨化，後縦靱帯骨化症

　本稿ではこれらのことを踏まえて，ASO 診療における鑑別診断について概説する．

1. 腰部脊柱管狭窄症（lumbar spinal stenosis：LSS）

1）概念

　脊柱管は前方の椎体，椎間板，後方の黄色靱帯，椎弓に囲まれた部分で，脊髄や神経根が通っている．また腰部脊髄から伸びる神経根は，椎間孔から脊椎臥位へ出るまでに腰部脊柱管をまとまって下行していて馬の尻尾のような束となっているため，馬尾神経と表現される．脊柱管が何らかの原因で慢性的に狭小化すれば，神経根の圧迫が生じるためにさまざまな症状をきたしてくる．

2）病態

　脊柱管が主に脊椎の加齢性変性により狭小化することにより生じるが[3]，脊柱管の大きさ，形状の個人差も発症に影響してくる．狭小化を形成する原因としてはさまざまな病態があるが，代表的なものは変形性脊椎症と脊椎すべり症である．
　加齢に伴う椎間板の変性により椎間板高は低下し shock absorber としての作用も減じ，椎間板や椎体縁などに応力が集中するため，骨硬化や骨棘形成が生じる．さらに，椎間関節にも変形性関節症変化を生じる．このため，脊柱管，椎間孔の変形・狭小化，椎弓の肥厚などをきたす．また，脊椎すべり症は，腰椎関節突起間の分離のために椎体のすべり止め効果が失われることで椎体が前方にずれた状態となる（脊椎分離すべり症）．加齢による椎間板変性によるすべり症もある．
　脊柱管の狭窄程度は腰椎屈曲位で軽減し，伸展位で強くなるので症状は腰椎伸展位で出現する．神経根が圧迫されると神経組織内での血流障害とそれに伴って発症する神経組織内での浮腫，代謝障害などが生じることで症状を発現すると考えられている．このなかでもっとも特徴的な症状は間歇性跛行である．これに加えて腰痛や軽度の下肢痛を伴うことが多い．

3）症状

　本症の間歇性跛行は馬尾型，神経根型，混合型の3型に分類される．馬尾型は馬尾の圧迫で生じ，下肢のしびれ，下肢の脱力が多い．また，間歇性会陰部症状がみられることがある．これには歩行により生じる肛門周囲のしびれ感や灼熱感，陰茎勃起，排尿困難，尿失禁などを伴うこともあり，多根障害を示す．神経根型では，下肢の痛みが主となり，しびれを伴い，単根障害である．腰椎後屈で症状が出現することがある．混合型は両

表2 腰部脊柱管診断サポートツール
対象：下肢（臀部を含む）に愁訴・症状のある患者

評価項目		判定（スコア）	
・病歴			
	年齢	□ 60歳未満	
		□ 60〜70歳（1）	
		□ 71歳以上（2）	
	糖尿病の既往	□あり	□なし（1）
・問診			
	間欠跛行	□あり（3）	□なし
	立位で下肢症状が悪化	□あり（2）	□なし
	前屈で下肢症状が軽快	□あり（3）	□なし
・身体所見			
	前屈による症状出現	□あり（−1）	□なし
	後屈による症状出現	□あり（1）	□なし
	ABI 0.9	□以上（3）	□未満
	ATR 低下・消失	□あり（1）	□正常
	SLRテスト	□陽性（−2）	□陰性

該当するものをチェックし，わりあてられたスコアを合計する（マイナスの数値は減算）．
7点以上の場合は，腰部脊柱管狭窄症である可能性が高いといえます．専門医へ紹介し，診断を確定してください．
ABI：上腕血圧/足関節血圧比．ABI 0.9未満は末梢動脈の血流障害が存在することを示し，末梢動脈疾患を疑う必要がある．
ATR：アキレス腱反射．馬尾障害では両側性に低下または消失する．
SLRテスト：仰向けの状態で膝を伸ばしたまま下肢を挙上するテスト．痛みのために挙上が困難な場合，椎間板ヘルニアの可能性が高い．

者の合併である．また，ASO症例に本疾患が合併すると歩行距離は減じ，また経年的悪化も有意となる[4]．

4）診断

LSSの診断において動的な症状の発現は重要であり，平地歩行や後屈姿勢で発現・増強し，自転車・押し車・杖により前屈姿勢では跛行発現が抑制される場合，本症の可能性が高くなる[3]．一方，ASOでは自転車でも症状増悪する．

X線検査やMRIは重要であるが，加齢性変化はASO症例にもみるため画像所見のみでは診断に至らないことも多い点は注意を要する．2006年に日本脊椎脊髄病学会の示した「腰部脊柱管診断サポートツール」（表2）が非専門医の診療においてスクリーニングに有用と思われる[5]．また，ASOとの鑑別にはABIが重要であるが，LSS症例にもASO合併がありうるので注意を要する．

5）治療

保存治療としてコルセットによる腰椎前弯を制限，プロスタグランジン製剤の内服あるいは静脈内投与，神経根症に対しては消炎鎮痛薬やブロック治療がある．これらに対して効果が乏しく日常生活に支障が生じる場合や馬尾症状が強い場合には手術治療が必要な場合が多い．

2. 腰部椎間板ヘルニア

1）概念

椎間板の変性により髄核が線維輪後部より脊柱管方向へ突出膨隆することで神経根を圧排して症状をきたす．

2）病態

椎間板は椎体間に存在し椎体をささえる構造であり，中心の水分豊富な髄核を強固な線維輪が囲み，上下の軟骨板が内包することで，自動車のタイヤのように椎体をshock absorberとして支持し，さらに脊椎のしなやかな動きをもたらす．腰椎は前弯しているため線維輪自体への応力は後部のほうが大きいとされる．このため線維輪の変性による脆弱化しやすいのは後方となるが，変性した線維輪に急性もしくは慢性の外力が加わり髄核

第Ⅳ章　診　断

は脊柱管方向へ飛び出す[6]．ヘルニアの好発部位が第4-5腰椎間と第5腰椎-第1仙椎間であり第5腰椎神経および第1仙椎神経根の圧迫が生じやすい．まれに，高位で発生したヘルニアでは脊髄症状をきたすことになる．

3）症状

ヘルニアはほとんど後外側へ発生するため一側の坐骨神経痛を伴う腰痛が主である．

すなわち腰痛・下肢痛が主体であり，急性例ではASOとの鑑別は困難ではないと思われる．患者は症状を回避するために一側への側弯姿勢をとることがある．また，咳，くしゃみなどで急な髄液圧変動を生じる動作は下肢放散痛を増強する．さらに軽度の麻痺症状も伴い，神経支配に一致する筋力低下や知覚鈍麻を示す．多くは一側性の症状であり健側との比較で検出しやすい．

ヘルニアが正中方向へ突出すれば馬尾神経症状を生じることがある．すなわち，下肢や陰部のしびれ，膀胱直腸障害である．

4）診断，治療

神経学的診察による障害部位同定とMRI検査によるヘルニア部位診断が有用である．なおヘルニア診断において，X線検査は直接的診断法とならない．

保存的治療で多くの症例は症状の改善をみる．いずれの治療もヘルニア自体の根本的治療ではないが，非ステロイド性抗炎症薬や硬膜外ブロックは症状の改善に有効であり，牽引・温熱療法などの理学療法も行われる．これらの保存的治療が無効であったり，神経の刺激，麻痺症状が高度な例ではヘルニア摘出術であるLove法や経皮的髄核摘出術などの術式で手術療法もなされる．

3．糖尿病性多発神経障害（ポリニューロパチー）

1）概念

糖尿病性神経障害は表3のように分類されるが[7,8]，もっとも頻度が高く本稿で問題となる神経障害は下肢優位の左右対称性末梢神経障害であり，感覚障害，アキレス腱反射低下・消失や振動覚低下などが主体である．

2）病態

糖尿病による高血糖状態が引き起こす神経障害には不明な点もあるが，ポリオール代謝経路の活性化，AGE産生，酸化ストレス亢進，神経血流障害，protein kinase C（PKC）の活性異常などが神経障害に作用すると考えられている[9]．ポリオール経路は治療標的として注目されるが，グルコースからソルビトールへの代謝が促進され，神経細胞膜のNa^+K^+ATPase活性低下や神経内$PKC\alpha$活性低下から神経機能低下，軸索変性などをきたす．さらにポリオール経路活性化による

表3　糖尿病性多発神経障害

高血糖性神経障害（hyperglycemic neuropathy）		
対称性ニューロパチー（symmetric polyneuropathy）		
	感覚・自律神経性ポリニューロパチー（sensory and autonomic polyneuropathy）	
	疼痛性ニューロパチー（painful neuropathy）	
局所性・多巣性ニューロパチー (focal and multifocal neuropathy)		
	脳神経障害（cranial neuropathy）	
	軀幹神経障害（truncal neuropathy）	
	四肢神経障害（focal limb neuropathy）	
	糖尿病性筋萎縮（diabetic amyotrophy）	
混合型（mixed forms）		

NADPH低下はNO産生低下，酸化ストレス増悪を引き起こす．NO低下は血流障害に関与するし，酸化ストレスと神経細胞のアポトーシスとの関連も指摘されている．

形態学的には神経細胞末梢側の神経線維脱落や軸索萎縮がみられる．すなわち遠位性軸索変性であり，長い神経線維ほど障害されやすいわけで，臨床像は下肢優位の感覚障害，アキレス腱反射低下などが対称性に生じる[7]．

3) 症状

糖尿病性神経障害は糖尿病性合併症のなかでは発症頻度も高く多彩な症状を示す．感覚過敏が初期にみられることがあり，これは血糖正常化により消失することがある．しびれ感の訴え方は患者によりさまざまであり「じんじんする」，「びりびりする」，「足の裏に何か張り付いている感じ」などと表現することが多い．これらの感覚異常や知覚低下は左右対称で下肢優位，いわゆる glove and stocking 型の分布を示す．その他の所見として無痛性皮膚潰瘍がある．ASO と合併することもあり病像を複雑化する場合がある．潰瘍化（糖尿病性足潰瘍）を生じると最悪の場合下肢切断へと帰結することもあり患者の QOL，生命予後へ大きな影響を及ぼす．

4) 診断

糖尿病性腎症の診断に有用な微量アルブミンのような指標がないことから総合的に判断することになる[10]．「糖尿病性神経障害を考える会」による診断基準などが利用されている（表4）[11,12]．

検査法としては，竹串，つまようじ，モノフィラメントによる知覚検査，アキレス腱反射，音叉による振動覚検査，自律神経障害に対する心電図 RR 間隔変動などが参考となる．なお，アメリ

表4 糖尿病多発神経障害（distal symmetric polyneuropathy）の簡易診断基準

必須項目	1. 糖尿病が存在する 2. 糖尿病神経障害以外の末梢神経障害を否定しうる
条件項目 （以下3項目のうち2項目以上を満たす場合，神経障害ありとする）	1. 糖尿病性神経障害に基づくと思われる自覚症状 2. 両側内踝振動覚低下（128音叉にて10秒未満） 3. 内側アキレス腱反射の低下あるいは消失

注意事項
1. 糖尿病性多発神経障害に基づくと思われる自覚症状とは
   ・(1) 両側性
   ・(2) 足趾先および足裏の「しびれ」「疼痛」「感覚低下」「感覚異常」のうちいずれかの症状（冷感は取らない）を訴える上記の2項目を満たす
   ・上肢のみの症状は取らない
2. アキレス腱反射は膝立位で検討する
3. 特に脊椎症の合併に注意する
4. 高齢対象者については十分に考慮する

参考項目
（以下のいずれかを満たす場合は，条件項目を満たさなくても神経障害ありとする）
1. 神経伝導検査で2つ以上の神経でそれぞれ1項目以上の検査項目（伝道速度，振幅，潜時）の異常を認める
2. 臨床的に明らかな糖尿病性自律神経障害がある（自律神経機能検査で異常を確認することが望ましい）

糖尿病学会によれば50歳以上の糖尿病患者ではABI測定を推奨している[13]．

5) 治療

厳重な血糖管理による発症抑制は示されているが，顕性化した症例では急速な血糖管理が症状の悪化を生じることがあり緩徐な血糖改善に努めなければいけない．ポリオール代謝の是正を目的にアルドース還元酵素阻害薬が，神経修復を期してビタミンB12が用いられる．また，顕性化した

感覚異常，疼痛に対しては，三環系抗うつ薬，メキシレチンなどが用いられる．

近年，糖尿病性腎症においてはremissionさらにregressionも期待されている．たとえば，国内で実施されたINNOVATION試験では微量アルブミン尿から顕性腎症への移行の抑制のみならず正常化も示された[14]．一方，糖尿病性末梢神経障害においては，国際的に統一された診断基準，無症候の時点での初期病変検出方法，効果的な治療方法など未だに確立していない部分が多く今後の進歩が待たれる．

4．多発神経障害（糖尿病性以外）

全身性内科疾患，代謝異常，中毒などで生じうる．

5．閉塞性血栓性血管炎（thromboangitis obliterans：TAO, Buerger病）

1）概念

若年の喫煙男性に発症する血管炎で，肘や膝以遠の末梢に閉塞病変を示し中枢に閉塞所見を認めない[15]．従来わが国の末梢動脈疾患の代表的原因であったが，急速に減少してきている[16]．

2）病態

病理学的には全層性血管炎であり，病変は四肢動脈の遠位部中心に生じる[15]．血管炎の病因は不明であるが，歯周病，喫煙との関連が指摘されている．また，自己抗体として抗好中球細胞質抗体（ANCA）などの関与も報告されている．

3）症状

厚生労働省難治性血管炎調査研究班による認定基準にも，動脈閉塞症状はFontaine分類に則して記載されているように冷感・しびれ，間歇性跛行，疼痛，潰瘍形成までみられる．レイノー症状や遊走性静脈炎などもみられる．

4）診断

ASOで特徴的であるABIの異常は，足部の血管障害のみであれば検出されない．したがって，血管造影など画像診断が病変部位診断や手術適応決定に必要である．血管造影では，中枢動脈に病変を伴わない下腿3分枝以下での血管閉塞，途絶，先細りなどである．またcork screw状と表現される特徴的な所見が知られている．

血液生化学検査ではASOに認める動脈硬化危険因子である脂質異常，血糖値は基本的には異常値を示さず，炎症所見や時に自己抗体が検出される．

5）治療

治療の第一歩は禁煙である．軽症例では禁煙と抗血小板薬にて寛解が得られる．重症例では自家静脈による血行再建が適応となるが，足部まで侵されればバイパス術が困難であり，腰部交感神経節切除術が選択される．また，近年，血管新生療法が有効との報告もなされている．

6．急性動脈閉塞症

1）概念

主に四肢動脈の突然の閉塞により肢壊死に陥る急性疾患である．

2）病態

心臓，動脈由来の塞栓子による下流域の健常な動脈やASOなどの狭窄病変を閉塞する塞栓症と，ASOなどの動脈病変部位に生じる血栓症とがある．塞栓症の原因疾患には心房細動が多く，次いで心筋梗塞，人工弁，心内膜炎などがあるが，大動脈あるいは腸骨動脈のアテロームや動脈瘤内の血栓も塞栓子となり足部細小動脈閉塞をきたす場合がある．後者では blue toe syndrome といわれ足趾の有痛性虚血を生じる．

動脈の完全閉塞は四肢の不可逆性変化を6〜8時間で生じるため迅速な対応を要するが，血行再建後の虚血・再灌流により虚血肢に貯留していたミオグロビン，乳酸，カリウム，ヒスタミン，活性酸素などが全身に流れるために腎不全，循環不全などを生じる病態である myonephropathic metabolic syndrome（MNMS）を招来することもある．また，四肢の骨格筋には筋膜の区画が存在するが，虚血・再灌流後の急激な浮腫により区画内圧上昇を生じ骨格筋，神経の壊死をきたす compartment syndrome がある．

3）症状

典型例の症状は5Pといわれ，蒼白（pallor），疼痛（pain），動脈拍動消失（pulselessness），知覚鈍麻（paresthesia），運動麻痺（paralysis）がある．

4）診断

これまで無症状であった者が急に5Pを示せば診断は容易であるが，ASO症例に合併する場合は診断が困難な場合もある．ABIやエコー，さらにCT，MRI，血管造影などで診断の確定，閉塞部位同定を行う．

5）治療

抗凝固療法，血栓溶解療法，血管拡張薬が使用されるが，塞栓症ではForgatyカテーテルによる血栓塞栓除去を行うがカテーテル治療も選択される[17]．また血栓症ではバイパス手術が必要となることがある．

7．大動脈炎症候群（高安動脈炎）

1）概念

大動脈および主要分枝に非特異的炎症が起こり，その結果，内腔の狭窄ないし閉塞，時に拡張が生じることによる症候群である[16]．

2）病態

発生機序は不明である．大動脈壁全層に炎症がみられるが，初期には外膜側から炎症が進展する．病変は大動脈弓，胸部から腹部大動脈，およびその分枝に及び，さらには肺動脈にもみられる．そしてこれらの血管に狭窄，閉塞，時に拡張病変を生じ，障害血管に応じた症状を引き起こす．たとえば，冠動脈入口部病変による虚血性心疾患，腎動脈狭窄による腎血管性高血圧症，上行大動脈拡張に伴う大動脈弁逆流など予後に関連する合併症がある[18]．

3）症状

男女比は9:1で女性に多く，好発年齢は15〜35歳とされる．急性期の本疾患では，発熱，血管痛，倦怠感などが主体であり不明熱として診療される場合もある．虚血症状としては，血圧左右差，いわゆる「脈なし」，高血圧，めまい，頭痛などがある[18]．

本稿で問題となる下肢虚血は異型大動脈縮窄症と表現され，大動脈に狭窄が生じるために下肢血流低下が生じるため，間歇性跛行などが出現しうる．また，このタイプでは腎血管性高血圧症も併発することがあり高度な高血圧を示すはずだが，弓部に狭窄があれば高血圧症として認識されない可能性もある．

4）診断

急性期は炎症所見がみられる．多彩な所見を伴う症候群であり，多くは若年女性にみられる大動脈と一次分枝に閉塞・拡張病変がある点を，心エコー，頸部血管エコー，CT，MRI，血管造影により確認することにより行う．時に，中年以降に虚血症状が主体で炎症所見が軽度から正常である症例が存在することは注意を要する．

5）治療

内科治療としては，炎症に対するステロイド療法が主体であり，他に血管病変に対する抗血小板，抗凝固療法，高血圧に対する降圧治療がなされる．また，心不全治療を要することもある．一方，外科的治療は，冠動脈，腎動脈，頸動脈など虚血症状に対しては血行再建，大動脈弁逆流に対する弁置換などが選択されることがある．

8．静脈疾患

ここでは代表的な静脈疾患として，下肢深部静脈血栓症と静脈瘤について述べる[19]．本稿と関連する症候は痛みと皮膚潰瘍などである．

深部静脈血栓症（deep venous thrombosis：DVT）の発症には，Virchowの3原則といわれる血管壁の性状，血流，血液成分の変化が関与する．たとえば血管壁性状の変化としては留置カテーテルや血管炎後などが，血流障害では巨大な子宮筋腫などでの圧排や左腸骨静脈の右腸骨動脈での圧排（iliac compression syndrome）などが，そして血液成分の変化では凝固線溶異常などが代表的な病態で，これらの複合要因で発症することが多い．症状では痛みと下肢腫脹，表在静脈の拡張などがみられる．足関節背屈で腓腹部に痛みが誘発されるHomans徴候やカフでの腓腹筋圧迫で疼痛を生ずるLowenberg徴候が有名である．有用な検査としてDダイマーがあり陰性的中率が高い．血管エコー，CTなどで診断確定を得る．本疾患とASOと類似する症状は痛みであり，動脈拍動触知やABIで鑑別は可能であるが，重症例では動脈血流入も障害するため静脈性壊疽となることもある．

静脈瘤には一次性と二次性静脈瘤がある．前者は静脈弁不全による血液の逆流が原因で中高年女性に多く，妊娠・出産，立ち仕事，肥満が関連する．後者は，DVT，動静脈瘻などが原因となる．症状はだるさ，こむらがえり，浮腫，掻痒感，疼痛，色素沈着，湿疹，下腿潰瘍そして静脈拡張がある．患者の訴えのみでは，疼痛，潰瘍などからASOの鑑別も考慮されるが，視診・触診で診断にいたることができよう．立位で増強する静脈拡張，色素沈着は容易に観察でき，皮膚が硬くてつまめない脂肪硬化所見は潰瘍の前段階である．

9．症候からの鑑別

改めて足についての訴えから再度疾患との関連をまとめてみる（表5）．「しびれる」という訴えだけでは特定の疾患に結び付きにくいが，「感覚が鈍い」は，運動と関連しない場合にポリニューロパシーあるいはヘルニアなどを，運動や姿勢による増強のある場合にはLSSが想起しやすい．また，「年をとって足が弱くなった」「歩くと疲れる」といった訴えはASO，LSS，そしてもちろ

表5 「足」の症状と鑑別疾患

足の症状	想起すべき疾患
しびれ	ASO, LSS, ヘルニア, ポリニューロパシー, etc
感覚が鈍い（安静時）	ポリニューロパシー, ヘルニア
感覚が鈍い（運動後）	ASO, LSS, etc
足が弱った, 歩くと疲れる	ASO, LSS, 廃用性萎縮
足がだるい	静脈瘤, DVT
歩くと痛い	ASO, LSS, ヘルニア
痛くて歩けない	関節疾患, ヘルニア, 急性動脈閉塞, DVT
冷える	ASO, 糖尿病性神経障害, 急性動脈閉塞
つる, こむらがえり	ASO, 静脈瘤, 筋疲労, 電解質異常
足が細くなる	ASO, 糖尿病性神経障害
潰瘍	ASO, 糖尿病性神経障, 静脈うっ滞

ん単純な廃用性萎縮が,「歩くと痛い」はASO, LSS, ヘルニアでみられる. 一方,「痛くて歩けない」場合は, 関節疾患, ヘルニア, 急性動脈閉塞症, DVTなどの表現であることがある. 他には,「冷える」は, ASO, 糖尿病性神経障害, 急性動脈閉塞症との関連があり,「つる（こむらがえり）」でASO, 静脈瘤, 筋疲労, 電解質異常,「足が細くなる」はASO, 神経障害,「潰瘍」はASO, TAO, 末梢神経障害, 静脈うっ滞と関連すると思われる.

10. おわりに

以上ASOの鑑別疾患について概説した. このような下肢に関する症候に留意することでASO患者の早期発見と動脈硬化への早期介入につながり, ASO以外の下肢疾患の診断は高齢者のADLを高く維持しsuccessful agingにも結び付くもの思われる.

文献

1) de Liefde II, Hoeks SE, van Gestel YR, et al: The prognostic value of impaired walking distance on long-term outcome in patients with known or suspected peripheral arterial disease. Eur J Vasc Endovasc Surg 38: 482-487, 2009
2) Norgren L, Hiatt WR, Dormandy JA, et al: Inter-Society Consensus for the Management of Peripheral Arterial Disease (TASC II). J Vasc Surg 45 (Suppl S): S5-67, 2007
3) Siebert E, Pruss H, Klingebiel R, et al: Lumbar spinal stenosis: syndrome, diagnostics and treatment. Nat Rev Neurol 5: 392-403, 2009
4) McDermott MM, Guralnik JM, Ferrucci L, et al: Functional decline in lower-extremity peripheral arterial disease: associations with comorbidity, gender, and race. J Vasc Surg 42: 1131-1137, 2005
5) Konno S, Hayashino Y, Fukuhara S, et al: Development of a clinical diagnosis support tool to identify patients with lumbar spinal stenosis. Eur Spine J 16: 1951-1957, 2007
6) Veres SP, Robertson PA, Broom ND: The morphology of acute disc herniation: a clinically relevant model defining the role of flexion. Spine (Phila Pa 1976) 34: 2288-2296, 2009
7) Said G: Diabetic neuropathy--a review. Nat Clin Pract Neurol 3: 331-340, 2007
8) Thomas PK: Classification, differential diagnosis, and staging of diabetic peripheral neuropathy. Diabetes 46 (Suppl 2): S54-S57, 1997

9) Figueroa-Romero C, Sadidi M, Feldman EL: Mechanisms of disease: the oxidative stress theory of diabetic neuropathy. Rev Endocr Metab Disord **9**: 301-314, 2008
10) Papanas N, Ziegler D: New diagnostic tests for diabetic distal symmetric polyneuropathy. J Diabetes Complications **5**, 2009
11) 糖尿病神経障害を考える会：糖尿病多発神経障害（distal symmetric polyneuropathy）の簡易診断基準. 末梢神経 **16**：225, 2003
12) Feldman EL, Stevens MJ, Thomas PK, et al: A practical two-step quantitative clinical and electrophysiological assessment for the diagnosis and staging of diabetic neuropathy. Diabetes Care **17**: 1281-1289, 1994
13) American Diabetes Association: Peripheral arterial disease in people with diabetes. Diabetes Care **26**: 3333-3341, 2003
14) Makino H, Haneda M, Babazono T, et al: Microalbuminuria reduction with telmisartan in normotensive and hypertensive Japanese patients with type 2 diabetes: a post-hoc analysis of The Incipient to Overt: Angiotensin II Blocker, Telmisartan, Investigation on Type 2 Diabetic Nephropathy (INNOVATION) study. Hypertens Res **31**: 657-664, 2008
15) Malecki R, Zdrojowy K, Adamiec R: Thromboangiitis obliterans in the 21st century--a new face of disease. Atherosclerosis **206**: 328-334, 2009
16) 血管炎症候群の診療ガイドライン合同研究班：血管炎症候群の診療ガイドライン. Circ J **72**（Suppl IV）: 1253-1318, 2008
17) Ansel GM, Botti CF Jr, Silver MJ: Treatment of acute limb ischemia with a percutaneous mechanical thrombectomy-based endovascular approach: 5-year limb salvage and survival results from a single center series. Catheter Cardiovasc Interv **72**: 325-330, 2008
18) Ogino H, Matsuda H, Minatoya K, et al: Overview of late outcome of medical and surgical treatment for Takayasu arteritis. Circulation **118**: 2738-2747, 2008
19) Kouri B: Current evaluation and treatment of lower extremity varicose veins. Am J Med **122**: 513-515, 2009

第Ⅴ章 合併症
A 虚血性心臓病を合併した閉塞性動脈硬化症

熊本大学医学部附属病院心血管治療先端医療寄附講座
掃本誠治

熊本大学大学院生命科学研究部循環器病態学
小川久雄

人口の高齢化や食生活の欧米化に伴い，動脈硬化性疾患の危険因子である高血圧，糖尿病，脂質異常症，肥満などを有する患者が増加している．このため，閉塞性動脈硬化症（ASO, PAD）の患者は虚血性心臓病，脳血管疾患の合併率が高く予後を規定されてくることに注意が必要であり，逆に虚血性心臓病患者に閉塞性動脈硬化症を合併することも予後悪化の一因となってくる．本稿では虚血性心臓病を合併した閉塞性動脈硬化症について症例を交えながら解説する．

1. 虚血性心臓病の合併率

閉塞性動脈硬化症（arteriosclerosis obliterans：ASO）も虚血性心臓病も高血圧，糖尿病，脂質異常症，喫煙などの危険因子の重責により生じる粥状動脈硬化症である．虚血性心臓病にASOを合併しているのか，ASOに虚血性心臓病を合併しているのかで，割合が変わってくるが，ASO患者の予後は，虚血性心臓病や脳血管疾患などの閉塞性血管病変の合併により大きく異なってくる．ここでは，CAPRIE試験[1]とREACH registry[2]から検討する．

CAPRIE試験とは，抗血小板薬クロピドグレル投与群とアスピリン投与群の動脈硬化性疾患（脳梗塞，心筋梗塞，血管死）発症リスクを評価したものだが，登録患者19,185例を基礎疾患別に内訳をみてみると図1のグラフのようになる．ASO患者の約40％に虚血性心臓病または脳血管疾患を合併し，両疾患を9％に併発することが示されている．また，日本を含む世界の心血管病に関する危険因子を持つものの追跡調査であるREACH Registryでの67,888例の患者内訳は，図2のとおりで，ASO症例における虚血性心疾患，脳血管疾患の合併率はそれぞれ51％，23％で，両疾患の合併は13％であった．さらにその中で日本人のみ5,193例を解析すると[3]，ASOにおける虚血性心臓病，脳血管疾患の合併率はそれぞれ30％，21％で，両疾患の合併率は7％であった（図3）．わが国では高血圧の罹患率がもっとも高く，他の国と比べ脳血管疾患が多い結果であった．

〔症例1〕：62歳，男性
　間歇性跛行と左上下肢の一過性脱力で紹介

第Ⅴ章　合併症

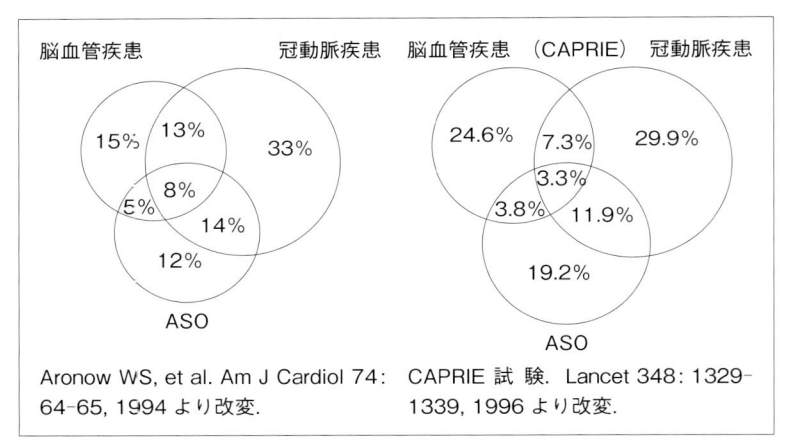

図1　ASO，冠動脈疾患，脳血管疾患の合併率
Aronow WS, et al. Am J Cardiol 74: 64-65, 1994 より改変.
CAPRIE 試験. Lancet 348: 1329-1339, 1996 より改変.

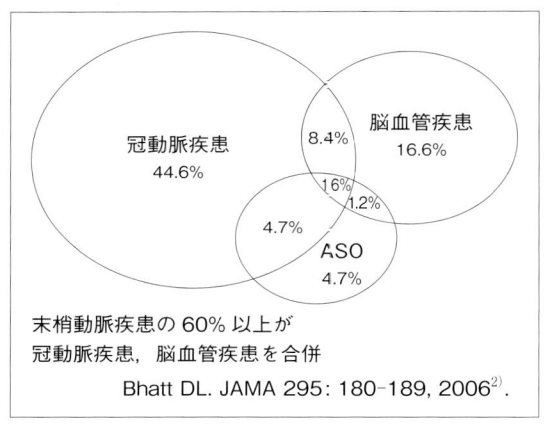

図2　ASO，冠動脈疾患，脳血管疾患の合併率（REACH）
末梢動脈疾患の60%以上が冠動脈疾患，脳血管疾患を合併
Bhatt DL. JAMA 295: 180-189, 2006[2].
TASC II Working Group，日本脈管学会訳：下肢閉塞性動脈硬化症の診断・治療指針Ⅱ．p1-109，メディカルトリビューン，東京，2007 より引用.

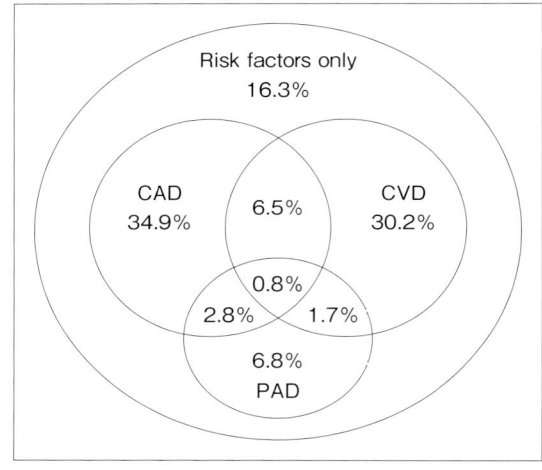

図3　ASO，冠動脈疾患，脳血管疾患の合併（REACH 日本）
Yamazaki T, et al. Circ J 71: 995-1003, 2007[3] より改変.

となる．心エコーで下壁の収縮不良がみられた．

　左大腿動脈閉塞，左内頸動脈狭窄を認め，さらに右冠動脈の完全閉塞を認め，閉塞性動脈硬化症，脳血管疾患，虚血性心疾患の3疾患を合併していた（図4，5）．危険因子として高血圧，喫煙を認めた．

　頸動脈ステント留置術（carotid artery stenting：CAS）を施行し（図4），今後症状・虚血所見の有無を評価し，必要であれば下肢動脈，冠動脈に対するインターベンションを検討している．

　当科で経皮的冠動脈インターベンション（PCI）を受けた167例のうち，術前にABI測定可能だった128例において，ABIが0.9未満であった症例は16例であった（13%）．この16例のうち，10例（63%）は左主幹部病変あるいは3枝疾患であり，15例（94%）は多枝病変であり，

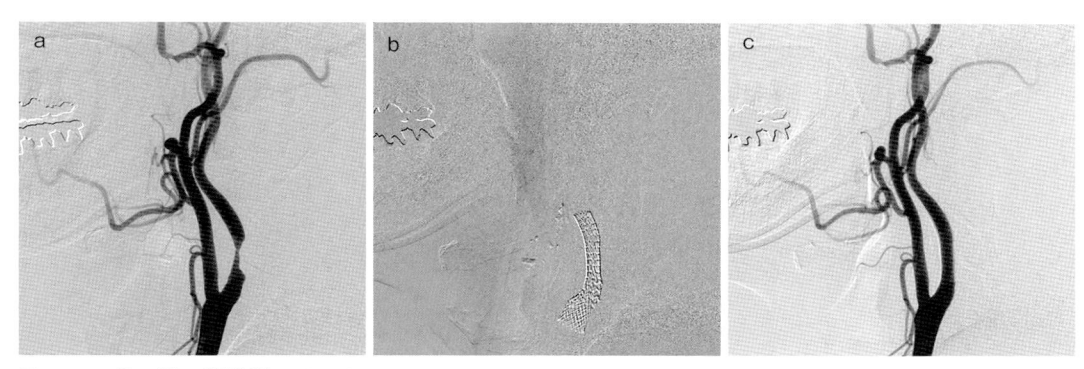

図4　62歳，男．頸動脈ステント
a：左内頸動脈狭窄，b：ステント留置，c：ステント後．

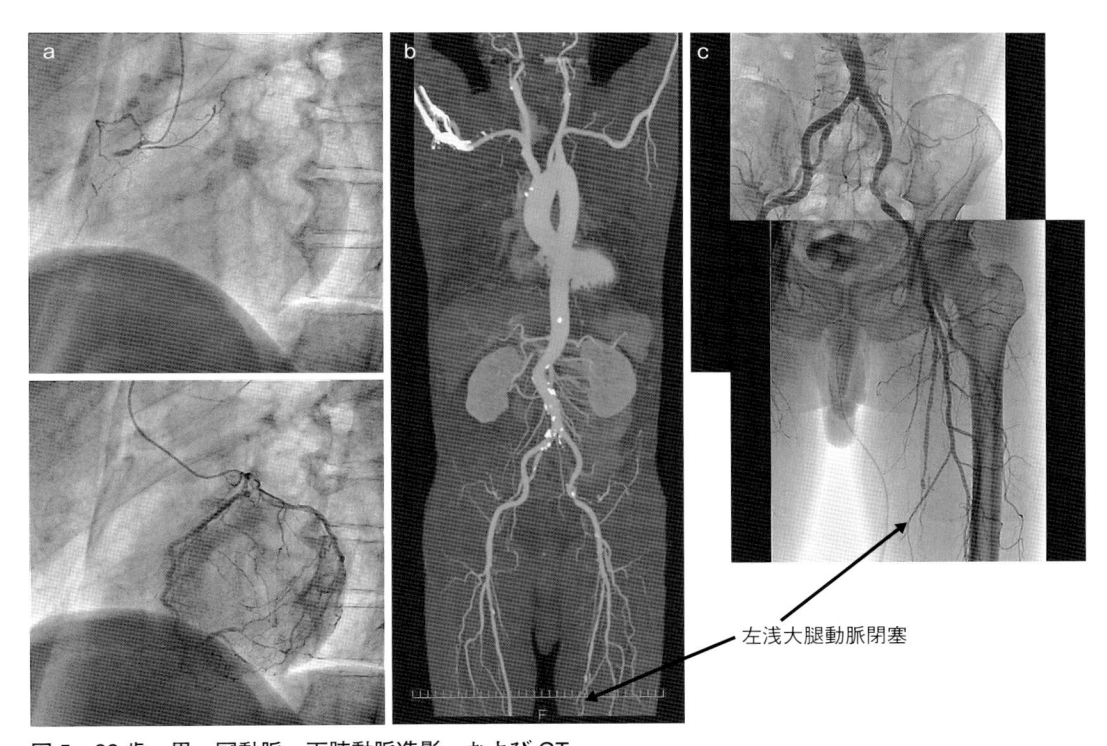

図5　62歳，男．冠動脈，下肢動脈造影，およびCT
a：冠動脈造影．上は右冠動脈近位部完全閉塞．下は左冠動脈から側副血行路．
b：CT angiography，c：血管造影．

左浅大腿動脈閉塞

重症度の高い冠動脈疾患にASOの合併率が高くなる傾向がみられた（図6）．また，ABIが0.9未満では0.9以上のグループと比較し心血管合併症の発生率が高く，ABIが心血管イベント（心血管死，心筋梗塞，脳卒中）のリスクマーカーとなることをNewmanらは報告している[4]（図7）．

2. 冠動脈，末梢動脈インターベンション件数の日米比較

高カロリー，高脂肪の食生活や遺伝的背景により動脈硬化性疾患の罹患率は欧米で高くわが国で

第Ⅴ章　合併症

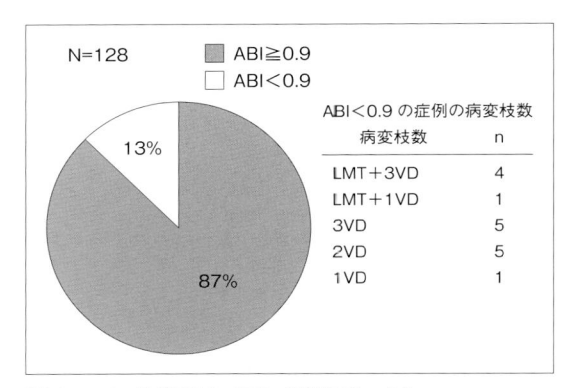

図6　PCI施行例とABI（当院データ）

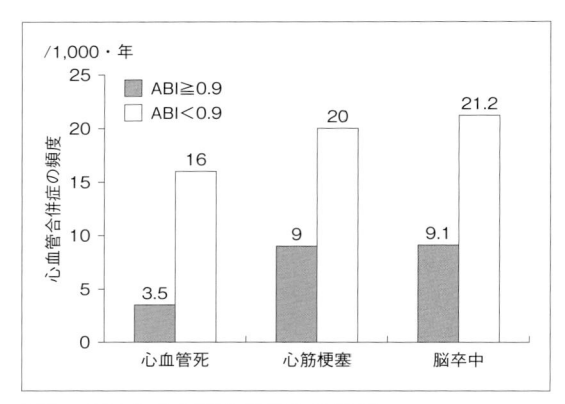

図7　ABIと心血管合併症との関係

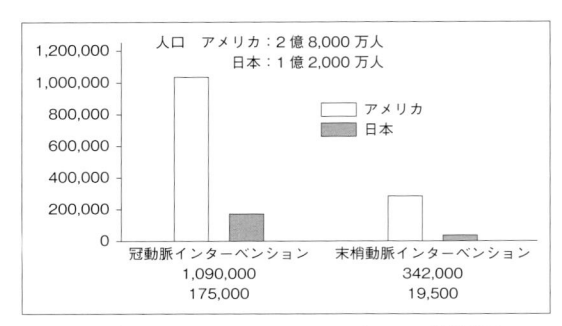

図8　日米におけるインターベンション件数比較

低いが，食生活の欧米化と高齢化によりわが国でも増加することが予想される．図8は日米におけるインターベンション件数の比較だが，わが国を1としたときの比を人口比とともに示したのが表1である．動脈硬化症の罹患率や遺伝的背景が日米で異なり人口比のみで議論するつもりではないが，

① ASOに対するABI測定の普及により診断が容易になったこと
② ASOがあると心血管死が高くなること
③ ASOは冠動脈疾患，脳血管疾患の危険因子であること
④ バイパス術よりカテーテルインターベンション（血管内治療）が低侵襲であること
⑤ ステントなどのより良いデバイスが次々に開発されていること

などからASOに対する関心が高まるとともに，今後，末梢動脈インターベンションはまだ増加してくると予想される．

〔症例2〕73歳，男性
　2年前，下肢MRAで両側腸骨動脈に高度狭窄を認め，ASOと診断されていたが症状が軽度で本人の保存的加療による希望もあり他院で外来フォローされていた．平成20年9月ごろより左下肢痛，冷感が増悪し再度紹介となる．造影CTにて左総腸骨動脈に完全閉塞を認めた（図9）．

脳梗塞の既往もあり，冠動脈造影でも左回旋枝に有意狭窄認めている．

大動脈-大腿動脈バイパス術を施行したが，ステント治療していればまた違った経過になったのかもしれない．動脈硬化症の危険因子のコントロールはいうまでもないが，動脈硬化性疾患は進行性であることを留意すべき症例と思われた．

A 虚血性心臓病を合併した閉塞性動脈硬化症

表1 日米におけるインターベンション件数比較

	米国	日本	米国/日本の比
人口	2億8,000万人	1億2,000万人	2.3
冠動脈インターベンション	109万件	17万5,000件	6.2
末梢動脈インターベンション	34万2,000件	1万9,500件	17.5
冠動脈バイパス術	31万4,000件	1万9,000件	16.5

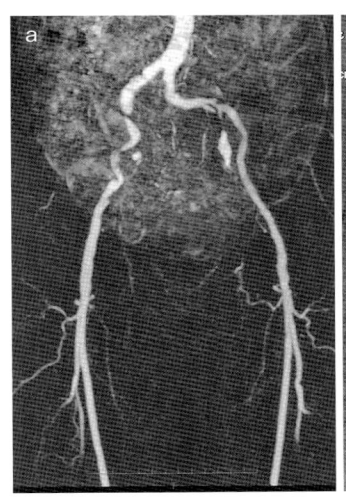

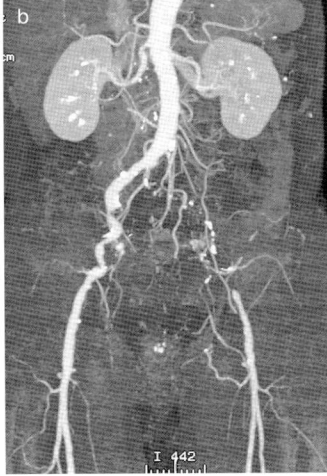

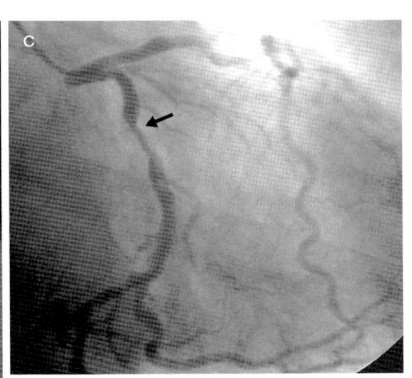

図9 73歳,男性
a:2年前下肢MRA.左右腸骨動脈に狭窄あり.b:入院時下肢CTA.左総腸骨動脈から閉塞.c:冠動脈造影:左回旋枝に高度狭窄.

3. 冠動脈インターベンション (PCI) 併用時の抗血小板療法と消化管障害

ASOのみであっても抗血小板療法は必要だが,最近は冠動脈疾患に対しPCIは確立された治療法となり,ステントが汎用されるようになった.このためステント血栓症への対処が必要となり,低用量アスピリンに加えチエノピリジン系抗血小板薬(クロピドグレルまたはチクロピジン)を併用することが推奨されている.末梢動脈インターベンションでのステント挿入術後でも,アスピリンの他に抗血小板薬がしばらく併用される.

〔症例3〕59歳,男性

糖尿病性腎症から維持透析中,狭心症,ASOに対し,冠動脈ステント留置術,下肢動脈にバルーン拡張術施行され(図10),アスピリン100 mg/日,クロピドグレル75 mg/日,シロスタゾール100 mg/日,胃粘膜保護薬を投与されるも,下肢痛でNSAIDを服用しており,2カ月後吐血,出血性ショックを呈した.内視鏡所見を示す(図11).

筆者らはPCI後の抗血小板薬二剤併用療法(アスピリン+チエノピリジン系)において,プロトンポンプ阻害薬(PPI),H_2ブロッカー,胃粘膜防御薬のいずれの薬剤が胃腸障害の発症抑制に有効であるか検討したところ,PPIはPPI非投与に比べPCI後の抗血小板療法中の上部消化管障害

第V章　合併症

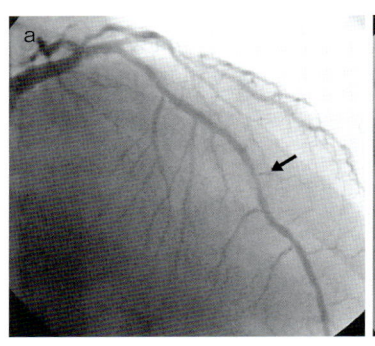

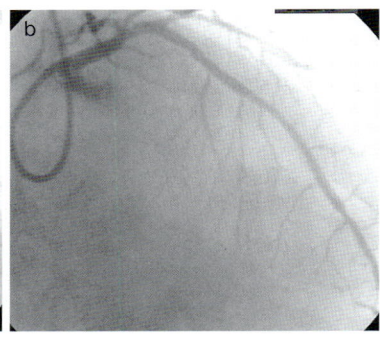

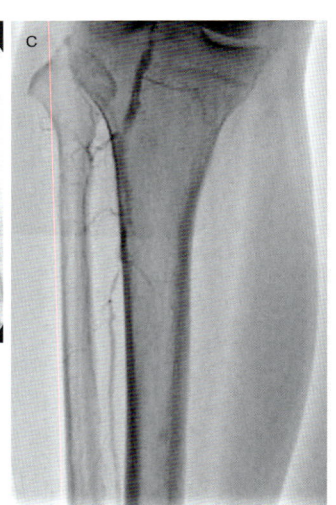

図10　59歳，男性．PCI，PTA後の消化管出血症例
左冠動脈前下行枝狭窄にステント留置．a：術前，b：術後
c：右膝下動脈狭窄．

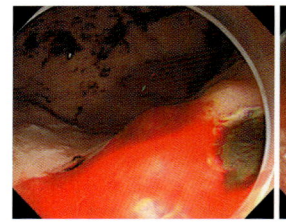

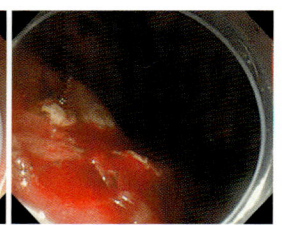

図11　59歳，男性．PCI，PTA後の消化管出血症例（内視鏡所見）
出血性胃潰瘍を認める．

を有意に抑制した[5]（図12）．ステント挿入を行い二剤併用療法中の症例においては十分留意する必要がある．

4. 予後

　動脈硬化はどこの動脈に起きてもおかしくなく，ASO患者が，脳・頸動脈，冠動脈，腎動脈など重要臓器と関連する動脈の動脈硬化をきたした場合，全身性の合併症を生じることになる．ASOでの合併頻度は虚血性心臓病が30〜50％でもっとも多く，脳血管障害が次ぐ（30％）．欧米のデータによれば5年間の予後は，30％が死亡し，死因は心血管合併症16，脳血管疾患4，血管合併症3であった[6,7]（図13）．つまり虚血性心臓病を合併したASO患者の予後は良くない結果であった．

　虚血性心臓病を合併したASO患者において，他の動脈硬化性疾患と同様に薬物療法，食事療法，運動療法，禁煙などの生活習慣の改善が重要だが，間歇性跛行や下肢切断患者にとって運動療法は実施困難のときがあり運動療法ができないことが予後増悪の一因にあげられるかもしれない．

　図14は，運動療法により冠動脈狭窄の退縮，バイパスグラフトの開存性，心室性期外収縮減少と，予後改善を示唆する結果を示している[8〜10]．

　運動療法は虚血性心臓病患者の死亡率を20〜25％低下させることが明らかとなっており，予後改善効果の機序として，

　①交感神経活動の抑制と副交感神経緊張の亢進
　②動脈硬化危険因子の是正
　③血管内皮機能の改善

が考えられている．規則的な運動による交感神経活性の低下と副交感神経緊張の亢進は，心室性不整脈を抑制し，心室細動閾値を低下させて突然死のリスクを減らす．虚血性心臓病の二次予防のためには，高血圧・糖尿病・脂質異常症・肥満・喫

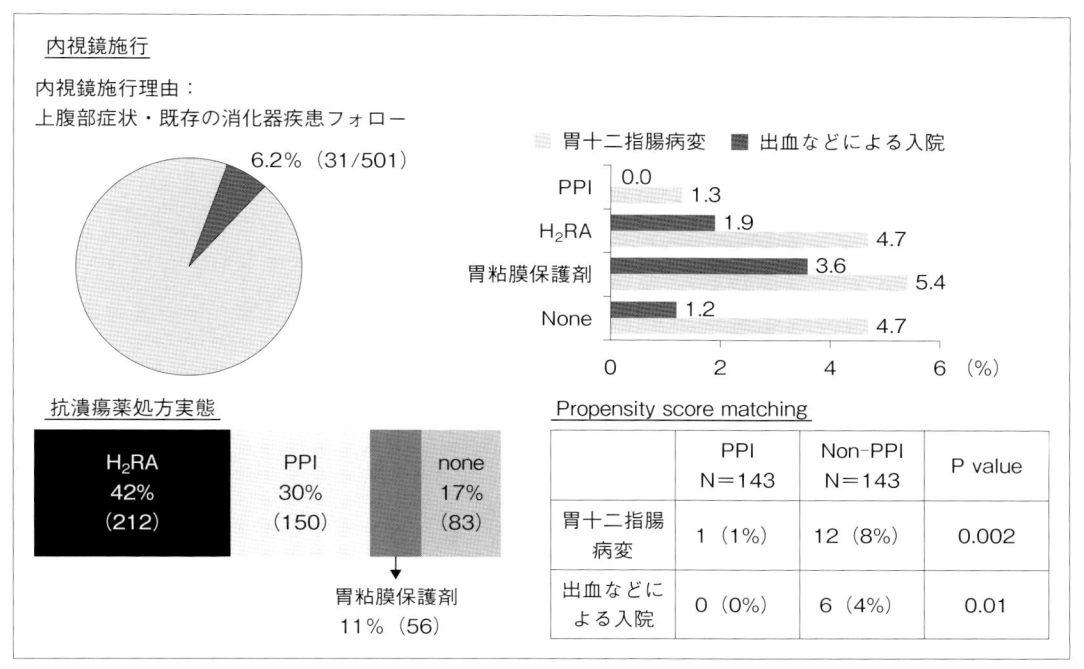

図12 PCI施行後抗血小板療法中の安定狭心症患者の胃粘膜障害頻度および抗潰瘍薬の効果
Hokimoto S, Ogawa H, et al. J Cardiol 54: 71-75, 2009[5] より引用.

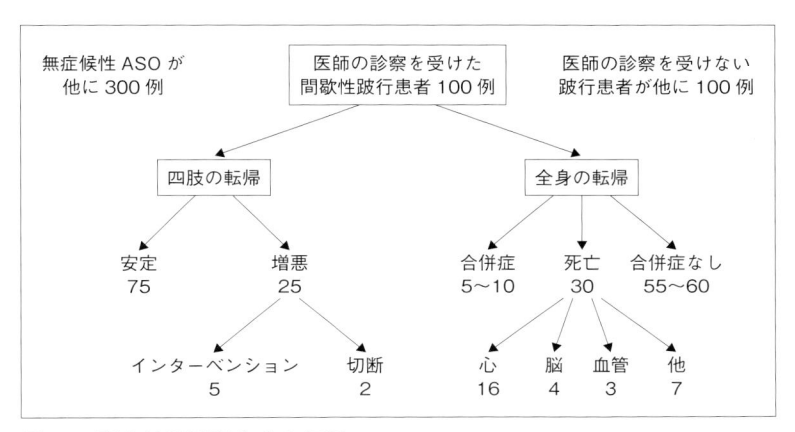

図13 閉塞性動脈硬化症の転帰
TASC II Working Group, 日本脈管学会編訳:下肢閉塞性動脈硬化症の診断・治療指針 II. p1-109, メディカルトリビューン, 東京, 2007[7] より一部改変.

煙などの動脈硬化危険因子の是正が重要である．最近は，単なる運動療法（身体的トレーニング）に限らず，食事指導，禁煙指導，心理相談（カウンセリング），心疾患に関する教育・啓発活動などを含めた，疾患の治療や二次予防に有効となる多要素的な手段が用いられ，包括的心臓リハビリテーションとして拡大されてきている．

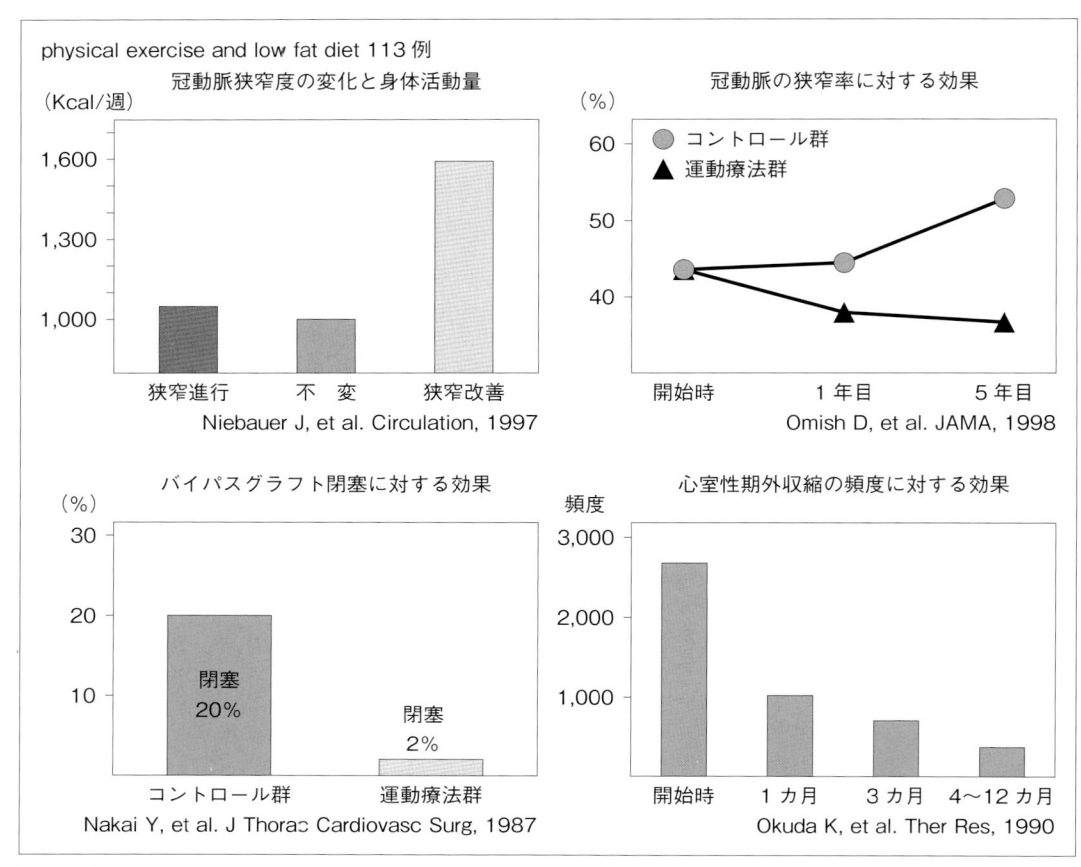

図14 運動療法

5. 包括的リハビリテーション

　保険点数の面から，1988年に心疾患理学療法料として算定されはじめたときの対象は心筋梗塞のみであったが，その後1996年に心筋梗塞，狭心症，開心術後と対象疾患の拡大と3カ月から6カ月へ期間の拡大がなされ，2006年には，心大血管疾患リハビリテーション料として，心筋梗塞，狭心症，開心術後のほかに，慢性心不全，大血管疾患，末梢動脈閉塞性疾患と拡大され，包括的心臓リハビリテーションへの関心がますます高まっている．今後 ASO（間歇性跛行を有するとき），虚血性心臓病などの動脈硬化性疾患に対するリハビリテーションの重要性が増してくると思われる．

6. おわりに

　虚血性心臓病を合併した閉塞性動脈硬化症について解説したが，他にも脳血管障害，頸部血管狭窄，腎動脈狭窄など，動脈硬化性疾患は全身に生じることを念頭に治療，予防を行うことが重要である．

文献

1) A randomised, blinded, trial of clopidogrel versus aspirin in patients at risk of ischaemic events (CAPRIE). CAPRIE Steering Commit-

1) tee. Lancet **348**: 1329-1339, 1996
2) Bhatt DL, Steg PG, Ohman EM, et al: International prevalence, recognition, and treatment of cardiovascular risk factors in outpatients with atherothrombosis. JAMA **295**: 180-189, 2006
3) Yamazaki T, Goto S, Shigematsu H, et al: Prevalence, awareness and treatment of cardiovascular risk factors in patients at high risk of atherothrombosis in Japan. Circ J **71**: 995-1003, 2007
4) Newman AB, Shemanski L, Manolio TA, et al: Ankle-arm index as a predictor of cardiovascular disease and mortality in the Cardiovascular Health Study. The Cardiovascular Health Study Group. Arterioscler Thromb Vasc Biol **19**: 538-545, 1999
5) Hokimoto S, Matsui K, Ogawa H, et al: Effects of gastric medicines on gastroduodenal injury in patients with stable angina during antiplatelet therapy. J Cardiol **54**: 71-75, 2009
6) Hirsch AT, Haskal ZJ, Hertzer NR, et al: ACC/AHA 2005 Practice Guidelines for the management of patients with peripheral arterial disease (lower extremity, renal, mesenteric, and abdominal aortic): a collaborative report from the American Association for Vascular Surgery/Society for Vascular Surgery, Society for Cardiovascular Angiography and Interventions, Society for Vascular Medicine and Biology, Society of Interventional Radiology, and the ACC/AHA Task Force on Practice Guidelines (Writing Committee to Develop Guidelines for the Management of Patients With Peripheral Arterial Disease): endorsed by the American Association of Cardiovascular and Pulmonary Rehabilitation; National Heart, Lung, and Blood Institute; Society for Vascular Nursing; TransAtlantic Inter-Society Consensus; and Vascular Disease Foundation. Circulation **113**: e463-654, 2006
7) TASC II Working Group, 日本脈管学会編訳：下肢閉塞性動脈硬化症の診断・治療指針II. p1-109, メディカルトリビューン, 東京, 2007
8) Niebauer J, Hambrecht R, Velich T, et al: Attenuated progression of coronary artery disease after 6 years of multifactorial risk intervention: role of physical exercise. Circulation **96**: 2534-2541, 1997
9) Ornish D, Scherwitz LW, Billings JH, et al: Intensive lifestyle changes for reversal of coronary heart disease. JAMA **280**: 2001-2007, 1998
10) Nakai Y, Kataoka Y, Bando M, et al: Effects of physical exercise training on cardiac function and graft patency after coronary artery bypass grafting. J Thorac Cardiovasc Surg **93**: 65-72, 1987

第V章　合併症
B　糖尿病を合併した閉塞性動脈硬化症

近畿大学医学部循環器内科
山治憲司，木村彰男，宮崎俊一

　末梢動脈疾患（peripheral arterial disease：PAD）患者には複数の動脈硬化発症のリスクファクターが存在することが多い．またPADそのものが心血管イベントのリスクとして認識されている[1]．動脈硬化の主要なリスクファクターである糖尿病を合併した閉塞性動脈硬化患者は，非糖尿病患者と比較して膝窩動脈以下の閉塞病変が多く，血行再建後の生命予後が悪いと報告されている[2]．一方，血糖値の積極的な是正が動脈硬化に起因する心血管合併症を抑制するかどうかについては議論があるところである[3,4]．ただし，心血管イベントはPAD患者の主要な死亡原因であるので，糖尿病を含めたあらゆる動脈硬化リスクファクターへの積極的な介入が重要であることは間違いない．

1．糖尿病と動脈硬化性疾患について

　糖尿病患者において，虚血性心疾患や脳血管障害，閉塞性動脈硬化症をはじめとする動脈硬化性疾患は生命予後を左右する重大な問題である．Framingham試験など多くのコホート研究において，糖尿病は動脈硬化性疾患の独立した危険因子であることが明らかになっているが，UKPDSやDCCTなどの前向き研究では，血糖コントロールと動脈硬化性疾患の抑制に関しては，明らかな相関は認められなかった[5,6]．一方，Steno2研究[7]では逆のことが報告されており，血糖コントロールと大血管合併症の関連は明らかではない．2型糖尿病で心血管疾患の病歴のある患者に対する前向き無作為割付試験（PROACTIVE研究）で，インスリン抵抗性改善薬であるピオグリタゾン（Pioglitazone）は閉塞性動脈硬化症を含む心血管合併症発生率および死亡率に対しては影響を及ぼさなかったが，副次的評価項目である心筋梗塞，脳卒中および血管死についてはリスク減少を示した[8]．このように，PAD患者における糖尿病の心血管合併症の管理に対するインスリン抵抗性改善薬の有用性については未だ確立されたとはいえない．近年，耐糖能異常（impaired glucose tolerance：IGT），高血圧，脂質異常症や高インスリン血症といったインスリン抵抗性を基盤とした危険因子の重積状態はメタボリックシンドロームと総称され，動脈硬化と関連する病態であることが明らかになっており，糖尿病のみならずIGTも危険因子として認識されるようになって

2. 糖尿病および耐糖能異常の心血管疾患へのリスクについて

これまでFunagata Study[9], DECODE Study[10]やSTOP-NIDDM研究[11]においてIGT患者における食後高血糖と心血管疾患との強い相関が示唆されている．Funagata Studyでは40歳以上の全住民に検診を行い，最終的に2,534人にブドウ糖負荷試験を実施し，正常2,016名，IGT 382名，糖尿病136名に既知糖尿病117名を加え，死亡診断書をもとに死因を明らかにするコホート調査を行った．その結果，心血管死亡率は正常血糖応答（normal glucose tolerance：NGT）に比べIGTでは心血管死亡のリスクが2倍，糖尿病で3倍となった．ところが，正常空腹時血糖（normal fasting glucose：NFG），空腹時血糖異常（impaired fasting glucose：IFG），糖尿病患者の心血管疾患累積生存率を調査した結果，IFG患者はNFG患者とでは心血管死亡に差がなかった．すなわち，心血管疾患による死亡率は，IFG患者よりIGT患者，つまり空腹時高血糖より糖負荷後（食後）高血糖のほうが高いことが示された．DECODE Studyでも同様の結果が報告されており，食後高血糖と心血管死亡との関連が注目を集めた．一方，IGT患者を対象としてα-グルコシターゼ阻害薬による糖尿病の発症予防効果を検討した大規模介入研究であるSTOP-NIDDM研究では，アカルボース群で有意に糖尿病発症が抑制されたと同時に，心血管イベントに関してもプラセボ群に対するアカルボース群の相対リスクが49％低下していた．本研究はIGT患者において，食後高血糖を抑制することで心血管イベントを抑制できる可能性を示しており興味深い．一方Boykoら[12]は，137名の非糖尿病日系アメリカ人二世を対象に5年間の追跡調査を行い，ベースラインにおける空腹時インスリン値と5年間の内臓脂肪蓄積量の間には有意な正の相関を，ベースラインにおける早朝インスリン分泌量と5年間の内臓脂肪蓄積量の間には有意な負の相関を認めたことから，インスリン抵抗性の増大，早朝インスリン分泌低下は，内臓脂肪蓄積よりも先行すると結論づけている．

3. 糖尿病と閉塞性動脈硬化症に関する臨床統計

欧米諸国では1年間に糖尿病患者10万人中147〜666人が下肢切断を受けており[13〜16]，糖尿病はPADのリスクをおよそ3〜4倍上昇させ，跛行リスクを2倍上昇させると考えられる[17]．糖尿病患者の多くは，PAD発症の原因となる他のリスクファクター（喫煙，高血圧および脂質異常症）も有しており，足部潰瘍や足部感染のリスクを増大させる末梢神経障害や易感染性の合併も多くみられる[17]．このため糖尿病患者は非糖尿病患者より下肢切断が15〜46倍多いとされている[18,19]．

4. 糖尿病を合併した閉塞性動脈硬化症診療の実際

1）自覚症状と診察所見

閉塞性動脈硬化症の臨床症状は，Fontaine分類（表1）[20]がよく知られている．非糖尿病患者では典型的な症状を示すことが多いが，糖尿病患

表1 Fontaine分類

Ⅰ度	冷感・しびれ感・Raynaud症候など
Ⅱ度	間歇性跛行
Ⅲ度	安静時疼痛
Ⅳ度	潰瘍・壊死

表2 Rutherford 分類

度	群	臨床定義	客観的基準
0	0	無症状,循環動態で明らかな閉塞病変なし	トレッドミル運動負荷試験で正常.あるいは反応性充血試験で正常
	1	軽度跛行	トレッドミル運動負荷試験で完走*,運動後のAP＞50 mmHgである,しかし安静時に比べて少なくとも20 mmHg下降する
I	2	中等度跛行	1群と3群の中間である
	3	高度跛行	標準的トレッドミル運動負荷試験が終了できない*.そして運動後のAP＜50 mmHgである.
II	4	虚血性安静時疼痛	安静時のAP＜40 mmHgである,足関節あるいは中足骨PVRの平坦化あるいは波高の激減がある.TP＜30 mmHgである.
III	5	軽度組織消失 非治癒性潰瘍,後半足虚血を伴う限局性壊疽	安静時のAP＜60 mmHgである,足関節あるいは中足骨PVRの平坦化あるいは波高の激減がある.TP＜40 mmHgである.
	6	広範な組織喪失 TMよりも高位に拡大,もはや機能的足部リム・サルベージ不能	5群と同じ

AP:Ankle pressure:関節圧
PVR:Pulse volume recording:容積脈波測定
TP:Toe pressure:足趾血圧
TM:Transmetatarsal:中足骨
II,III度そして4〜6群は慢性重症虚血である.
＊標準的トレッドミル運動負荷試験は勾配12％,2 mphにて5分間である.

者では症状の異なる点がある.すなわち,Fontaine I度では神経障害の関与があり得るので虚血による症状との鑑別が必要である.Fontaine II度では糖尿病性運動神経障害による筋肉萎縮や筋力低下による間欠性跛行との鑑別が必要である.

McDermottoらはPAD患者において安静時および労作時ともに下肢痛を有するものでは末梢神経障害や,脊柱管狭窄を合併していることが多く,しかも48.9％が糖尿病を合併していると報告している[21].このように,PAD患者で糖尿病や脊柱管狭窄症などを合併している場合は症状での評価が困難であり,トレッドミルテストやドプラ血流計による客観的な評価が取り入れられているRutherford分類(表2)[22]の使用が有用である.視診では下腿から足趾部の色調の暗赤色化または蒼白化や潰瘍,壊疽の有無を判別し,左右の皮膚温の差や下肢動脈を触診し,その左右差を検討する.聴診では腹部大動脈,大腿動脈の血管雑音を聴取することにより部位診断や重症度を予測することが可能である.

2)足関節上腕血圧比(ankle-brachial index:ABI)

動脈硬化の評価としてABIはPAD診療においてルーチンに測定されるべきである.ABIのルーチン測定により,糖尿病や喫煙歴のある50〜69歳の人,あるいは70歳以上のすべての人を対象としたスクリーニングにおいてPADの有病率が29％であることが判明している[23].これらの知見に基づいて,米国糖尿病協会(American Diabetes Association:ADA)は,糖尿病患者に対し5年ごとにABIを用いたPADスクリーニ

ングを実施することを推奨している[24]．ABIが安静時に0.9以下であればPADと診断し有意病変の存在を疑い，0.3以下では重症虚血肢を疑う[25]．しかし糖尿病患者のABIには注意が必要である．血管中膜の石灰化（Menkeberg型）が糖尿病患者に多く，足関節部の脛骨動脈が圧迫困難になっておりABIが1.3以上の高値を示すことがあり，虚血の評価が不可能な例が多くなる[26]．

3) 足趾上腕血圧比（toe-brachial index：TBI），皮膚灌流圧（skin-perfusion pressure：SPP）

糖尿病患者では足関節より末梢での血管障害が多くTBIやSPPでの評価ができればなおよい．糖尿病患者を対象にABIとTBIの検査値を比較したところ，動脈の石灰化がみられた患者においてABIがTBIより高値を示し，動脈に石灰化を有する患者に対しての下肢末梢循環の評価にはTBIが優れているとされている[26,27]．また同様にABIよりSPPの評価が優れているとされている[28]．閉塞性動脈硬化症の治療方針を決定するには，さらに非侵襲的検査法（血管エコー，MRangiography，CTangiography）や血管造影検査によって動脈硬化病変の部位や広がり，石灰化や血栓の有無などの組織性状など層別化を行うことが望ましい．そして，症状改善や救肢のために内科的治療に加えて血管内治療や外科的治療による血行再建を総合的に判断することが重要である．

4) 糖尿病性足病変

重症下肢虚血（critical limb ischemia：CLI）は糖尿病性足部潰瘍のリスクファクターであるが，CLIのみが糖尿病性足病変の進行に関連する因子ではない．糖尿病患者の15%が一生のうちに足部潰瘍を生じ，足部潰瘍患者の約14～24%に切断術が必要になると推定され，切断術のうち85%までは早期発見と適切な治療により回避できる可能性がある[29]．糖尿病患者がさまざまな足病変を合併する基礎病態は，糖尿病性神経障害と血流障害と感染症であり，複雑な病態を呈する．すなわち糖尿病性神経障害のため，足の防御感覚が低下し，さらに小筋肉の萎縮により足趾に変形をきたすようになる．その結果，胼胝や靴擦れが起きやすくなる．また，足趾が屈曲した槌状足趾や偏平足，足関節の保持不良も加わったシャルコー変形がみられる．自律神経障害が重なると動静脈シャントが増大し，末梢への有効血流を減少させ感染防御機能が低下する．胼胝や靴擦れを自覚せず放置すると，神経障害性の足潰瘍に進行し末梢循環障害や感染が加わって壊疽に進行する．糖尿病足病変では潰瘍や壊疽で初めて診断される例も多いが，診断された時点では治療への反応が悪く，切断となる可能性が高いので早期診断と予防が重要である．足病変や潰瘍のリスクとは，①足病変や足趾切断の既往，②腎不全や透析，③末梢血管障害，④糖尿病性神経障害，⑤足の変形や胼胝，⑥高齢者，特に男性患者，⑦血糖コントロール不良，⑧視力障害などであると報告されている[12,30,31]．足病変の予防には，医療提供者と患者双方からの，リスクの早期同定およびフットケアが重要である．

5) 治療

a．内科的治療

内科的治療のなかで歩行距離を改善するのに有効性が証明されているのは，運動療法とシロスタゾールのみである．監視下での歩行トレーニングは跛行距離延長やQOL改善などの結果を得られることが明らかにされており，その生理学的機序として血管内皮機能障害，骨格筋の代謝順応性，

筋力および筋持久力の改善が得られることが示されている[32]．また積極的運動療法が無痛歩行距離を179%増加させ，最大歩行距離を122%増加させることが報告されている[33]．シロスタゾールは間歇性跛行に有効なエビデンスを示されている唯一の薬剤であり，最大歩行距離の延長とQOLの改善が示されている[34]．またシロスタゾールは大腿膝窩動脈領域の血管内治療後の再狭窄を減少させるという報告があり[35,36]興味深い．間歇性跛行に対するサルポグレラートの効果については，大規模臨床試験が存在せず不明である．ただし，小規模試験での有効性が示唆されている[37]．また，プロスタグランディン製剤の効果は，PGE_1のリポ化製剤アルプロスタジルの経静脈投与で最大歩行距離の改善が報告されている[38]．経口薬であるベラプロストについての効果は確立されていない．その他の薬剤で間歇性跛行や糖尿病性下肢壊疽に対して効果があるとされている薬物療法はなく，PGE_1の静注や多数の薬物療法を併用しているのが現状である．

b．血行再建の適応・外科的治療と血管内治療の選択について

TASC II[17]では外科的治療と血管内治療の適応を病変部位，病変長，病変分布，狭窄病変と閉塞の有無などによって推奨している．TASC分類によると，び漫性狭窄病変や長区域慢性完全閉塞などの複雑性病変に対しては，外科的血行再建の適応とされている．しかし糖尿病患者に対する外科的血行再建は創部感染のリスクがあり，また全身の動脈硬化を高頻度に有することから，周術期の心血管合併症の発生頻度が高い[39]．一方，近年は血管内治療手技とステントをはじめとするデバイスの改良がめざましい．血管内治療は，外科的血行再建と比較し低侵襲であり，従来外科的血行再建の適応とされてきた複雑性病変に対しても血管内治療が行われるようになってきている．この結果，腸骨動脈領域はステント治療の高い手技成功率と良好な遠隔期開存率が報告され[40〜42]血管内治療が第一選択となってきている．大腿膝窩動脈領域では腸骨動脈領域と異なり屈曲，ねじれや伸展などの外力の影響を受けることが原因でステント治療の遠隔期成績は不良であった．糖尿病例ではさらに長期開存性が低いことが指摘されているが，近年ではnitinol製自己拡張型ステントが使用され良好な長期開存成績が報告されている[43]．特にTASC AやB病変においては血管内治療の良好な長期開存成績が報告されているが，TASC CやD病変では長期開存性が不良であり長期開存性は病変形態に依存すると考えられている[44]．さらに大腿膝窩動脈領域では外力を受けやすい解剖学的特徴のためステント破損の発生が長期開存性に悪影響するとされており[45]，このようなことからも良好な開存率を得るために薬剤溶出ステントや破損耐性のあるステントの開発に期待が高まっている．膝窩動脈以下の血管内治療はステントの使用が困難であり，動脈解離や血栓閉塞が発生した場合には下肢血行動態を悪化させる可能性がある．しかし糖尿病患者や透析患者においては膝窩動脈以下の前脛骨動脈，後脛骨動脈，腓骨動脈の下腿3本の動脈に高度な病変を呈することが多く，CLIを呈しやすい．このため血管内治療を考慮しなければならない場合がある．膝窩動脈以下に少なくとも1本の動脈血流を維持することによって救肢が可能となり，一度潰瘍や壊疽が治癒すれば再狭窄と症状の再発とは関連しないことが報告されている[46〜49]．膝窩動脈以下の病変に対する血管内治療の適応を可能とするような工夫が期待されている．

5．おわりに

PADは冠動脈疾患や頸動脈狭窄，腎動脈狭窄など主要な動脈硬化症疾患を高率に合併する[50]ことから，全身の動脈硬化疾患を評価し治療する

必要がある．糖尿病における動脈硬化の進展はIGTの時期から始まっており，早期での診断が必要であり合併症の評価や治療を迅速にする必要がある．

文献

1) Criqui MH, Langer RD, Fronek A, et al: Mortality over a period of 10 years in patients with peripheral arterial disease. N Engl J Med **326**: 381-386, 1992
2) Mutirangura P, Ruangsetakit C, Wongwanit C, et al: Comparative study of the management of diabetic versus nondiabetic patients with atherosclerosis obliterans of the lower extremities. Vascular **16**: 333-339, 2008
3) The Action to Control Cardiovascular Risk in Diabetes Study Group: Effect of Intensive Glucose Lowering in Type 2 Diabetes. N Engl J Med **358**: 2545-2559, 2009
4) The ADVANCE colaborative Group: Intensive Blood Glucose Control and Vascular Outcomes in Patients with Type 2 Diabetes.N Engl J Med **358**: 2560-2572, 2009
5) Kannel WB, McGee DL: Diabetes and cardiovascular disease. The Framingham study. JAMA **241**: 2035-2038, 1979
6) Turner RC: The U.K. Prospective Diabetes Study. A review. Diabetes Care **21**（Suppl 3）: C35-C38, 1998
7) Gaede P, Vedel P, Larsen N, et al: Multifactorial intervention and cardiovascular disease in patients with type 2 diabetes.N Engl J Med **348**: 383-393, 2003
8) Dormandy JA, Charbonnel B, Eckland DJ, et al: Secondary prevention of macrovascular events in patients with type 2 diabetes in the PROactive Study（PROspective pioglitAzone Clinical Trial In macroVascular Events）: a randomised controlled trial. Lancet **366**: 1279-1289, 2005
9) Tominaga M, Eguchi H, Manaka H, et al: Impaired glucose tolerance is a risk factor for cardiovascular disease, but not impaired fasting glucose. The Funagata Diabetes Study. Diabetes Care **22**: 920-924, 1999
10) DECODE study group: Glucose tolerance and cardiovascular mortality: comparison of fasting and 2-hour diagnostic criteria. Arch Intern Med **161**: 397-405, 2001
11) Chiasson JL, Josse RG, Gomis R, et al: Acarbose treatment and the risk of cardiovascular disease and hypertension in patients with impaired glucose tolerance: the STOP-NIDDM trial. JAMA **290**: 486-494, 2003
12) Boyko EJ, Leonetti DL, Bergstrom RW, et al: Low insulin secretion and high fasting insulin and C-peptide levels predict increased visceral adiposity. 5-year follow-up among initially nondiabetic Japanese-American men. Diabetes **45**: 1010-1015, 1996
13) Trautner C, Haastert B, Spraul M, et al: Unchanged incidence of lower-limb amputations in a German City, 1990-1998. Diabetes Care **24**: 855-859, 2001
14) Stiegler H, Standl E, Frank S, et al: Failure of reducing lower extremity amputations in diabetic patients: results of two subsequent population based surveys 1990 and 1995 in Germany. Vasa **27**: 10-14, 1998
15) Morris AD, McAlpine R, Steinke D, et al: Diabetes and lower-limb amputations in the community. A retrospective cohort study. DARTS/MEMO Collaboration. Diabetes Audit and Research in Tayside Scotland/Medicines Monitoring Unit. Diabetes Care **21**: 738-743, 1998
16) Leggetter S, Chaturvedi N, Fuller JH, et al: Ethnicity and risk of diabetes-related lower extremity amputation: a population-based, case-control study of African Caribbeans and Europeans in the United kingdom. Arch Intern Med **162**: 73-78, 2002
17) Norgren L, Hiatt WR, Dormandy JA, et al: Inter-Society Consensus for the Management of Peripheral Arterial Disease（TASC II）. Eur J Vasc Endovasc Surg **33**（Suppl 1）: S1-75, 2007
18) Armstrong DG, Lavery LA, Quebedeaux TL, et al: Surgical morbidity and the risk of amputation due to infected puncture wounds in diabetic versus nondiabetic adults. South Med J **90**: 384-389, 1997
19) Lavery LA, Ashry HR, van HW, et al: Variation in the incidence and proportion of diabetes-re

20) Fontaine R, Kim M, Kieny R: Surgical treatment of peripheral circulation disorders. Helv Chir Acta **21**: 499-533, 1954
21) McDermott MM, Greenland P, Liu K, et al: Leg symptoms in peripheral arterial disease: associated clinical characteristics and functional impairment. JAMA **286**: 1599-1606, 2001
22) Rutherford RB, Baker JD, Ernst C, et al: Recommended standards for reports dealing with lower extremity ischemia: revised version. J Vasc Surg **26**: 517-538, 1997
23) Hirsch AT, Criqui MH, Treat-Jacobson D, et al: Peripheral arterial disease detection, awareness, and treatment in primary care. JAMA **286**: 1317-1324, 2001
24) ADA: Peripheral arterial disease in people with diabetes. Diabetes Care **26**: 3333-3341, 2003
25) Andrew W. Gardner Azhar Afaq: Management of lower extremity peripheral arterial disease. J Cardiopulm Rehabil Prev **28**: 349-357, 2008
26) Brooks B, Dean R, Patel S, et al: TBI or not TBI: that is the question. Is it better to measure toe pressure than ankle pressure in diabetic patients?. Diabet Med **18**: 528-532, 2001
27) Martin B, V, Herranz de la ML, Castro D, I, et al: Peripheral arterial disease in diabetic patients: utility of the toe-brachial index. Med Clin (Barc) **130**: 611-612, 2008
28) Quigley FG, Faris IB, Duncan HJA: Comparison of Doppler ankle pressures and skin perfusion pressure in subjects with and without diabetes. Clin Physiol **11**: 21-25, 1991
29) Armstrong DG, Lavery LA: Diabetic foot ulcers: prevention, diagnosis and classification. Am Fam Physician **57**: 1325-1328, 1998
30) Frykberg RG, Zgonis T, Armstrong DG, et al: Diabetic foot disorders. A clinical practice guideline (2006 revision). J Foot Ankle Surg **45**: S1-66, 2006
31) Boyko EJ, Ahroni JH, Stensel V, et al: A prospective study of risk factors for diabetic foot ulcer. The Seattle Diabetic Foot Study. Diabetes Care **22**: 1036-1042, 1999
32) Stewart KJ, Hiatt WR, Regensteiner JG, et al: Exercise training for claudication. N Engl J Med **347**: 1941-1951, 2002
33) Gardner AW, Poehlman ET: Exercise rehabilitation programs for the treatment of claudication pain. A meta-analysis. JAMA **274**: 975-980, 1995
34) Regensteiner JG, Ware JE, Jr., McCarthy WJ, et al: Effect of cilostazol on treadmill walking, community-based walking ability, and health-related quality of life in patients with intermittent claudication due to peripheral arterial disease: meta-analysis of six randomized controlled trials. J Am Geriatr Soc **50**: 1939-1946, 2002
35) Soga Y, Yokoi H, Kawasaki T, et al: Efficacy of cilostazol after endovascular therapy for femoropopliteal artery disease in patients with intermittent claudication. J Am Coll Cardiol **53**: 48-53, 2009
36) Iida O, Nanto S, Uematsu M, et al: Cilostazol reduces restenosis after endovascular therapy in patients with femoropopliteal lesions. J Vasc Surg **48**: 144-149, 2008
37) Norgren L, Jawien A, Matyas L, et al: Sarpogrelate, a 5-hT2A receptor antagonist in intermittent claudication. A phase II European study. Vasc Med **11**: 75-83, 2006
38) Belch JJ, Bell PR, Creissen D, et al: Randomized, double-blind, placebo-controlled study evaluating the efficacy and safety of AS-013, a prostaglandin E1 prodrug, in patients with intermittent claudication. Circulation **95**: 2298-2302, 1997
39) Axelrod DA, Upchurch GR, Jr. DeMonner S, et al: Perioperative cardiovascular risk stratification of patients with diabetes who undergo elective major vascular surgery. J Vasc Surg **35**: 894-901, 2002
40) Ponec D, Jaff MR, Swischuk J, et al: The Nitinol SMART stent vs Wallstent for suboptimal iliac artery angioplasty: CRISP-US trial results. J Vasc Interv Radiol **15**: 911-918, 2004
41) Murphy TP, Ariaratnam NS, Carney WI, et al: Aortoiliac insufficiency: long-term experience with stent placement for treatment. Radiology **231**: 243-249, 2004
42) Becker GJ, Katzen BT, Dake MD: Noncoronary angioplasty. Radiology **170**: 921-940, 1989
43) Sabeti S, Schillinger M, Amighi J, et al: Primary

patency of femoropopliteal arteries treated with nitinol versus stainless steel self-expanding stents: propensity score-adjusted analysis. Radiology **232**: 516-521, 2004

44) Surowiec SM, Davies MG, SW, et al: Percutaneous angioplasty and stenting of the superficial femoral artery. J Vasc Surg **41**: 269-278, 2005

45) Scheinert D, Scheinert S, Sax J, et al: Prevalence and clinical impact of stent fractures after femoropopliteal stenting. J Am Coll Cardiol **45**: 312-315, 2005

46) Bull PG, Mendel H, Hold M, et al: Distal popliteal and tibioperoneal transluminal angioplasty: long-term follow-up. J Vasc Interv Radiol **3**: 45-53, 1992

47) Dorros G, Jaff MR, Dorros AM, et al: Tibioperoneal (outflow lesion) angioplasty can be used as primary treatment in 235 patients with critical limb ischemia: five-year follow-up. Circulation **104**: 2057-2062, 2001

48) Faglia E, Mantero M, Caminiti M, et al: Extensive use of peripheral angioplasty, particularly infrapopliteal, in the treatment of ischaemic diabetic foot ulcers: clinical results of a multicentric study of 221 consecutive diabetic subjects. J Intern Med **252**: 225-232, 2002

49) Varty K, Bolia A, Naylor AR, et al: Infrapopliteal percutaneous transluminal angioplasty: a safe and successful procedure. Eur J Vasc Endovasc Surg **9**: 341-345, 1995

50) Kawarada O, Yokoi Y, Morioka N, et al: Carotid stenosis and peripheral artery disease in Japanese patients with coronary artery disease undergoing coronary artery bypass grafting. Circ J **67**: 1003-1006, 2003

第Ⅴ章　合併症
C　透析患者の末梢動脈疾患（閉塞性動脈硬化症）

村上華林堂病院腎臓内科
村田敏晃
福岡大学医学部腎臓・膠原病内科
斉藤喬雄

　近年，透析患者において全身動脈硬化症の一部分症である末梢動脈疾患合併が問題となっている．このような背景[1]に，透析患者の増加（わが国の透析患者数は，2008年12月末で約29万人），高齢化（平均年齢67歳），新規導入患者の原疾患は40％以上が糖尿病性腎症から，などがある．患者の高齢化，長期化，糖尿病透析患者の増加は，当然末梢動脈疾患増加につながり，患者のQOL低下や生命予後に影響を及ぼしている．一般人口では，末梢動脈疾患の危険因子[2]として，男性，年齢，喫煙，糖尿病，高血圧，脂質異常症，高ホモシステイン血症，慢性腎不全などがあり，透析患者では透析導入時すでに末梢動脈疾患を含めた心血管合併症を併発していることも多い．事実，1997年Jokiら[3]は，新規導入患者で，導入時冠動脈造影を行った24名中15名（63％；糖尿病患者で約80％，非糖尿病患者で約40％）に狭窄病変が存在していたことを報告している．

1. 慢性腎不全と動脈硬化

　慢性腎臓病では，ミネラル・骨代謝異常のため血管石灰化を伴う動脈硬化を引き起こし，心血管合併症による死亡率が一般人と比較して10～30倍高いとされている[4]．慢性腎臓病が末梢動脈疾患の原因疾患であることを示唆する報告として，2004年にO'Hareら[5]による閉経後の女性を対象としたHeart and Estrogen/Progestin Replacement Study（HERS）がある．この研究では，クレアチニンクリアランスが30 mL/分/1.73 m^{2}未満では，60 mL/分/1.73 m^{2}以上と比較して末梢動脈疾患発症ハザード比が3.24であり，腎機能障害がその後の新規末梢動脈疾患発症の独立危険因子であることが示された．

2. 透析患者の動脈硬化と末梢動脈疾患

　動脈硬化は，病理学的に①粥状硬化，②中膜硬化（メンケベルグ型），③細動脈硬化に分類される．糖尿病や透析患者では，主に下肢動脈の中～小サイズの筋性動脈に発生することが多いメンケベルグ型動脈硬化を呈する．血管石灰化に関与する因子は多く存在するが，原因の一つとして糖尿病や糖尿病性腎症などの発症・進展に関与する最終糖化反応生成物（advanced glycation end products：AGE）が，血管平滑筋細胞の骨芽細胞分化マーカー誘導を介して血管平滑筋細胞を骨芽様細胞に形質転換させて用量依存性に石灰化を起こすとされている[6]．この血管平滑筋細胞の形質転換は，健常状態では細胞外基質蛋白のmatrix glaprotein（MGP）やosteoprotegerin（OPG）などによって抑制されている．しかし，透析患者に多くみられる高リン血症では，高濃度のリンがPit-1を介して細胞中のリンを上昇させ，骨特異的運写因子および骨・軟骨形成に必須の遺伝子であるOsf2/cbfa-1や，骨芽細胞により合成されるカルシウム結合蛋白のオステオカルシンを誘導して血管石灰化を惹起する[7]．このように，血管の石灰化は単にカルシウム沈着ではなく，骨が形成されるような能動的な過程も関係している．透析導入後も各種要因により石灰化は進行する．1974年にLindnerら[8]は，透析患者にアテローム性動脈硬化性冠動脈疾患の合併が多く，死亡原因として重要であることを初めて報告した．また，1999年にStenvinkelら[9]は，malnutrition inflammation atherosclerosis（MIA）症候群という概念を報告し，慢性炎症と低栄養が動脈硬化に関連しているとした．透析患者での末梢動脈疾患発生頻度について，わが国では大規模な報告はなく，米国の研究などにより頻度が示されている．Hemodialysis（HEMO）study[10]とUnited State Renal Data System（USRDS）データベース[11]を基にした場合の発生率は約25％とされている．また，前向き研究であるDialysis Outcomes and Practice Patterns Study（DOOPS）のデータベースによる報告[12]でも25％とされるが，わが国の12％に対してベルギーの38％，米国26％と国によって異なっている．高齢透析患者では特に発生頻度が高く，70歳以上を対象とした研究では28％の発生頻度であったとされた．しかし，透析患者では診断試験より問診による診断が多いため，これらの報告も過小評価されている可能性がある．

3. 末梢動脈疾患の危険因子

透析患者で，末梢動脈疾患に関与するいくつかの危険因子が報告されている．このうち，HEMO study[10]では，糖尿病，喫煙が，O'Hareら[11]が，USRDSを用いたDialysis Morbidity and Mortality Study（DMMS）では，透析期間，低栄養状態，低アルブミン値，低副甲状腺ホルモン値，透析前の拡張期血圧が，DOPPS[12]では，年齢，男性，糖尿病，高血圧，喫煙が危険因子とされた．特に糖尿病は他の因子より強い相関があった．

4. 症状

透析患者であっても，下肢虚血症状診断としては通常Fontaine分類やRutherford分類が使用される．しかし，透析患者では日常生活が低下していることも多く，通常の分類では正確に症状評価がされないこともあり，佐藤ら[13]は，Fontaine分類を基にして透析患者用の分類を提唱している（表1）．また，非透析患者の症状と比較して，いきなり重症虚血肢（critical limb ischemia：CLI）

表1 Fontaine分類と佐藤の分類

Fontaine 分類	F-HD 分類	症状
Ⅰ	1A	無症状
	1B	冷感・痺れ
Ⅱ	2	間歇性跛行
Ⅲ	3A	透析時疼痛
	3B	安静時疼痛
Ⅳ	4A	潰瘍・壊死・限局的
	4B	多発性・広範囲

佐藤元美，他，末梢動脈疾患を有する透析患者におけるLDLアフェレシスの長期成績．日本アフェレシス会誌22（1）：51-56, 2003[13]より引用．

として症状が出現する場合もあり，より広範囲に末梢病変がみられる．El-Reshaid ら[14]は，末梢動脈疾患による四肢壊疽の相対的発生率は，一般人口に比較して，非糖尿病透析患者で 82.6 倍，糖尿病透析患者では 481 倍と非常に高率であったと報告している．

5. 診断

TASC II[2]では末梢動脈疾患診断のアルゴリズムが提唱されている．糖尿病の有無にかかわらず，透析患者では末梢血管障害のリスクが高く，検査を受けた患者の約 15％ が末梢動脈疾患の臨床診断を得ている．透析患者に発生する末梢動脈疾患は，非透析患者と比較して，動脈硬化の部位や狭窄の程度に違いがあるため（前脛骨動脈，後脛骨動脈，腓骨動脈の下腿 3 本の動脈に高度な病変が多発する場合が多く，CLI を呈しやすい），検査や診断，治療において注意が必要とされている．検査には非侵襲的検査と侵襲的検査がある．

1）非侵襲的検査

診断に際しては，最初に理学的検査として足の視診や，触診にて，脈拍や皮膚の異常を観察することが基本事項である．透析患者は，糖尿病患者と同じく足病変を引き起こすハイリスク群であり，糖尿病患者でみられる特徴が参考になる[15]（表2）．いずれにしても，いかにして早期に異常を捉えるかが重要である．

a．足関節上肢血圧比（ankle-brachial pressure index：ABI）

下肢動脈疾患の最初に行われるスクリーニング検査として有用とされている．非透析患者での正常値は 0.9＜ABI＜1.3 で，ABI≦0.9 のときに動脈閉塞の疑いがあり，ABI≧1.3 では動脈が石灰化していると評価される．測定法として，超音波ドプラ法とオシロメトリック法（form PWV/ABI 使用）があり，それぞれ長所・欠点を有する．しかし，糖尿病や慢性腎不全患者では足関節からメンケベルグ型中膜硬化により足首の血圧測定用カフでは動脈が圧迫できず，動脈狭窄があるにもかかわらず ABI 値が正常を示す症例がある[16]．このように，透析患者では動脈硬化が強いために偽陰性を示す場合があり，通常の診断値はそのまま使用できない．Okamoto ら[17]は，透析患者での正常値が 1.02〜1.42 と高値に偏位していると報告している．また，Ono ら[18]は，ABI が透析患者の全死亡，心血管障害による死亡の独立した予測因子になると報告している．

b．足趾上腕血圧比（toe brachial pressure index：TBI）

動脈石灰化の影響を受けることが少なく，透析患者では ABI より正確な結果が得られるとされている．0.6 未満の場合は病変の存在が疑われる[17]．

c．皮膚灌流圧（skin perfusion pressure：SPP）

Castronuovora ら[19]により報告された方法で，SensiLase™PAD3000 が使用される．透析患者や糖尿病患者にみられる動脈石灰化の影響を受けにくい．この SPP は，下肢切断部位を決定するためにも有用とされている．

表2 足病変に関するハイリスク患者の特徴

1. 糖尿病罹患期間 10 年以上
2. 男性
3. 血糖コントロール不良
4. 心血管合併症，網膜症，腎症の存在
5. 末梢神経障害
6. バイオメカニクスの変化（胼胝や足変形の存在）
7. 末梢血管障害
8. 潰瘍や切断の既往
9. 重度の爪変化

Malone JM, et al. Am J Surg 158（12）：520-524, 1989[15] より引用．

表3 透析患者末梢動脈疾患診断における各種診断法の感度と特異度

	カットオフ値	感度（%）	特異度（%）
ABI	0.9	29.9	100.0
TBI	0.6	45.2	100.0
tcPO$_2$	50	61.1	70.0
SPP	50	84.9	76.6
SPP	45	78.6	91.6

ABI: ankle-brachial pressure, TBI: toe brachial pressure, tcPO$_2$: transcutaneous oxygen pressure, SPP: skin perfusion pressure.
Okamoto K, et al. Am J Kidney Dis 48（2）: 269-276, 2006[17] より引用.

d．経皮的酸素分圧（transcutaneous oxygen pressure：tcPO$_2$）

近年，末梢動脈疾患に対する末梢血流評価として有用視されている[20]．Okamotoら[17]は，以上の診断法を透析患者に用いた場合，閉塞性動脈硬化症のスクリーニング診断には，SPPが感度，特異度とも優れ，SPP 50 mmHg をカットオフ値とした場合，感度84.9%，特異度76.6%であったと報告した（表3）．

e．MRA（MR angiography）

造影剤を用いない非造影MRAと，ガドニウム造影剤を用いた造影MRAがあり，造影MRAのほうが診断能は高いとされている．しかし，透析患者ではガドニウム造影剤による腎性全身性線維症（nephrogenic systemic fibrosis：NSF）の副作用のため，造影MRAは禁忌となっている．

f．MDCTA（multidetector-row CT angiography）

従来のカテーテルによる intra-arterial digital subtraction angiography（IADSA）と比較して，下記のような利点があるとされる．
①広範囲を短時間に高速撮影ができる
②動脈穿刺やカテーテル使用がなく低侵襲である
③腹部で消化管蠕動運動やガスの影響を受けない
④立体画像であるため好みの方向から観察でき，精度の高い計測も可能
⑤石灰化，壁材血栓など血管壁の所見を得ることができる

g．血管エコー

石灰化が強い症例では，足背動脈や内果動脈の血流はある程度評価できるが，内腔の評価は困難である．また，腸骨動脈領域は腸管ガスの影響により，描出困難な場合がある．

2）侵襲的検査

血管造影（digital angiography：DA，digital subtraction angiography：DSA）は，ゴールドスタンダードな画像診断とされているが，透析患者では造影剤による副作用など，ある程度のリスクが伴う．石灰化やステント内評価に優れる．

6．治療

透析患者における末梢動脈疾患治療に関しての無作為比較試験はないが，末梢動脈疾患が認められている患者では，非透析患者と同様に，禁煙，脂質降下療法，血糖管理，血圧管理（可能ならACE阻害薬やARB）や抗血小板薬の使用を行うべきとされている．また，跛行はあるが重大な下肢虚血がない患者では，血管拡張を促進するために可能なら運動療法も考慮することが必要とされている．いずれにしても，末梢動脈疾患の治療方針決定には機能診断と部位診断が必要である．ちなみに，2000年度のわが国の慢性透析療法の現況[21]では，79,541人中，末梢循環障害の治療として四肢切断が1,269人（1.6%），バイパス手術の既往が543人（0.7%），人工血管置換術ありが1,685人（2.2%），バルーン拡張術の既往が2,120人（2.8%）であったと報告されている．

1）薬物療法

　抗血小板薬，血管拡張薬，抗凝固薬などが使用されているが，TASC II[2]では，末梢動脈疾患患者は，複数のアテローム性動脈硬化症のリスクファクターおよび広範なアテローム性動脈硬化性疾患を持っているため，冠動脈疾患を有する患者と同様に，心血管イベントのリスクが著しく増大するとしている．このため，TASC IIの推奨事項6として，すべての症候性末梢動脈患者に対して，他の心血管疾患の病歴の有無にかかわらず，心血管合併症発生率および死亡率リクスを減少させるため，抗血小板薬を長期間処方するべきであるとしている．現在，跛行における臨床的有用性についてエビデンスを有する薬剤としては，シロスタゾールとナフチドロフリルがある．わが国では，シロスタゾールのほか，ベラプロストナトリウム，塩酸サルポグレラートなど多数の薬剤が末梢動脈疾患の患者に使用されている．シロスタゾールは，透析患者での有効性がIshiiら[22]によって報告されている．その他，ベラプロストナトリウムの有用性を小林ら[23]が報告している．しかし，透析患者に多くみられるCLIの薬物療法治療に推奨されるプロスタノイドはないとされている．しかし，自験例ではあるが，透析患者のCLIに対して，下肢大腿部に動注用ポートを挿入してプロスタグランデインの間歇的動注を行い，壊死進行が抑えられた症例を経験している．

2）炭酸泉浴

　炭酸泉浴での治療効果としては，末梢血管拡張作用がある．この作用は，CO_2の代償機序による直接的作用および副交感神経活動増強と交換神経活動抑制によって生じる．粉末製剤と人工炭酸泉製造装置を比較した場合，装置使用のほうが皮膚下末梢血流増加量は有意に大きいことが報告されている[24]．

3）血管内治療

　経皮経管的血管形成術（percutaneous transluminal angioplasty：PTA）[25〜29]は，薬物療法などで改善しない間歇性跛行やCLIに対して行われるが，外科手術に比べて侵襲は少ない．治療器具の進歩や技術向上，ナイチノールステントなど各種ステントの開発により末梢動脈疾患治療としてのPTA選択が増加している．TASC II[2]では，大動脈腸骨動脈病変と大腿膝窩動脈病変を，病変部位と狭窄程度・長さによりA，B，C，D分類に分け，A型病変ではPTAが第一選択となっている．PTA後の開存率は，総腸骨動脈病変部が最良で，遠位血管病変部になるに従い悪い．透析患者では，下腿3本の動脈（前脛骨動脈，後脛骨動脈，腓骨動脈）のうち，少なくとも1本の血管開存を確保することで救肢が可能となることがあり，A型病変以外での膝窩動脈以下の病変にも施行されているが，治療困難症例も多い．透析患者に対して諸家が行ったPTAの成績を表4に示すが，2007年のGrazianiら[29]の報告では，97％で成功し，1年救肢率86％，1年生存率66％，肢切断15.2％であった．また，PTA後にシロスタゾール投与群では非投与群に較べて有意に開存期間が長いことが報告されている[22]．

4）外科的血行再建術[26, 30〜32]

　治療の適応は間歇性跛行とCLIを認める場合であるが，透析患者における血行再建の効果は一般患者より劣る．バイパス手術を行っても，透析患者の周術期死亡率，術後1年間の死亡率，創傷治癒の遅延を考慮すると，むしろ肢切断を積極的に行うべきだとの意見もある．諸家が透析患者に対して行った結果を表5に示す．このうち，

表4 末梢動脈疾患に対するPTAの成績（透析患者）

報告年	報告者	患者数(n)	患肢(n)	潰瘍/壊疽肢(n)	Infro-popliteal angioplasty (n)	救肢率(%) 1年	救肢率(%) 2年	生存率(%) 1年	生存率(%) 2年	肢切断 n(%)	30日死亡率(%)
2004	Jaar BG. et al	292	292			94		70	43	18(6.2)	7.5
2005	Brosi P. et al	29	38	25	38	73		81		4(10.5)	10.3
	Aulivola B. et al		16	16	16	52.2		93.8	64.3	7(43.8)	2.2
2007	Gaziani L. et al	107	132	104	90	86	84	66	57	20(15.2)	8.0

Jaar BG. et al. Kidney Int. 2004, vol. 65, no. 2, p. 613-620, Brosi P. J Endvasc Ther. 2005, vol. 12, p. 704-713, Aulivola B. et al. Amm vasc surg 2005, vol. 19, no. 6, p. 762-768, Graziani L. et al. Nephrol Dial Transplant. 2007, vol. 22, p. 1144-1149
小林修三, 他：10 末梢動脈疾患とインターベーション. 透析療法における心・血管合併症と対策〔改訂第2版〕. 草野英二, 田部井薫編, 日本メディカルセンター, 東京, p213-220, 2008[26]), 横井宏佳, 他：11 PTA. 透析患者の末梢動脈疾患とフットケア～早期発見と治療戦略. 小林修三編, 医薬ジャーナル社, 東京, p89-93, 2008[27]) より一部改変.

2007年Albersら[31])の報告で，1987～2005年の間に透析患者で行われた鼠径靱帯下動脈バイパス847例のmeta-analysisで，救肢率67%，5年開存率51%と良好であったとした．しかし，グラフトが開存していたにもかかわらず，10%は切断に至り，5年生存率は28%と生命予後は不良であった．また，宮田ら[32])は透析患者のCLIへの外科的血行再建術に関して以下のようにまとめている．

①糖尿病（79%）と虚血性心疾患（60%）の合併が多い
②治療が必要な患者の26%は血行再建不能であり，その原因の78%が広範囲壊死，局所感染，全身状態不良で，なかでも局所感染の影響が大きかった
③下肢虚血の症状が出てから，急速に重症化している症例が79%を占めた
④術前に死亡する症例が3%もあり，急変が生じる病態である
⑤血行再建の手術死亡が高い（10%）
⑥下肢は血行再建できなければ本来切断となる状態であり，血行再建ができた症例では救肢率2年84%，5年78%と改善した
⑦生存率は退院後2年55%，5年25%と生命予後が著しく不良であり，血行再建の成功は生命予後に影響を及ぼさなかった．死因は心脳血管障害が74%を占めた．下肢切断が必要な場合，末梢血流を確保し創傷治療のため先に下肢バイパスを同時に行うこともある．

5) アフェレシス治療

末梢動脈疾患のアフェレシス療法[13,33~36)]に関してはTASC II[2)]には記載されてないが，わが国では保険適応がある．本治療は，CLI以外に施行した場合に，有効性の報告が多いが，治療としてのエビデンスは，まだ確立されていない．保険適応基準として，①Fontaine分類II度以上の症状，②薬物療法によっても血中総コレステロール値220 mg/dL，またはLDLコレステロール値140 mg/dL以下に下がらない高コレステロール血症，③膝窩動脈以下の閉塞または広範な閉塞部位を有するなどで，外科的治療が困難，かつ従来の薬物療法では十分な効果を得られない，などの

第V章　合併症

表5　末梢動脈疾患に対するバイパス術の成績（透析患者）

報告年	報告者	患者数 (n)	患肢 (n)	潰瘍/壊疽肢 (n)	distal bypass (n)	救肢率 (%)		生存率 (%)		肢切断 n (%)	30日死亡率 (%)
						1年	2年	1年	2年		
1992	Sanchez LA. et al	47	69	20/35	39		71		46	15 (21.7)	13.0
1993	Whittemore AD. et al	12	16				76		32	1 (0.6)	13.0
1995	Baele HR. et al	44	57	45	41	70	52	74	52	16 (28.0)	9.0
	Johnson BL. et al	53	69	25/28	69	75	62	58	38	13 (18.8)	10.0
	Simsir SA. et al	77	52	34	22	67		72		9 (17.3)	13.0
1998	Leers SA. et al	34	41	8/33	41	56	50	64	52	16 (39.0)	
	Harpavat M. et al	20	25			88	86	56	39		10.0
2001	Meyerson SL. et al	64	82		63	70	65	78	63	6 (7.3)	4.9
	Lantis JC. et al	60	78			79	77	77	65	16 (20.5)	1.3
	Albers M. et al (meta-analysis)	平均 23.5	平均 32.5		71 (0〜105)	77	73	59	42		1.3
2003	Kimura H. et al	22	28	5/15	28		83	60	48	5 (17.8)	18
2004	Jaar BG. et al	800	508			77.8	NR	55	37	120 (23.6)	12.6
	中村隆ら	19	22	11	21	86		70		2 (9)	7
2005	Georgopoulos S. et al	39	56	18/25	27	65		63	45		18
	山村光弘ら	16	21		7	71.5					19
2006	Townley WA. et al	42	42		24	66		50	33	25 (59.5)	12
2007	Albers M. et al (meta-analysis)	1,027	1,314		1,285	78.6	74.7	71.6	53.3	84 (10)	8.8

Sanchez LA, et al. J Cardiovasc Surg 33. 1992, p344-348, Whittemore AD, et al. J Vasc Surg 17 (1). 1993, p32-41, Baele HR, et al. Surgery 117 (3). 1995, p319-324, Johnson BL, et al. J Vasc Surg 22 (3). 1995, p280-286, Simsir SA, et al. Am J Surg 170 (2). 1995, p113-117, Leers SA, et al. J Vasc Surg 28 (6). 1998, p976-983, Harpavat M, et al. Am Surg 64. 1998, p155-159, Meyerson SL, et al. J Vasc Surg 34 (1). 2001, p27-33, Lantis JC, et al. J Vasc Surg 33 (6). 2001, p1171-1178, Albers M, et al. Eur J Vasc Endovasc Surg 22. 2001, p294-300, Kimura H, et al. Eur J Vasc Endovasc Surg 25. 2003, p29-34, Jaar BG, et al. Kidney Int 65. 2004, p613-620, 中村　隆, 他. 日血外会誌 13 (6). 2004, p573-578, Georgopoulos S, et al. Nephron Clin Pract 99. 2005, p37-41, 山村光弘, 他. 日血外会誌 14. 2005, p99-103, Townley WA, et al. Vasc Endovasc Surg 40 (5). 2006, p362-366, Albers M, et al. J Vasc Surg 45 (3). 2007, p536-542. 小林修三, 他：10 末梢動脈疾患とインターベーション. 透析療法における心・血管合併症と対策〔改訂第2版〕. 草野英二, 田部井薫編, 日本メディカルセンター, 東京, p213-220, 2008[26], 遠藤將光, 他：12 バイパス術と血管内治療. 透析患者の末梢動脈疾患とフットケア〜早期発見と治療戦略〜. 医薬ジャーナル社, 東京, p94-101, 2008[28] より一部改変.

表6 LDLアフェレシス療法のデバイスと特徴

	Liposorber®	DFPP（二重膜濾過血漿交換）
製造/発売元	カネカ	旭クラレメディカル
血漿分離器	プラズマフロー OP	プラズマフロー OP
2次膜	なし	カスケードフロー EC-50W
吸着対	LA-15 150 mL LA-40 400 mL	なし
リガンド	デキストラン硫酸	なし
作用	静電的相互作用	篩いわけ
LDL除去効果	50（〜70%）	50（〜70%）
ブラジキニン発生	発生する	発生しない
アルブミン損失	平均14%	平均8%

大竹剛靖，他：透析患者の末梢動脈疾患 4．LDLアフェレシス療法．最新透析医学．西沢良記編，医薬ジャーナル社，東京，p249-253，2008[35]より一部改変．

表7 末梢動脈疾患に対するアフェレシス療法の効果

速攻的・早期効果：微小循環障害改善効果
　①血液レオロジーの改善：血液・血漿粘度の低下
　　　　　　　　　　　　赤血球変形能の改善
　②凝固系亢進の改善　　：フィブリノーゲン，Lp（a）除去
　　　　　　　　　　　　凝固系因子吸着による微小循環改善
　③血管拡張作用　　　　：ブラジキニン，NO，PGE2，PGI2産生
　　　　　　　　　　　　サイトカインの産生・活性化抑制
　④血管内皮機能の改善　：sdLDL除去に伴う酸化LDL産生抑制，酸化LDL
　　　　　　　　　　　　除去

持続的作用：抗動脈硬化作用
　①動脈硬化の発生，進展の予防：抗炎症作用，脂質低下作用，
　　　　　　　　　　　　　　　血小板接着因子P-selectinの低下，
　　　　　　　　　　　　　　　単球遊走因子MCP-1の低下
　②狭窄病変の退縮
　③血管新生作用：血管成長因子（HGF，VEGF）の産生，側副血行路の発達

佐藤元美，他：末梢動脈疾患とアフェレシス．日本アフェレシス会誌 22（2）：93-100，2003[34]，大竹剛靖，他：末梢動脈疾患 4．LDLアフェレシス療法．最新透析医学．西沢良記編，医薬ジャーナル社，東京，p249-253，2008[35]より一部改変．

基準を満たす場合である．一連3カ月に限って，10回を限度として行われる．わが国で主に行われている方法としては，LDL吸着療法（Liposorberシステム），二重膜濾過血漿交換療法があり，それぞれ表6のような特徴を有する．また，効果発現の機序は表7のようになる．LDLアフェレシス療法により症状が改善した自験例を図1に示す．

6）血管新生療法

血管新生療法には，①血管内皮細胞増殖因子（vascular endothelial growth factor：VEGF），線維芽細胞増殖因子（fibroblast growth factor：FGF），肝細胞増殖因子（hepatocyte growth factor：HGF）などの血管増殖・成長因子を用いた遺伝子治療と，②幹細胞や血管内皮前駆細胞（en-

第Ⅴ章　合併症

80歳，男性　原疾患：腎硬化症
透析歴9年
Fontaine 分類Ⅲ，Rutherford 分類Ⅱ-4
F-HD 分類 3B

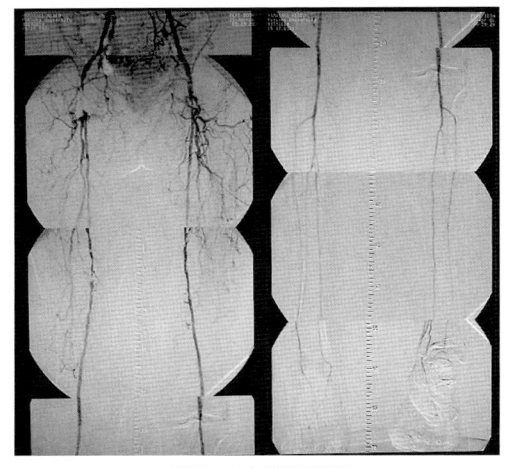

ABI：左右測定不可

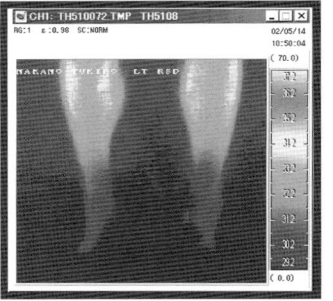

LDL ファエレシス前

LDL ファエレシス後
疼痛改善，歩行距離延長

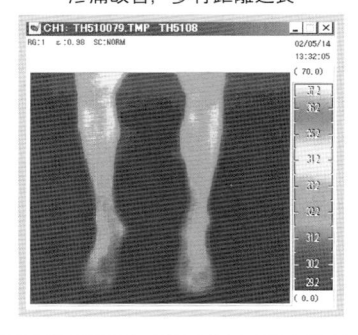

図1　末梢動脈疾患を有する透析患者に対する LDL アフェレシス効果

dothelial progenitor cell：EPC）などを用いた細胞治療がある．透析患者では実施数も少なく，治療時すでに CLI の状態で治療有効率が低いとされているが，小山ら[37]は，有効症例も報告している．

7）マゴットセラピー（無菌ウジ療法）[38]

詳細は他項を参照．透析患者での有効性報告あり．

8）高気圧酸素治療

重症虚血肢の治療法として，他の治療と併用されることがある．

9）創傷ケア・創傷治療

透析患者では，創傷ケアと治療は，生命予後にもかかわるため非常に重要である．それで Wound bed preparation（創面環境調整）[39]を行うにあたり重要なことは，①壊死組織・不活性組織の除去：外科的・自己融解・化学的・物理的・生物学的（マゴットセラピー）デブリードマン，②感染制御：洗浄など，③浸出液管理：各種の創傷被覆材，局所陰圧療法（vacuum assisted closure：VAC）とされている．特に，VAC システム[40]は非常に有効な治療法として，最近多用されている．

10）血管石灰化治療

各種のビスフォスフォネートのなかでも，生体

内石灰化抑制物質であるピロリン酸を化学的に安定させたエチドロネートは，低用量でも骨吸収抑制作用を有し，高用量では骨吸収抑制作用に加え骨石灰化抑制作用も示すとされる．他のビスフォスフォネートと異なり，異所性石灰化の適応も有するが，透析患者に対しての有用性や安全性に関しては確立されてない．しかし，一部は透析患者に使用され血管石灰化抑制効果が報告されている[41]．

7. 予後

透析患者の末梢動脈疾患は，診断された段階で難治性潰瘍や感染などを合併している CLI の状態が多く，治療抵抗性である場合が多い．下肢切断率も，非透析患者の 10 倍高いとされている[42]．さらに，不幸にして切断となった後の予後も非常に悪く，死亡危険率も増加する．Aulivola ら[43]の報告では，下肢切断後の 1 年生存率は，腎機能正常者では 75% 以上であるのに対して，透析患者などの末期腎不全患者では 50% 以下である．Jaar ら[44]の報告では，肢切断率は PTA で 5.7/100 患者・年，バイパス手術では 22.6/100 患者・年でバイパス手術のほうが切断率，死亡率とも高値であったとしている．

8. おわりに

透析患者では，透析導入時すでに末梢動脈疾患を合併していても，活動性が低いため症状が出現せず，CLI の状態にならないと診断されないことも多い．不幸にして下肢切断に至った症例のQOL や予後は非常に悪く，死亡率も高くなる．透析患者は，医療スタッフが接する機会が多いので，無症状であっても日常のフットケア[45]やABI・SPP などの無侵襲検査によって末梢動脈疾患の早期発見に努めることが必要である．そして早期治療を行うことで，CLI への進展予防が重要

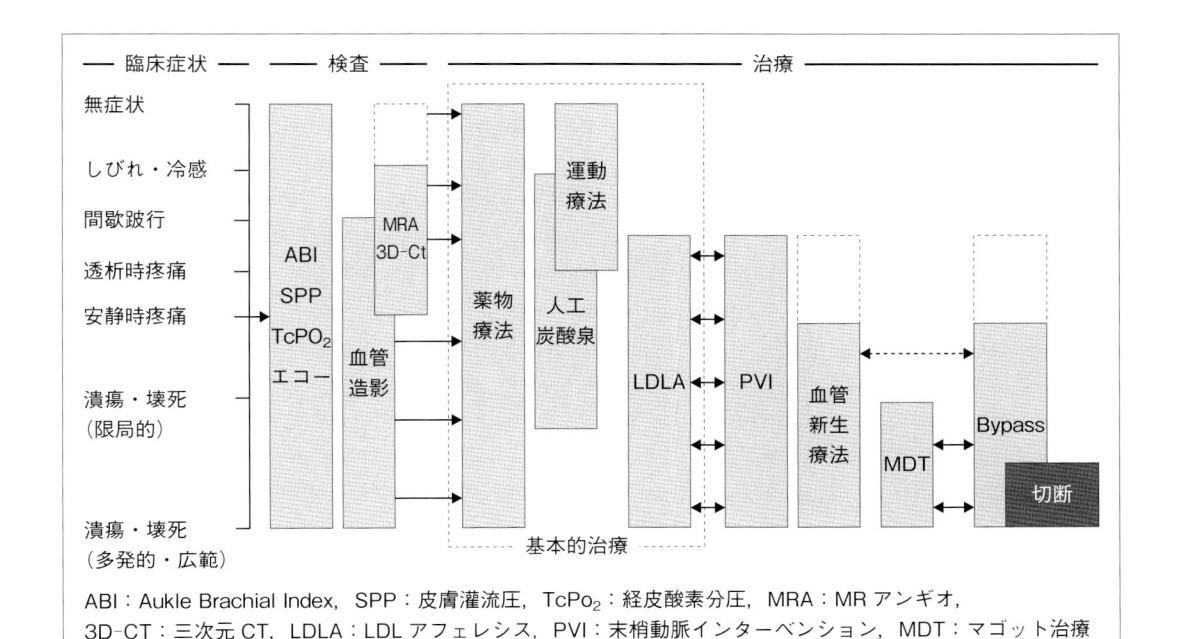

図2　透析患者における末梢動脈疾患の診断・治療指針
佐藤元美，他．透析患者の末梢動脈疾患に対する総合的取り組み．透析会誌 40（2）：145-146, 2007[46] より抜粋．

ABI：Aukle Brachial Index，SPP：皮膚灌流圧，TcPo$_2$：経皮酸素分圧，MRA：MR アンギオ，3D-CT：三次元 CT，LDLA：LDL アフェレシス，PVI：末梢動脈インターベンション，MDT：マゴット治療

である．また，診断と治療には図2のように全身管理を含めた集学的治療を行うことが提案されている[46]．

文献

1) 中井　滋，鈴木一之，政金生人，他：わが国の慢性透析療法の現況（2008年12月31日現在）．透析会誌 43（1）：1-35, 2010
2) TASC II Working Group，日本脈管学会編訳：下肢閉塞性動脈硬化症の診断・治療指針II. p6-109, メディカルトリビューン, 東京, 2007
3) Joki N, Hase H, Nakamura R, et al: Onset of coronary artery disease prior to initiation of haemodialysis in patients with end-stage renal disease. Nephrol Dial Transplant 12（4）：718-723, 1997
4) Sarnak Mj, Levey AS, Schoolwerth AC, et al: AHA Scientific Statement: Kidney disease as a risk factor for development of cardiovascular disease. Circulation 108（17）：2154-2169, 2003
5) O'Hare AM, Vittinghoff E, Hsia J, et al: Renal insufficiency and the risk of lower extremity peripheral arterial disease:results from the heart and estrogen/progestin replacement study (HERS). J Am Soc Nephrol 15（4）：1046-1051, 2004
6) Yamagishi S, Fujimori H, Yonekura H, et al: Advanced glucation endproducts accelerated calcification in microvascular pericytes. Biochem Biophys Res Commun 258: 353-357, 1999
7) Li X, Yang HY, Giachelli CM: Role of the sodium-dependent phoshate cotarnsporter, Pit-1, in vascular smooth muscle cell calcification. Circ Res 98（7）：905-912, 2006
8) Lindner A, Charra B, Sherrard DJ, et al: Accelerated atherosclerosis in prolonged maintenance hemodialysis. N Engl J Med 290（13）：697-701, 1974
9) Stenvinkle P, Heimbürger O, Paultre F, et al: Strong association between malnutrition, inflammation, and atherosclerosis in chronic renal failure. Kidney Int 55（5）：1899-1911, 1999
10) Cheung AK, Sarnak MJ, Yan G, et al: Atherosclerotic cardiovascular disease risks in chronic hemodialysis patients. Kidney Int 58（1）353-362, 2000
11) O'Hare AM, Hsu C, Bacchetti P, et al: Peripheral vascular disease risk factors among patients undergoing hemodialysis. J Am Soc Nephrol 13（2）：497-503, 2002
12) Rajagopalan S, Dellegrottaglie S, Furniss AL, et al: Peripheral arterial disease in patients with end-stage real disease: Observations from the dialysis outcomes and practice patterns study (DOPPS). Circulation 114（18）：1914-1922, 2006
13) 佐藤元美，松本芳博，依馬弘忠，他：末梢動脈疾患を有する透析患者におけるLDLアフェレシスの長期成績．日本アフェレシス会誌 22（1）：51-56, 2003
14) EL-Reshaid K, Madda JP, Al-Duwairi Q, et al: Progressive ischemic gangrene in dialysis patients: A clinicopathological correlation. Renal Fail 17（4）：437-447, 1995
15) Malone JM, Snyder M, Anderson G, et al: Prevention of amputation by diabetic education. Am J Surg 158（12）：520-524, 1989
16) Leskinen Y, Salenius JP, Lehtimaki T, et al: The prevalence of peripheral arterial disease and media arterial calcification in patients with chronic renal failure: requirements for diagnostics. Am J Kidney Dis 40（3）：472-479, 2002
17) Okamoto K, Oka M, Maesato K, et al: Peripheral arterial occlusive disease is more prevalent in the patients with hemodialysis: comparison with the findings of multidetector-row computed tomography. Am J Kidney Dis 48（2）：269-276, 2006
18) Ono K, Tsuchida A, Kawai H, et al: Ankle-brachial blood pressure index predicts all-cause and cardiovascular mortality in hemodialysis patients. J Am Soc Nephrol 14（6）：1591-1598, 2003
19) Castronuovora JJ, Adera HM, Smiell JM, et al: Skin perfusion pressure measurement is valuable in the diagnosis of critical limb ischemia. J Vasc Surg 26（4）：629-637, 1997
20) 井上芳徳，岩井武尚：経皮的酸素分圧．脈管学 45（5）：299-304, 2005
21) 中井　滋，新里高弘，佐中　孜，他：わが国の慢性透析療法の現況（2000年12月31日現在）．透析会誌 35（1）：1-28, 2002
22) Ishii H, Kumada Y, Toriyama T, et al: Cilostazol improves long-term patency after percutaneous

transluminal angioplasty in hemodialysis patients with peripheral artery disease. Clin J Am Soc Nephrol 3 (4): 1034-1040, 2008
23) 小林修三, 日髙寿美:透析患者の末梢動脈疾患に対する血液レオロジー評価によるベラプロストナトリウムの影響について―2009年世界腎臓学会より―. THROMBOSIS and Circulation 17 (3): 86-87, 2009
24) 熊田佳孝, 鳥山高伸:"10C 末梢血管障害に対する治療―保存的治療(炭酸泉浴を中心に."慢性腎臓病患者の循環器合併症. 長谷弘記編著, 中外医学社, 東京, p178-185, 2007
25) 河原田修身:"第6章 CLI に対する血行再建3 血管内治療."重症虚血肢の診断と治療. 横井良明, 河原田修身編, メディアルファ, 東京, p94-136, 2007
26) 小林修三, 大竹剛靖, 守矢英和:"10 末梢動脈疾患とインターベンション."透析療法における心・血管合併症と対策 [改訂第2版]. 草野英二, 田部井薫編, 日本メディカルセンター, 東京, p213-220, 2008
27) 横井宏佳:"11. PTA."透析患者の末梢動脈疾患とフットケア〜早期発見と治療戦略〜. 小林修三編, 医薬ジャーナル社, 東京, p89-93, 2008
28) 遠藤將光, 笠島史成:"12. バイパス術と血管内治療."透析患者の末梢動脈疾患とフットケア〜早期発見と治療戦略〜. 小林修三編, 医薬ジャーナル社, 東京, p94-101, 2008
29) Graziani L, Silvestro A, Bertone V, et al: Percutaneous transluminal angioplasty is feasible and effective in patients on chronic dialysis with severe peripheral artery disease. Nephrol Dial Transplant 22: 1144-1149, 2007
30) 三井信介:"第6章 CLI に対する血行再建1 バイパス手術."重症虚血肢の診断と治療. 横井良明, 河原田修身編, メディアルファ, 東京, p80-87, 2007
31) Albers M, Romiti M, Luccia ND, et al: An updated meta-analysis of infrainguinal arterial reconstruction in patients with end-stage renal disease. J Vasc Surg 45 (3): 536-542, 2007
32) 宮田哲郎:"第7章 重症虚血肢に対する治療" 透析患者の合併症とその対策. 日本透析医学会・合併症対策委員会編, no.14, p.71-79, 2005
33) 赤松 眞, 仁木亮介, 川瀬友則, 他:閉塞性動脈硬化症に対するアフェレシス. 日本アフェレシス会誌 27 (1): 34-41, 2008
34) 佐藤元美, 天野 泉:末梢動脈疾患とアフェレシス. 日本アフェレシス会誌 22 (2): 93-100, 2003
35) 大竹剛靖, 守矢英和, 小林修三:"透析患者の末梢動脈疾患 4. LDL アフェレシス療法."最新透析医学. 西沢良記編, 医薬ジャーナル社, 東京, p249-253, 2008
36) 小林修三:"13. LDL 吸着."透析患者の末梢動脈疾患とフットケア〜早期発見と治療戦略〜. 小林修三編, 医薬ジャーナル社, 東京, p102-107, 2008
37) 小山英則, 他:透析患者の動脈硬化 現状と新たなストラテジー 重症下肢虚血に対する自家骨髄・末梢血単核細胞移植の現状と展望. 透析会誌 38 (5): 1181-1183, 2005
38) 宮本正章, 高木 元, 水野杏一:"15. マゴットセラピー."透析患者の末梢動脈疾患とフットケア〜早期発見と治療戦略〜. 小林修三編, 医薬ジャーナル社, 東京, p115-125, 2008
39) 小浦場祥夫:"治療 潰瘍・壊死の管理."閉塞性動脈硬化症の診断と治療. 診断と治療 97 (12): 2464-2470, 2009
40) Morykwas MJ, Simpson J, Punger K, et al: Vacuum-assisted closure: state of basic research and physiologic foundation. Plast Reconstr Surg 117 (7S): 121S-126S, 2006
41) Ariyoshi T, Eishi K, Sakamoto I, et al: Effect of etidronic acid on arterial calcification in dialysis patients. Clin Drug Investig 26 (4): 215-222, 2006
42) Eggers PW, Gohdes D, Pugh J: Nontraumatic lower extremity amputations in the medicare end-stage renal disease population. Kindney Int 56 (4): 1524-1533, 1999
43) Aulivola B, Hile CN, Hamdan AD, et al: Major lower extremity amputation. Arch Surg 139 (4): 395-399, 2004
44) Jaar BG, Astor BC, Berns JS, et al: Predictors of amputation and survival following lower extremity revascularization in hemodialysis patients. Kndney Int 65 (2): 613-620, 2004
45) 日本フットケア学会編:フットケア 基礎的知識から専門的技術まで. 医学書院, 東京, 2006
46) 佐藤元美, 天野 泉:透析患者の末梢動脈疾患に対する総合的取り組み. 透析会誌 40 (2) 145-146, 2007

第VI章 治 療
A 生活習慣の修正

久留米大学医学部心臓・血管内科
佐々木健一郎

　2007年に発表された閉塞性動脈硬化症（arteriosclerosis obliterans：ASO）の診断と治療に関するガイドライン TASC（Trans-Atlantic Inter-Society Consensus）II[1]は，2000年に発表されたガイドライン TASC に比べ，日常管理内容に重点が置かれている．本稿では，その日常管理指導項目の一つ，「生活習慣指導」について述べる．

　ASO 患者の診療を行う際の最重要課題は5年生存率40%，10年生存率10%と，きわめて予後が不良である重症虚血肢（critical limb ischemia：CLI）の状態に進行させないことであり，ASO の進行や予後に大きく関与する動脈硬化危険因子のコントロールはもちろん，運動療法やフット・ケアについての生活習慣指導が重要事項となる．本稿では"無症状時"，"間歇性跛行出現時"，"安静時疼痛・潰瘍出現時"という3つの病期における生活習慣指導上のポイントについて概説した後，動脈硬化の危険因子をコントロールする際のポイントと具体策について述べる．生活習慣指導の治療効果は短期的には得られにくく，患者自身がすぐにはその効果を実感しづらい．長期的ゴールを目指すことを患者に説明し，根気よく，何度も繰り返し指導することが必要である．

1. 症状に応じた生活指導上のポイント

1）無症状の場合

　安静時の足関節-上腕収縮期血圧比（ankle-brachial systolic pressure index：ABI）が0.9以下を示す ASO 患者のうち，症状を認める患者数は全体の1/5～1/4に過ぎず，大部分は無症候性である[1,2]．無症候性 ASO 患者の10年，15年生存率は50%，20%と，きわめて不良であり，その死因の40～60%は虚血性心疾患，10～20%は脳血管障害と報告されている．また，安静時疼痛や潰瘍形成を認める CLI 患者は間歇性跛行を前駆症状として認めることが少なく[3]，無症候性に病状が進行・悪化していることが多い．ASO 患者の死亡率や心血管イベント発症率は ABI の値と逆相関を示すことがすでに報告されており，偶発的に発見された無症候例では定期的な ABI 測定とともに早期からの厳格な動脈硬化危険因子コントロールが必要である．さらに自傷などによる比較的小さな外傷創が CLI の状態へ進行させる可

能性もあるため,フット・ケア(後述)についての指導も併せて行う必要がある.

2) 間歇性跛行を認める場合

間歇性跛行を認める患者が将来的に下肢切断や死亡にいたる例は1～3%台に過ぎないという報告もあるが,心・血管病の合併が患者の予後に与える影響は非常に強く,間歇性跛行を有する患者の生存率は対照集団に比べてきわめて低い[1,2](図1).さらに間歇性跛行を呈する患者ではABIが0.5以下になると病状悪化のリスクおよび死亡率が共に2倍以上になることも報告[4]されており,定期的なABI測定と厳格な動脈硬化危険因子のコントロールが必要である.TASCでも間歇性跛行を呈する患者への初期治療として「監視下の運動療法(歩行訓練)」が推奨されていたが,TASC IIではさらにその重要性が強調されている.実際,ASO患者への運動療法が間歇性跛行症状を改善させ,跛行出現距離の延長をもたらしたとの報告[5]や,トレッドミル上での跛行出現距離が平均で179%延長,最長歩行距離が122%延長したとの報告[6]もある.具体的な運動処方については本書他項を参照していただきたいが,AHA/ACCガイドライン[7]やTASC IIによれば,1回につき30～60分の有酸素運動(中等度の歩行痛が出現した時点で一旦休息し,症状軽快後に再び歩行を開始するウォーキング)を週3～5回,最低3カ月間継続することが推奨されている.間歇性跛行を認める患者は「症状の軽快」という短期的治療ゴールを実感することが可能であり,その短期的ゴールに到達できた患者においては動脈硬化の危険因子をコントロールするための指導内容への理解も得られやすい.無症候例と同様,フット・ケアについての指導を併せて行うことも忘れてはならない.

3) 安静時疼痛や皮膚潰瘍を認める場合

安静時疼痛や皮膚潰瘍の出現は日常生活における活動性を著しく低下させる.特に皮膚潰瘍は下肢切断という,quality of life (QOL)をもっとも低下させる病状への入口症状と認識すべきである.安静時疼痛例では「潰瘍の防止と早期発見」が日常生活中の重要な注意課題となる.事実,安静時疼痛や潰瘍を呈するCLI患者は症状出現1年後における死亡率が25%と高いだけでなく,残りの生存者においても40%以上の患者が下肢の切断を余儀なくされている.しかしその一方で,切断術の適応とされる病状まで進行した患者のうち85%患者数までは潰瘍の早期発見と適切な治療により切断を回避することができる[8]とも報告されており,しっかりとした潰瘍防止と早期発見は予後を改善させ得ることを伝え,指導することが大切である.切断予防のために必要なことは日頃からの予防的フット・ケアであり,そのためのセルフ・アセスメント法とセルフ・ケア法について指導する.セルフ・アセスメント法の中心となるのは「日頃から足の遠位部を観察する」ことである.糖尿病性潰瘍の一般的な形成過程には"神経障害による防御感覚の消失","運動神経障

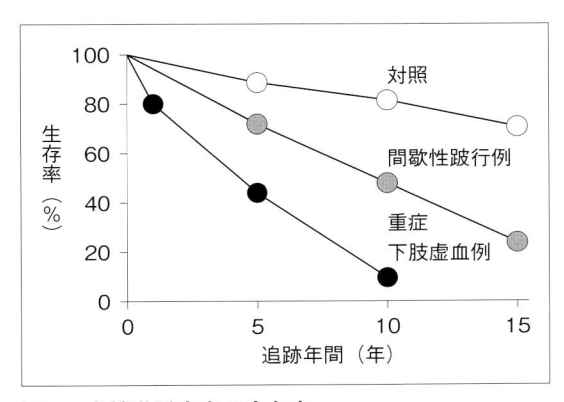

図1 末梢動脈疾患の生存率
TASC II,日本脈管学会編訳:下肢閉塞性動脈硬化症の診断・治療指針II.メディカルトリビューン,東京,2007[2]より改変.

害による踵部等での圧点形成と足部変形"，"自律神経障害による発汗減少と乾燥皮膚における亀裂形成"が認められることから，これらの点についての注意を怠らないよう指導する．セルフ・ケア法としては「患肢の保温と保護」，「清潔状態の保持」が実施項目としてあげられる．外傷の予防に努め，その時々の足の状態やサイズに応じた靴を履くよう指導する．足底や踵部に形成された胼胝を自身で削り取った結果，難治性潰瘍形成につながることも少なくない．安易に自己治療を施さないよう指導する．また，冬季には温熱器具への長時間曝露による低温熱傷を予防するよう指導する．糖尿病の患者は自覚症状に乏しく，常に易感染性の状態にあるため，創部の感染は潰瘍の難治度をさらに高め，重症経過をたどることになる．十分な注意と早期のアセスメントが必要である．

2. 動脈硬化危険因子をコントロールする際のポイント

危険因子が患者にもたらす不利益事項だけでなく，危険因子を良好にコントロールすることが患者にもたらす利益事項についても具体的な医学情報を提供しながら説明し，そのうえで具体的な治療目標数値を設定する．当初は最終目標の50％程度の改善を短期目標とすることで達成感を少しでも感じてもらうことが肝要である．インターネットのウェブサイト（欧州 HeartScore や米国 Adult Treatment Panel Ⅲ 10-year risk calculator）上で，患者個々の心血管系リスクを計算し，治療開始前後におけるリスク値と予後の変化を視覚的に示すことも可能である．ASOと各危険因子との関連についての詳細は本書他項を参照していただきたい．ここでは患者指導の際に提供する簡単な医学情報と治療到達事項について述べる．なお，二次予防に関しては可及的速やかで厳格な危険因子コントロールが必要であり，薬物療法の早期介入を躊躇すべきではない．薬物療法と生活習慣の修正指導を併せて行い，まずは初期治療ゴールに患者を到達させた後，投与薬剤の減量を検討してみるのもよい．

1）喫煙

喫煙は高コレステロール血症の動脈硬化作用を強めることが示唆されており，動脈へ与える悪影響も冠動脈より末梢動脈において顕著である．事実，喫煙者は非喫煙者よりも ASO の発症リスクが2～5倍高いだけでなく，ASO の診断時期も非喫煙者に比べて10年ほど早い傾向にある[1,2]．また，喫煙本数と喫煙年数の積は ASO の重症度や下肢切断リスクの増大，死亡率とも関連しており，喫煙の継続はバイパス術後のグラフト不全のリスクを3倍に増大させる．治療到達目標となる「禁煙」はそのリスクを減少させる[9]だけでなく，間歇性跛行の罹患率も低下させる．同じアジア人種の中国人を対象とした最近の臨床研究では受動喫煙も ASO 発症の危険因子[10]であることが報告されており，禁煙成功後には注意すべき回避事項となろう．抗うつ薬ブプロピオン（bupropion）の単独投与やニコチン代替薬との併用投与が禁煙率を高くするという結果が報告[11,12]されており，度重なる口頭指導では減煙すらも困難な場合，導入検討も必要であろう．

2）糖尿病

糖尿病患者は非糖尿病患者に比べて，ASO 発症のリスクが3～4倍高い[1,2]とされている．また，HbA1c が1％増加すると ASO のリスクが26％増大する[13]とも報告されている．間歇性跛行の出現頻度も非糖尿病患者に比べて2倍以上であり，大切断術にいたる率は5～10倍も高い．虚血性心疾患の合併率も2倍ほど高く，死亡率も4

倍ほど高い．最近，長期にわたる厳格な血糖管理は末梢動脈疾患の発症危険率を低下させなかったという報告[14]がなされたが，糖尿病患者では下肢末梢の小血管にび漫性の長い狭窄病変形態を呈する例がしばしば認められ，将来的にカテーテルを用いた経皮的血管形成術や外科的血管バイパス術を行った際の病状改善が乏しいことも少なくない．他の心血管合併症予防のためにも HbA1c<7.0% を治療到達目標とした血糖コントロールが望ましい．

食事指導上のポイント

糖尿病合併患者では，「1日3食を守る」「食べる量を守る」「栄養のバランスを守る」ことを指導上の3本柱とし，標準体重などから患者個々の適正エネルギーを設定したうえで「食品交換表」を活用した食事指導を行う．総エネルギー摂取量は，[身長（m）]^2×22 で算出した標準体重に応じて体重 1 Kg 当たり 25〜30 kcal/日程度に設定する．食物繊維は摂取された糖質の体内吸収を遅らせることで血糖の急激な上昇を抑制したり，便通を整えたりする働きがある．食物繊維を多く含むだけでなく，見た目の量を増やすことも可能な低エネルギー食（野菜類，海藻類，キノコ類，コンニャクなど）を材料とした料理の摂取を薦め，食事の際には主食よりも副食や副菜から食べ始めることで血糖値の早期上昇を抑制するよう指導する．また，夕食の量を今よりも減らし，夕食後の飲食は避けるよう指導する．

3）脂質代謝異常

大規模臨床研究によれば，脂質代謝異常と ASO 発症率には正の相関関係が認められており，治療介入が下肢動脈硬化の進展と間歇性跛行の出現を抑制したとの報告もある．症候性および無症候性すべての患者において治療到達目標は LDL コレステロール値 100 mg/dL 未満とし，高トリグリセリド・低 HDL パターンの改善も到達目標の一つとする．他の虚血性血管病を既往に持つハイリスク群では LDL コレステロール値をさらに 70 mg/dL 未満へ下げることが推奨される．

食事指導上のポイント

コレステロールの多い食品や飽和脂肪酸（バター，生クリーム，ラード，肉の脂身などの動物性脂肪）の摂取を控え，不飽和脂肪酸（菜種油，オリーブ油などの植物性脂肪や，サンマ，イワシなどの青魚）の摂取を指導する．不飽和脂肪酸の摂り過ぎは HDL コレステロールの低下や，体内における不飽和脂肪酸の過酸化物生成が動脈硬化を促進させる可能性もあるため，節度ある摂取を心がけるよう指導する．高 LDL 血症患者では卵（鶏卵，魚卵）や乳製品，洋菓子，動物や魚の内臓，いか，えび，貝類を摂りすぎないよう指導し，これらの食品を摂取する際には LDL コレステロールの酸化を抑える働きを持つビタミン C やビタミン E，β-カロテンを含む緑黄色野菜や大豆製品を一緒に摂るよう指導する．高トリグリセリド血症患者では菓子類，糖分含有量の高い清涼飲料やアルコール類の摂取を控え，肉よりも魚類や大豆類の摂取量を増やすよう指導する．また，食事配分の比重が夕食に偏らないよう指導する．料理方法による油含有量の違い（フライ>天ぷら>唐揚げ>ソテー）や，肉の部位による動物性脂肪量の違い（バラ肉>ロース>モモ肉>ヒレ肉）を具体的に伝えることも有効である．

4）高血圧

高血圧は ASO の発症リスクを 2〜3 倍に上昇させるとされている[1,2]が，厳格な降圧治療は ASO による下肢虚血症状の多くを改善せず，増悪因子とはならないと考える意見もある．しかし，高率に合併する脳・心血管イベント予防のための厳格な降圧コントロールは必要かつ重要であ

第Ⅵ章 治療

表1 主な食事と調味料の塩分含有量（五訂食品成分表より）

主な食事（1人前）における塩分含有量の目安			
ラーメン	カツ丼	すき焼き	チャーハン
6.0 g	4.3 g	4.1 g	3.0 g
ハンバーグ	味噌汁	梅干し（1個）	塩鮭（1切れ）
2.4 g	2.2 g	2.2 g	1.0 g
主な調味料における塩分含有量の目安			
食塩	しょうゆ	ウスターソース	トマトケチャップ
小さじ1杯	大さじ1杯	大さじ1杯	大さじ1杯
6.0 g	3.0 g	1.5 g	0.5 g

ろう．実際，症状を伴うASO患者へのACE阻害薬の投与が脳・心血管イベントを約25％抑制したという報告[15]もある．かつてβ遮断薬は下肢虚血症状を増悪させる薬剤と認識されてきたが，間欠性跛行を認めるASO患者でも安全に使用できることが報告[16]されており，心不全や虚血性心臓病を合併している患者例においては病態を考慮したうえでの使用が可能である．治療到達目標は診察室血圧において，若年者・中年者<130/85 mmHg，高齢者<140/90 mmHg，糖尿病・腎不全・心筋梗塞合併患者<130/80 mmHg，脳血管障害合併患者<140/90 mmHgとする[17]．

食事指導上のポイント

食塩の一日総摂取量は6 g未満を目標とする[17]．主な食事や調味料における塩分含有量の具体例（表1）を示しながら指導するとよい．最近は販売食品に含有ナトリウム量が記載されていることが多く，摂取される食塩相当量を食品含有ナトリウム量（mg）×2.5÷1,000＝含有食塩相当量（g）で算出したうえで購入することが可能である．調理の際には減塩しょう油や減塩みそなどの減塩食品を活用し，漬け物や塩分の多い汁物は避けるよう指導する．練り物，缶詰，ハム・ソーセージなどの加工品を避け，調理の際にはダシを利かせた味付けをするか，もしくは下味をつけず，食べる際に軽く味付けをするようにする．重篤な腎障害を認めなければ，体外へのナトリウム排出を促進させるために，カリウム含有量の高い野菜や果物を積極的に摂取するよう指導する．

5）肥満・飲酒

ASOの予後とBMI（body mass index：体重（Kg）÷［身長（m）］^{2}の関連性を検討した研究報告は未だないが，体重のコントロールは糖尿病や脂質代謝異常，高血圧のコントロールを行ううえで重要である．実際，4～5 Kgの減量によって有意な降圧効果が得られることが報告[18]されている．糖質および脂質の制限を基本とした摂取カロリーの減少や，運動量を増加させることによって，安全かつ無理のない長期的減量を目指すよう指導する．治療到達目標は男女とも腹囲/身長比0.5未満[19]，またはBMI<25 Kg/m^2 [7,17]とする．

アルコールの有効エネルギー量は一般的に7.0 Kcal/gで算出される．アルコール摂取はHDL-コレステロールを増加させ，LDL-コレステロールを減少させるともいわれているが，その摂取量に比例して中性脂肪を増加させることにも留意すべきである．血糖値や体重との関連性については一定の見解が得られていないが，長期にわたる飲酒は血圧を上昇させる[20]要因の一つであることが知られており，飲酒量を8割ほど節制すること

で1～2週間内に降圧効果を認めるとの報告[21]もある．飲酒量としてはエタノール換算で男性20～30 mL/日，女性10～20 mL/日以下に制限することを目標[17]とする．具体的にはビール中びん1本，日本酒1合，焼酎半合弱，ウイスキー・ブランデーダブル1杯，ワイン2杯弱程度が1日摂酒量となる．

最近では農林水産省のホームページ上に掲載されている「食品成分表を用いた栄養成分の計算方法」を参考にすることで各種調味料や調理食品，販売加工食品における各種栄養成分の算出が可能である．指導対象患者が自宅や外出先でよく摂取している料理のエネルギー量や塩分含有量を実際に算出し，その値を参考に指導するとよい．

3. 危険因子コントロールのための運動指導

高血圧や虚血性心臓病，動脈瘤などについて十分な評価がなされ，運動療法が実施可能と判断された患者を対象とする．2007年に報告されたACSM/AHAガイドライン[22]によれば，「少なくとも1回30分以上，週5回実施する中等度の有酸素運動」，もしくは「少なくとも1回20分以上，週3回実施する精力的な有酸素運動」が推奨されている．適正運動量の目安は運動中の脈拍数で判断する．適正脈拍数（1分間の脈拍数）は，138－（年齢÷2）で算出する．脈拍数が測りにくい場合は，「運動中に"ややきつい"と感じるものの，会話は可能なペース」を目安とする．内容を細かく設定することで実行にいたらない場合は日常生活を「早足」で行動することを勧めてみる．これまでの歩行スピードの約1.5倍の歩調を勧め，エレベーターを使用せず，階段昇降を心がけるよう指導する．また，バスや電車での移動の際は1つか2つ手前の停留所で降り，残りの距離は歩くことを勧めてみる．

4. おわりに

動脈硬化の危険因子をコントロールすることの重要性や生活習慣上の修正点を患者に正しく理解・認識させ，その修正法を継続させる生活指導を行うことは容易ではない．無症候性の患者ではなおさらであり，外来診療の限られた時間の中では指導時間を十分に割くことができず，ジレンマを感じる先生方が多数であろう．われわれ非白色人種系はASOの罹患率が高い傾向にあるという[1,2]．一般検診等で動脈硬化の危険因子を一つでも指摘された患者にはABIの測定検査を積極的に行い，少しでも早期かつ軽度の段階で無症候性患者を発見したうえで速やかな生活指導や治療を行うことが医療経済の面でも対費用効果が高いといえよう．質の高い指導と効果的な治療を行うためには看護師，栄養士，理学療法士といった医師以外のパラメディカルとともに行うチーム医療の形を取ることが理想的ではあるが，ASOを含む動脈硬化性疾患の予防医療がいかに重要であるかということに対して，広い国民的認識と理解が得られるような医療情報環境を形成することも必要である．病態的には重度の動脈硬化性疾患であっても，無症状であれば患者は受診しない．予防医学に対して多くの国民が興味を持つことができるよう，マスメディアを介した積極的な社会的啓発活動が望まれる．

文献

1) Norgren L, Hiatt WR, Dormandy JA, et al: Inter-Society Consensus for the Management of Peripheral Arterial Disease (TASC II). Eur J Vasc Endovasc Surg 33: S1-75, 2007.
2) TASC II，日本脈管学会編訳：下肢閉塞性動脈硬化症の診断・治療指針II．メディカルトリビ

ューン，東京，2007

3) Dormandy JA, Charbonnel B, Eckland DJ, et al: Secondary prevention of macrovascular events in patients with type 2 diabetes in the PROactive Study (PROspective pioglitAzone Clinical Trial In macroVascular Events): a randomised controlled trial. Lancet 366: 1279-1289, 2005
4) Dormandy JA, Murray GD: The fate of the claudicant: a prospective study of 1969 claudicants. Eur J Vasc Surg 5 (2): 131-133, 1991
5) Hiatt WR, Wolfel EE, Meier RH, et al: Superiority of treadmill walking exercise versus strength training for patients with peripheral arterial disease. Implications for the mechanism of the training response. Circulation 90: 1866-1874, 1994
6) Gardner AW, Poehlman ET: Exercise rehabilitation programs for the treatment of claudication pain. A meta-analysis. JAMA 274: 975-980, 1995
7) Smith SC Jr, Allen J, Blair SN, et al: AHA/ACC guidelines for secondary prevention for patients with coronary and other atherosclerotic vascular disease: 2006 update: endorsed by the National Heart, Lung, and Blood Institute. Circulation 113: 2363-2372, 2006
8) Armstrong DG, Lavery LA: Diabetic foot ulcers: prevention, diagnosis and classification. Am Fam Physician 57: 1325-1332, 1998
9) Willigendael EM, Teijink JA, Bartelink ML, et al: Smoking and the patency of lower extremity bypass grafts: a meta-analysis. J Vasc Surg 42: 67-74, 2005
10) He Y, Lam TH, Jiang B, et al: Passive smoking and risk of peripheral arterial disease and ischemic stroke in Chinese women who never smoked. Circulation 118: 1535-1540, 2008
11) Tonstad S, Farsang C, Klaene G, et al: Bupropion SR for smoking cessation in smokers with cardiovascular disease: a multicentre, randomised study. Eur Heart J 24: 946-955, 2003
12) Jorenby DE, Leischow SJ, Nides MA, et al: A controlled trial of sustained-release bupropion, a nicotine patch, or both for smoking cessation. N Engl J Med 340: 685-691, 1999
13) Selvin E, Marinopoulos S, Berkenblit G, et al: Meta-analysis: glycosylated hemoglobin and cardiovascular disease in diabetes mellitus. Ann Intern Med 141: 421-431, 2004
14) Holman RR, Paul SK, Bethel MA, et al: 10-year follow-up of intensive glucose control in type 2 diabetes. N Eng J Med 359: 1577-1589, 2008
15) Yusuf S, Sleight P, Pogue J, et al: Effects of an angiotensin-converting-enzyme inhibitor, ramipril, on cardiovascular events in high-risk patients. The Heart Outcomes Prevention Evaluation Study Investigators. N Eng J Med 342: 145-153, 2000
16) Radack K, Deck C: Beta-adrenergic blocker therapy does not worsen intermittent claudication in subjects with peripheral arterial disease. A meta-analysis of randomized controlled trials. Arch Intern Med 151: 1769-1776, 1991
17) 日本高血圧学会：高血圧治療ガイドライン 2009.
18) Neter JE, Stam BE, Kok FJ, et al: Influence of weight reduction on blood pressure: a meta-analysis of randomized controlled trials. Hypertension 42: 878-884, 2003
19) 広瀬　寛，伊藤　裕：肥満．綜合臨床 57：1554-1558, 2008
20) Nakamura K, Okamura T, Hayakawa T, et al: The proportion of individuals with alcohol-induced hypertension among total hypertensives in a general Japanese population: NIPPON DATA 90. Hypertens Res 30: 663-668, 2007
21) Puddey IB, Beilin LJ, Vandongen R, et al: Regular alcohol use raises blood pressure in treated hypertensive subjects. A randomised controlled trial. Lancet 329: 647-651, 1987
22) Nelson ME, Rejeski WJ, Blair SN, et al: Physical activity and public health in older adults: recommendation from the American College of Sports Medicine and the American Heart Association. Circulation 116: 1094-1105, 2007

第Ⅵ章　治　療
B　薬物療法

福岡大学医学部心臓・血管内科学講座
西川宏明，朔　啓二郎

　閉塞性動脈硬化症（arteriosclerosis obliterans：ASO）患者に対する薬物療法は，動脈硬化性疾患のリスクファクター改善と下肢虚血改善という2つの目的に分けられる．末梢動脈疾患（peripheral arterial disease：PAD）は全身の動脈硬化症の一部分症であり，その内科的治療の目標は下肢虚血症状（間歇性跛行など）の改善と合併する虚血性心疾患や脳血管疾患などのイベント予防にある．

　わが国でPADに使用可能な薬剤の適応症状は「慢性動脈閉塞症に基づく潰瘍，疼痛，冷感などの虚血性諸症状の改善」となっているが，間歇性跛行に対して有用性が証明された薬剤は，現在のところシロスタゾールのみである．しかし，PADに対する薬物療法の中心となる抗血小板薬は，心血管疾患の一次予防あるいは二次予防としても重要である．ここでは，一般的にPAD症例に対して使用頻度が高い薬剤について説明する．

1．抗血小板療法

1）アスピリン

　アスピリンは，多くの大規模試験の結果から心血管合併症の発生率および死亡率のリスクを減少させることが示され，一次および二次予防目的のため長期投与が推奨されている薬剤である．アスピリンはシクロオキシゲナーゼ（COX）-Ⅰを不可逆的に阻害するアラキドン酸代謝阻害薬で，トロンボキサンA2産生を抑制することで抗血小板作用を示す．アスピリンは少量投与（83～100 mg）でも血小板COXを抑制する効果が確認されており，また大量投与によりプロスタグランディンI2産生を抑制することから，通常では少量投与がなされている．TASK Ⅱ（Trans Atlantic Inter-Society Concensus Ⅱ）におけるアスピリン投与の位置づけは，他の心血管疾患（冠動脈または頸動脈）の臨床徴候を持つPAD患者に有効であると推奨されているが（グレードA），臨床徴候を持たないPAD患者に対しては，「使用を検討してもよい（グレードC）」と記載されてい

る．一方，ACC/AHA ガイドラインでは他の心血管疾患の臨床徴候の有無にかかわらずアスピリン投与を推奨している（class I，レベル A）．PAD を有する患者の大半は，虚血性心疾患や脳血管疾患などの全身の動脈硬化性病変を合併しており，アスピリンと併用して他の抗血小板薬を投与する場合が多く出血に関する合併症には厳重な注意を要する．

2) クロピドグレル

わが国において，PAD に使用可能なほとんどの薬剤の適応症状は「慢性動脈閉塞症に基づく潰瘍，疼痛，冷感等の虚血性諸症状の改善」である．クロピドグレルは有症状の PAD 患者においてアスピリンよりも有効性の高いことが示されているが，わが国では保険適応外であることに留意する必要がある．クロピドグレルはチクロピジンと同様の作用機序により抗血小板作用を有するが，重篤な副作用がチクロピジンと比較して有意に低いため臨床評価が高い薬剤である[1]．Clopidogrel versus Aspirin in Patient at Risk of Ischemic Event（CAPRIE）試験では，症候性閉塞性動脈硬化症患者群において，クロピドグレルの投与が心筋梗塞，脳卒中および血管死のリスクを 24％ 減少させ，この効果はアスピリンよりも有効であった[2]．TASC II 2006 のガイドラインでは，クロピドグレルは他の心血管疾患の臨床的徴候の有無にかかわらず，症候性 PAD 患者の心疾患イベントの減少に有効とされている（グレード B）．アスピリンとの併用療法においては大量出血のリスクが高いことが示されており，投与時には十分な注意が必要である．また最近の閉塞性動脈硬化症を含んだ心血管疾患を有する，または複数のリスクファクターを有する high risk 集団を対象とした試験では，心筋梗塞，脳卒中および血管死の転帰に対して，アスピリンとの併用療法はクロピドグレル単独療法と比較して有意性は認められていない[3]．したがって，状態の安定した PAD 患者においてはクロピドグレルの単独療法が推奨される．

3) チクロピジン

チクロピジンは，adenosine diphosphate（ADP）が P2Y12 受容体に結合するのを阻害することにより，ADP によるアデニルールシクラーゼ活性の低下を抑制し cyclic AMP（cAMP）を増加させることにより抗血小板作用を有する．血小板一次二次凝集とも不可逆的に抑制するため効果は 7〜10 日間持続する．世界的にみてチクロピジンは，クロピドグレルの出現により使用頻度が減少した薬剤の一つである．その主要な原因として重篤な副作用が多く報告されており，その中でも顆粒球減少症や血栓性血小板減少性紫斑病は致命的であり注意が必要である．チクロピジンは PAD 患者において，心血管系イベント抑制効果が報告されているが，間歇性跛行改善効果は証明されていない[4]．

4) シロスタゾール

シロスタゾールは cAMP を分解するホスホジエステラーゼ（PDE）の特異的な阻害薬で抗血小板作用を有する．シロスタゾールは TASK II で第一選択薬と推奨されており，今のところ間歇性跛行症状に対する有効性が証明された唯一の薬剤である（グレード A）．また，血管平滑筋細胞増殖抑制作用も有していることより PTA 後の再狭窄予防効果も期待されている．ACC/AHA ガイドラインにおいても，シロスタゾール 200 mg/日の使用が跛行症状と歩行距離改善のために有効であると記載されている（class I，レベル A）．臨床上，副作用の一つとして頻脈による動悸を訴

える患者をまれに認めるが，その他にも頭痛や下痢，めまいなどもある．PDE阻害薬は作用機序から心不全患者の不整脈による死亡を増加させる危険性があり，心不全を有するASO症例には推奨されず添付文書において「禁忌」と記載されている．また心筋梗塞に注目すると，シロスタゾール群でその発生頻度が高くなる傾向がみられており，ASO患者において他の抗血小板薬にみられるような心血管イベントを抑制する効果は期待できない[5]．シロスタゾールは主として肝で代謝されて，代謝物の多くは腎に排泄されるので腎障害合併症例には「慎重投与」とされる．これに対して，代謝経路から考慮すると腎障害合併症例においてはベラプロストとチクロピジンが使用しやすいといえる．

5）塩酸サルポグレラート

塩酸サルポグレラートは血小板表面のセロトニン（5-HT）の受容体である5-HT2受容体阻害薬で血小板凝集抑制作用，血管収縮抑制作用，赤血球変形能改善作用を有し，また虚血肢における側副血行路の発達による末梢循環改善作用が期待されている．塩酸サルポグレラートは血圧や心拍数に影響を与えず，作用時間が短いため，高齢者や出血性合併症が危惧される患者においても比較的安全に使用できる．アンプラーグ®を使用した日本人の間歇性跛行に対する臨床試験では，walking impairment qwestionnaire（WIQ）を指標に，日常生活における歩行障害を改善することが示唆された[6]．しかしサルポグレラートの有効性については，間歇性跛行患者に対する大規模試験が存在しないため明らかではない．またヒトにおいてはセロトニン凝集がきわめて弱いため，塩酸サルポグレラートの単独使用では凝集抑制効果は弱いとされる．

6）ベラプロストナトリウム

ベラプロストは血小板表面，血管細胞のアデニル酸シクラーゼ刺激による細胞内cAMPを増加させ抗血小板作用を発現する．本薬剤に関しては，間歇性跛行患者に対する2つの大規模試験において，相反する結果が報告されていることもあり，その臨床効果は確立されていない[7,8]（ACC/AHAガイドライン：classⅢ，エビデンスレベルA）．この大規模試験の中で，2003年にMohlerらが報告した試験では間歇性跛行において有意差を認めなかったが，患者背景に高血圧，脂質異常症，糖尿病の合併率が非常に高く，ankle-brachial pressure index（ABI）値も低かったことから，血管障害が非常に進行した症例が多く含まれていた可能性が示唆された．また，PAD患者において心血管イベントの発生抑制効果が証明されたASO経口治療薬はベラプロストとチクロピジンのみである（図1）．

2．その他の薬物療法

1）エイコサペンタエン酸

エイコサペンタエン酸の血小板凝集抑制作用は，他の抗血小板薬と比較して弱いが，効果発現までに長期間を要する抗動脈硬化作用が注目されている．EPAは，日本人の高コレステロール血症患者を対象とした臨床試験であるJapan EPA Lipid Intervention Study（JELIS）において，HMG-CoA還元酵素阻害薬（プラバスタチンまたはシンバスタチン）と併用した長期投与により冠動脈イベントを抑制することが示され，PADの諸症状にも有効性が認められている[9]．

第VI章 治療

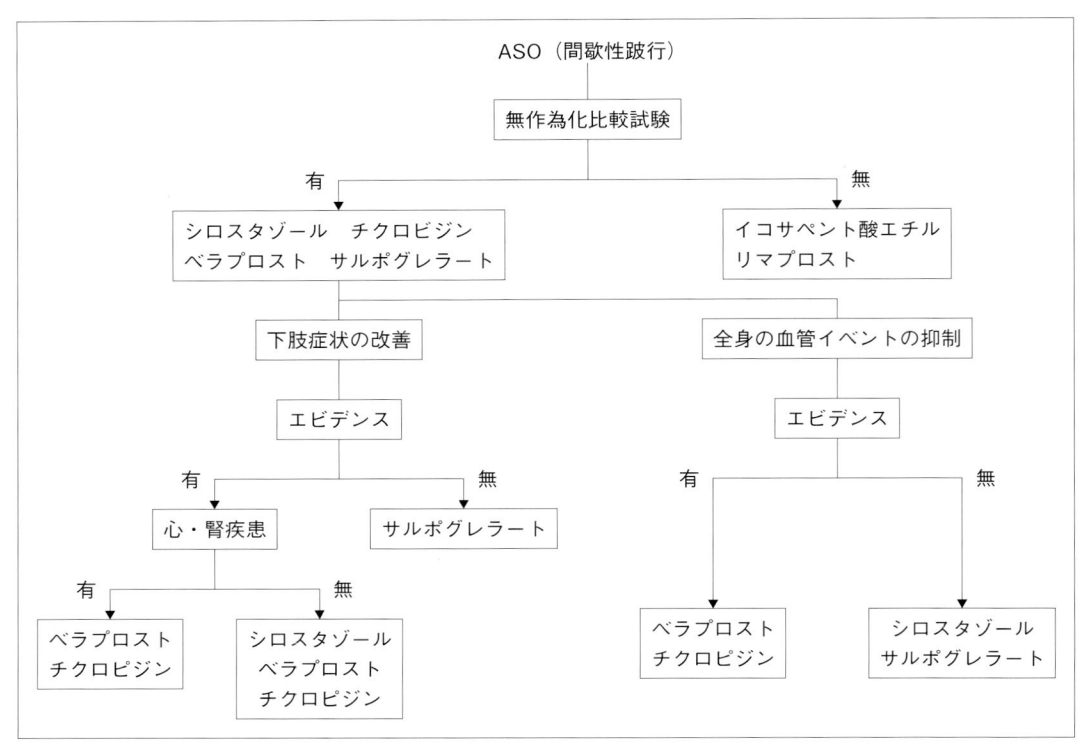

```
                    ASO（間歇性跛行）
                         │
                    無作為化比較試験
                    ┌────┴────┐
                   有          無
                    │           │
         ┌──────────┴──┐   ┌────┴─────┐
         │シロスタゾール │   │イコサペント酸エチル│
         │チクロピジン  │   │リマプロスト│
         │ベラプロスト  │   └──────────┘
         │サルポグレラート│       │
         └──────┬──────┘   全身の血管イベントの抑制
                │                  │
           下肢症状の改善         エビデンス
                │              ┌───┴───┐
              エビデンス         有      無
            ┌───┴───┐           │       │
           有       無         ベラプロスト  シロスタゾール
            │        │         チクロピジン  サルポグレラート
         心・腎疾患  サルポグレラート
         ┌──┴──┐
        有     無
         │      │
      ベラプロスト シロスタゾール
      チクロピジン ベラプロスト
                  チクロピジン
```

図1 合併症を考慮した安全性に基づくASO薬物治療薬の選択

表1 閉経後女性におけるホルモン補充療法に関連した末梢動脈疾患の相対リスク
（自然閉経した55〜80歳：The Rotterdam Study）

ホルモン補充療法	イベント数	対象症例数	年齢で補正した相対リスク†	多変量で補正した相対リスク‡
非施行群	247	1,837	1.00（参照）	1.00（参照）
短期施行群（1年未満）	20	157	0.97（0.60〜1.60）	0.97（0.58〜1.63）
長期施行群（1年以上）	13	169	0.53（0.30〜0.93）	0.48（0.24〜0.85）
施行群全体	34	351	0.70（0.48〜1.02）	0.65（0.44〜0.98）

＊リスク（95％信頼区間）．25例を失ったために施行群全体は短期と長期施行群の合計と一致しない．
†ロジスティック回帰法により年齢で補正
‡ロジスティック回帰法により年齢・喫煙・教育で補正
Westendorp IC, et al. Arch Intern Med 160: 2498, 2000[10] より引用．

2）ホルモン補充療法

自然閉経した55〜80歳までを対象としたThe Rotterdam study（表1）において，1年以上のホルモン補充療法（HRT）施行群では対照群（非施行群）と比較して末梢動脈疾患が52％減少したと報告された[10]．HRTは，閉経後女性において動脈硬化抑制効果は大いに期待できるが，血栓性疾患の既往や婦人科疾患を有する症例には基本的に禁忌であり適応が限定される．また，コントロール不良な高血圧，糖尿病，脂質代謝異常の症例についても病状を悪化させる可能性もあるため十分な注意が必要である．

表2 ASOに対しわが国で使用可能な静注薬剤

薬剤名（一般名）	薬剤名（商品名）	容量（/日）	用法
プロスタグランジンE_1製剤			
アルプロスタジル	プロスタンジン®	40〜120 μg	分1〜2
脂溶性プロスタグランジンE_1製剤			
アルプロスタジル	パルクス®，リプル®	5〜10 μg	分1
抗トロンビン剤			
アルガトロバン	スロンノン®，ノバスタン®	20 mg	分2
抗凝固剤			
ヘパリンナトリウム	ヘパリン	10,000〜20,000 U	持続静注
その他（フィブリノーゲン低下薬）			
バトロキソビン	デフィブラーゼ®	10〜20 BU	分1

＊：BU；バトロキソビン単位

3) HMG-CoA還元酵素阻害薬（スタチン）

先に述べたようにASOは全身動脈硬化症の一部分症であり脂質管理が必要である．特に脂質異常症に加え，高血圧や糖尿病を有する動脈硬化性疾患の発症リスクの高い患者群においては，動脈硬化退縮を目指した積極的な脂質低下療法が必要である．そのため，LDL-C/HDL-C比1.5以下を目標としたストロングスタチンの使用が推奨される[11]．

3. 注射薬

間歇性跛行患者に対して，静脈内投与が可能な製剤として有効性が確立しているのは唯一PGE_1（プロスタグランディンE_1）のリポ化製剤アルプロスタジル（リプル®，パルクス®）である．アルプロスタジルは効果発現が早く強力であるが，血中半減期がきわめて短く大量投与が必要であるため血管痛や血圧低下の副作用が出現しやすく注意を要する．ASOに伴う疼痛や虚血性潰瘍に対しては，わが国で使用可能な薬剤はどれも臨床試験で有効性が示されている．臨床の場において，PGE_1の注射剤（リプル®，パルクス®，プロスタンディン®）やアルガトロバン（スロンノン®，ノバスタン®）の連日投与はしばしば行われているが，どれもエビデンスは得られていない．ACC/AHAガイドラインでは，重症下肢虚血の疼痛軽減および潰瘍治癒促進のためPGE_1製剤の静脈内投与（7〜28日）を考慮しうると記載されている（Class IIb，レベルA）．PGE_1製剤の経静脈的投与で最大歩行距離の改善が報告されているが[12]，安定したPAD症例に対する使用はいずれのガイドラインにおいても推奨されていない．アルガトロバン製剤（ノバスタン®，スロンノン®）は，血小板凝集抑制作用，フィブリン生成阻害作用，血管収縮抑制作用を有し，PADに伴う潰瘍形成や安静時疼痛あるいは冷感などの軽減効果が期待されている（表2）．

以上，PAD症例に対して投与を検討すべき薬剤を記したが，その投与量，効果，主な副作用を表3に示したので参照していただきたい．

4. 血行再建術後の薬物療法

血行再建術後は，個々の患者の有する基礎疾患の厳重な管理が必要であるのはいうまでもない．TASK IIにおいて，血行再建術後は禁忌がない限り抗血小板薬を長期にわたり継続することが推奨されている．血行再建術後のグラフト開存性において，低用量アスピリン投与は高い有用性が得

表3 閉塞性動脈硬化症に対して適応を有する代表的な抗血小板薬

薬剤（経口薬）	使用量（1日量）	代表的な副作用	作用機序
アスピリン	83〜100 mg	アレルギー	シクロオキシゲナーゼ阻害
チクロピジン（パナルジン）	200〜300 mg	無顆粒球症，肝機能障害，出血傾向	P2Y1, P2Y12, ADP受容体阻害
ベラプロスト（ドルナー，プロサイリン）	120 μg	頭痛，顔面紅潮	アデニレートシクラーゼ活性増強
シロスタゾール（プレタール）	200 mg	動悸，頭痛	ホスホジエステラーゼ（Ⅲ型）阻害によるcAMP上昇
塩酸サルポグレラート（アンプラーグ）	300 mg	消化器系症状	セロトニン受容体阻害
イコサペント酸（エパデール）	1,800 mg	出血，下痢	アラキドン酸の遊離阻害，シクロオキシゲナーゼ阻害
注射薬			
PGE_1（プロスタンジン®）	40〜120 μg	血圧低下，肝機能障害	血小板凝集抑制，血管拡張
リポPGE_1（パルクス®，リプル®）	5〜10 μg	血圧低下，血管痛	血小板凝集抑制，血管拡張
アルガトロバン（スロンノン®）	10〜20 mg	出血，肝機能障害	抗トロンビン

られている．自家静脈グラフトはワルファリンで管理されることが多いが，ワルファリンの有用性についてエビデンスは得られていない．

5. おわりに

PAD症例に対する薬物療法としてEBMから総括すると，「下肢症状の改善」ではシロスタゾールを第一に選択すべきであるが，心血管疾患発症の可能性が高い患者においてはアスピリンとクロピドグレルの投与が推奨される．また重症下肢虚血患者に使用を考慮する注射薬は，PGE_1製剤のみである．薬物療法においては，有効性のみに注目しがちであるが，腎臓や心臓疾患合併症例などにおける安全性を考慮し最適な薬物投与を検討することがもっとも重要である．PAD患者に限らず抗血小板薬を投与する際は，ただ漫然と使用するのではなく，「適切な症例に投与しているか」「観血的治療の予定に対して適切に中止され，かつ術後も確実に投与が再開されているか」「副作用への対策はとられているか」「内服している患者本人および家族に必要性の説明がなされ，注意事項が教育されているか」が重要なポイントであると考える．

文献

1) Bertrand ME, Rupprecht HJ, Urban P, et al: CLASSICS study. Circulation 102: 624-629, 2000
2) A randomized, blinded, trial of clopidogrel versus aspirin in patients at risk of ischemic events (CAPRIE). CAPRIE Steering Committee. Lancet 348: 1329-1339, 1996
3) Bhatt DL, Fox KA, Hacke W, et al: clopidogrel and aspirin versus aspirin alone for the prevention of atherothrombotic events. N Engl J Med 354: 1706-1717, 2006
4) Blanchard J, Carreras LO, Kindermans M: Results of EMATAP: a double-blind placebo-controlled multicentre trial of ticlopidine in patients with peripheral arterial disease. Nouv Rev Fr Hematol 35: 523-528, 1994
5) Pratt CM: Analysis of the cilostazol safety database. Am J Cardiol 87: 28D-33D, 2001
6) Matsuo H, Shigematsu H: Effects of the 5-

HT2A antagonist sarpogrelate on walking ability in patients with intermittent claudication as measured using the walking impairement questionnaire. Ann Vasc Dis **1**: 102-110, 2008

7) Lievre M, Morand S, Besse B, et al: Oral Beraprost sodium, a prostaglandin I (2) analogue, for intermittent claudication: a double-blind, randomized, multicenter controlled trial. Beraprost et Claudication Intermittente (BERCI) Research Group. Circulation **102**: 426-431, 2000

8) Mohler ER 3rd, Hiatt WR, Olin JW, et al: Treatment of intermittent claudication with beraprost sodium, an orally active prostaglandin I2 analogue: a double-blinded, randomized, controlled trial. J Am Coll Cardiol **41**: 1679-1686, 2003

9) Yokoyama M, Origasa H, Matsuzaki M, et al: Japan EPA lipid intervention study (JELIS) Investigators: Effects of eicosapentaenoic acid on major coronary events in hypercholesterolaemic patients (JELIS): a randomized open-label, blinded endpoint analysis. Lancet **369**: 1090-1098, 2007

10) Westendorp IC, in't Veld BA, Grobbee DE, et al: Hormone replacement therapy and peripheral arterial disease: the Rotterdam study. Arch Intern Med **160**: 2498, 2000

11) 山崎　力：動脈硬化退縮を目指した脂質管理：LDL-C/HDL-C 1.5 以下を目指すべき患者像を考える．Pharma Medica **26**(8): 95-102, 2008

12) Belch JJ, Bell PR, Creissen D, et al: Randomized, double-blind, placebo-controlled study evaluating the efficacy and safety of AS-013, a prostaglandin E1 prodrug, in patients with intermittent claudication. Circulation **95**: 2298-2302, 1997

第Ⅵ章　治　療
C　血管内カテーテル治療

福岡大学医学部心臓・血管内科学講座
西川宏明，朔　啓二郎

　近年，わが国における超高齢化と食生活の欧米化による生活習慣病の増加に伴い，全身の動脈硬化性疾患が急増している．末梢動脈疾患（peripheral arterial disease：PAD）においても疾病構造は大きく変貌し，1970年代に半数以上を占めていたBuerger病は激減し，現在では閉塞性動脈硬化症（arteriosclerosis obliterans：ASO）によるものが90％以上を占めるようになってきた．特に糖尿病とPAD発症の関連性は多くの研究がなされており，HbA1cが1％増加するにつき，PADのリスクは26％増大とする報告がある[1]．

　ASOをはじめとするPADの治療戦略は，薬物療法や運動療法のような保存的治療から血管内カテーテル治療や外科的なバイパス術といった血行再建術まで幅広く，病態進行の阻止と下肢機能障害の改善が主な目標となる（図1）．PAD患者の5年生存率は，間歇性跛行例では70％前後であるのに対し，重症下肢虚血（critical limb ischemia：CLI）では50％前後と不良であり，治療方針の選択に大きな影響をきたす[2]．また，CLI

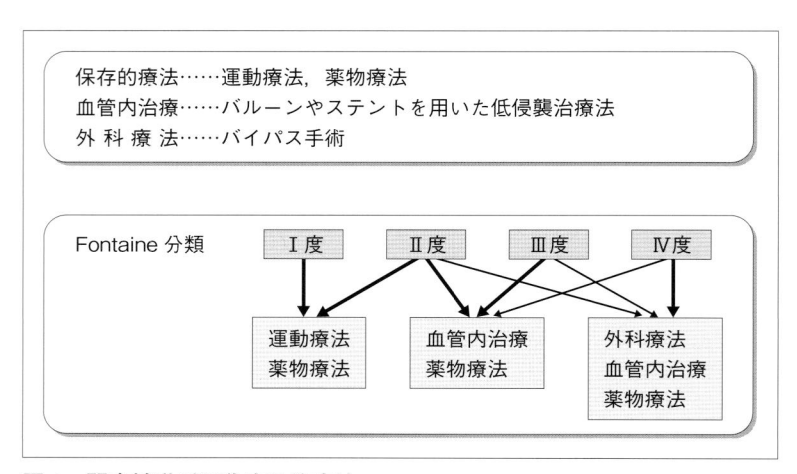

図1　閉塞性動脈硬化症の治療法

症例においては患肢に対して何らかの血行再建術を施行しなければ高率に下肢切断にいたり，ADL および QOL を著しく低下させることになる．その中で血管内カテーテル治療は低侵襲という大きなメリットを有するが，その治療成績は大動脈-腸骨動脈，浅大腿動脈，膝下領域では大きく異なるため，各領域における治療方針も異なってくる．

2007 年に TASC II（Trans Atlantic Inter-Society Consensus II：下肢閉塞性動脈硬化症の診断・治療指針II）が発表され[2]，診断と治療の国際的ガイドラインが表示された．ガイドラインでは，すべての PAD 患者に対して抗血小板薬の投与と危険因子の厳重なコントロール，禁煙を施行すべき治療としている．また TASC II では，症例により従来外科的治療が優先された長い病変や閉塞病変などの複雑病変に対してもカテーテル治療が容認されるようになった．特に膝窩病変に対しては，従来外科的治療が第一選択とされてきたが，最近ではデバイスの改良や発展によりカテーテル治療で同等の救肢率が得られることが多く報告されている．また，Fontain 分類III度やIV度の CLI においても低侵襲であるカテーテル治療（endovascular therapy：EVT）が有効とする報告が多い．

TASC II では，各領域における遠隔期成績のみで治療方針を決定せずに，患者の全身状態によって治療方針を決定する必要性があることを強く記されている．つまり，危険因子のコントロール具合，腎機能障害の有無，喫煙，虚血の重症度などにより治療方針を十分に検討する必要がある．また，わが国においては欧米諸国に比べ使用可能な血管内治療デバイスが制限されているため，カテーテル治療の適応には十分な検討が必要と考えられる．本稿では，適応が拡大傾向にあるカテーテル治療について解説する．

1．大動脈-腸骨動脈領域

大動脈腸骨動脈領域の PTA 手技成功率は，1990 年代前半に報告されたものでも 90％ 以上と良好なものであったが，その長期開存率に関しては施設間により大きく報告が異なった．1991 年，腸骨動脈用ステントとして初期に導入された balloon 拡張型の Palmaz stent が米国で承認を得た．このステントの出現により，PTA による合併症を増やすことなく長期開存率を大きく改善した．熊倉らは腸骨動脈領域に対する血管内治療成績を TASC 分類別に検討しており，その初期成功率は A 型 96％，B 型 94％，C 型 82％，D 型 63％ であり分類間に有意差を認めたと報告している[3]．またステント留置群での開存率は，バルーン拡張群と比較して有意に良好であったとしている（ステント群 1 年 95％，3 年 91％，5 年 86％，バルーン群 1 年 85％，3 年 72％，5 年 61％）．また最近の多くの学会報告などからみても，この領域における血管内治療の初期成功率は，短区域狭窄病変では大体 100％ であり，1 年開存率で 85％ 前後，3 年で 80％ 前後，5 年で 70 前後といえる．一方，外科的血行再建術の遠隔成績に注目すると，西部らは 281 例 399 肢に対して施行した大動脈-大腿動脈バイパス術において 5 年の一次開存率は A 型で 100％，B 型 89.1％，C 型 98.9％，D 型 96.3％ と報告しており[4]，特に C 型および D 型に関してはカテーテル血管内治療と比較して明らかに優れた成績であった．しかしながら，下肢においてもステントの開発・改良は日進月歩であり，最近は balloon expand stent として Express™ vascular LD，self expand stent では S. M. A. R. T. stent が臨床の場において広く使用されるようになった．これらのステントの治療成績は従来品と比較して優れているため，TASC 各分類においても血管内治療が注目されるように

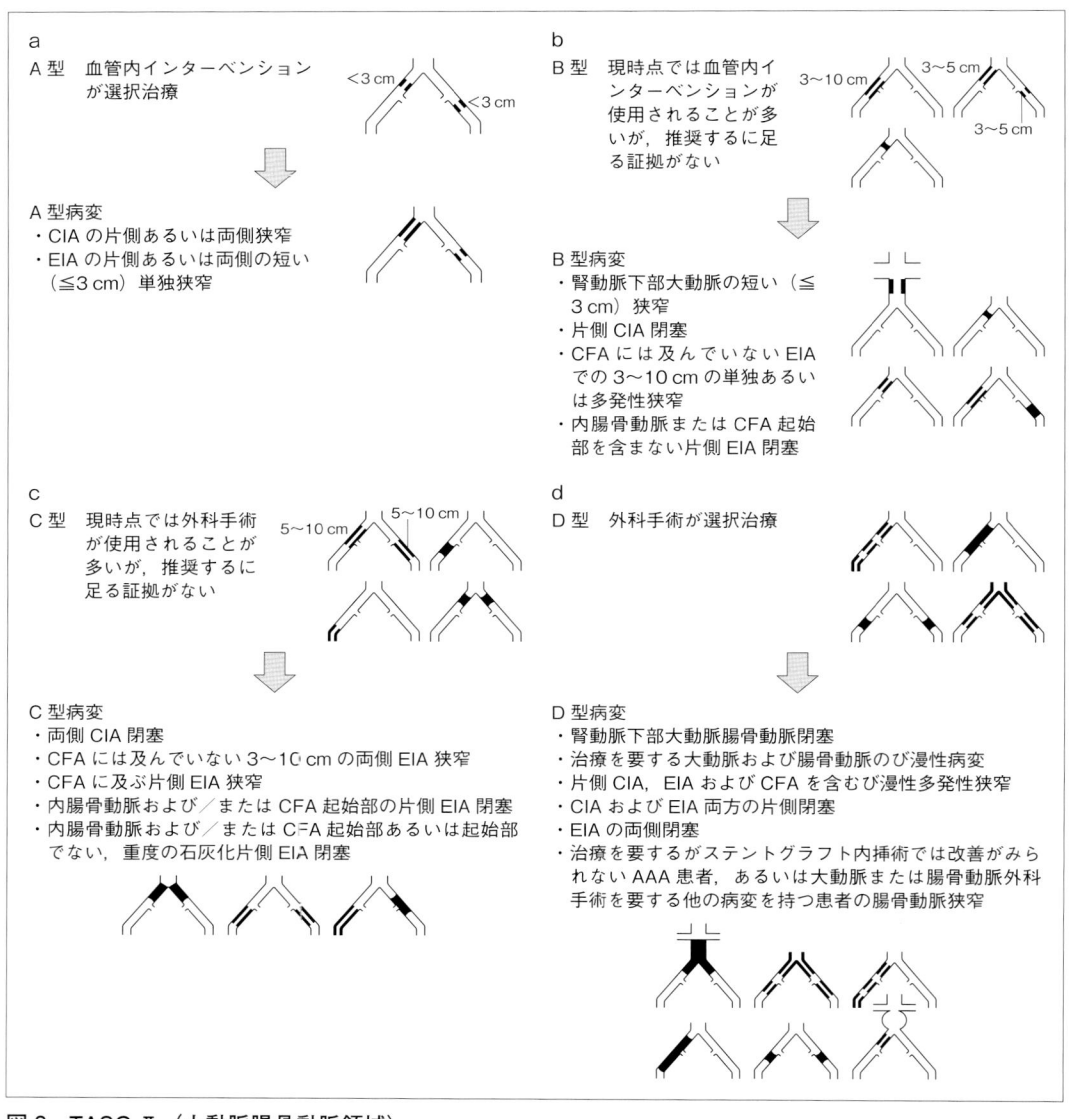

第Ⅵ章 治療

```
a
A型 血管内インターベンション
    が選択治療                          <3 cm      <3 cm

A型病変
・CIAの片側あるいは両側狭窄
・EIAの片側あるいは両側の短い
 （≦3cm）単独狭窄

b
B型 現時点では血管内イ         3〜10 cm    3〜5 cm
    ンターベンションが                      3〜5 cm
    使用されることが多
    いが，推奨するに足
    る証拠がない

B型病変
・腎動脈下部大動脈の短い（≦
 3cm）狭窄
・片側CIA閉塞
・CFAには及んでいないEIA
 での3〜10 cmの単独あるい
 は多発性狭窄
・内腸骨動脈またはCFA起始
 部を含まない片側EIA閉塞

c
C型 現時点では外科手術   5〜10 cm   5〜10 cm
    が使用されることが
    多いが，推奨するに
    足る証拠がない

C型病変
・両側CIA閉塞
・CFAには及んでいない3〜10 cmの両側EIA狭窄
・CFAに及ぶ片側EIA狭窄
・内腸骨動脈および／またはCFA起始部の片側EIA閉塞
・内腸骨動脈および／またはCFA起始部あるいは起始部
 でない，重度の石灰化片側EIA閉塞

d
D型 外科手術が選択治療

D型病変
・腎動脈下部大動脈腸骨動脈閉塞
・治療を要する大動脈および腸骨動脈のび漫性病変
・片側CIA，EIAおよびCFAを含むび漫性多発性狭窄
・CIAおよびEIA両方の片側閉塞
・EIAの両側閉塞
・治療を要するがステントグラフト内挿術では改善がみら
 れないAAA患者，あるいは大動脈または腸骨動脈外科
 手術を要する他の病変を持つ患者の腸骨動脈狭窄
```

図2 TASC Ⅱ（大動脈腸骨動脈領域）

なった．

　この領域においてTASC 2000からTASC Ⅱでの改訂は少なく（図2a〜d），type Aでは血管内治療が適応とされる（図3）．図2bに示すように3cm未満の大動脈狭窄病変と片側の外腸骨動脈閉塞がカテーテル治療適応と考えられるtype Bへ改訂された（図4）．Type Dは，腎動脈下の大動脈完全閉塞，大動脈から連続して腸骨動脈にいたる狭窄病変，総腸骨動脈から大腿動脈にいたる狭窄病変，総腸骨動脈から外腸骨動脈にいたる閉塞病変，両側外腸骨動脈閉塞病変，腹部大動脈瘤を合併した総腸骨動脈病変が相当し，手術療法の絶対的適応とされている．しかし現状では，この領域に対する手術侵襲が大きい問題もあり，またEVTが外科的手術と比較して，5年開存率は約70〜80％と決して劣るものではないためTASC Ⅱ分類A〜Dのいずれの症例においてもEVTをfirst choiceとしている施設が増えている

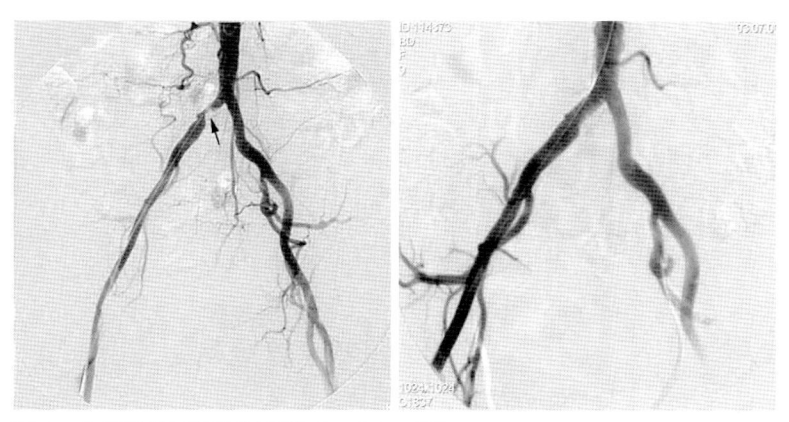

図3　右総腸骨動脈病変症例（TASC A 型）

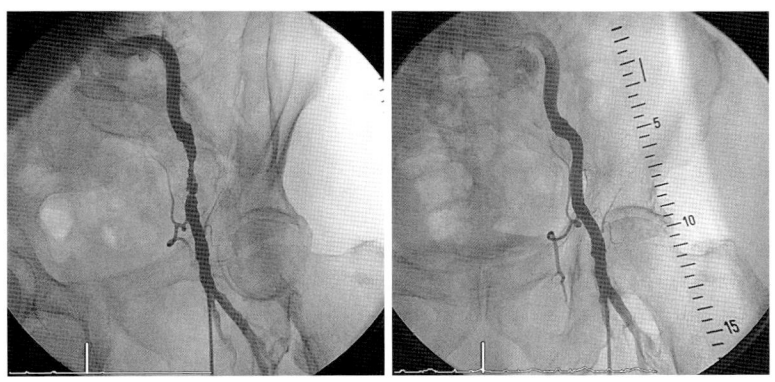

図4　左外腸骨動脈狭窄症例（TASC B 型）

と思われる．

　腸骨動脈領域の血管内治療においては，provisional stenting ではなく primary stenting の治療方針が一般的と思われるが，原則としてバルーン拡張後の recoil や残存狭窄，有意な（10 mmHg 以上）圧較差の残存や血管解離が生じた際にステント留置が適応となる．一般的にステントの選択においては，血管の蛇行が強く，病変長が長い症例に対しては self expand stent が，高度石灰化を呈して弾性リコイルが大きな病変や分岐部病変や外腸骨動脈起始部などの病変に対しては radial force の強い balloon expand stent が選択されることが多い．

　しかしステント使用の有無で慢性期成績に有意差を認めなかった報告もあるため，今後も詳細な治療方針についてはさらなる検討が必要と思われる．

2.　大腿膝窩動脈領域

　本領域において TASC 2000 では，5 cm 以上の完全閉塞病変は TASC D と定義され手術療法の絶対適応であったが，TASC Ⅱ では総大腿動脈または浅大腿動脈（>20 cm，膝窩動脈を含む）の慢性完全閉塞，膝窩動脈および近位三分枝血管の慢性完全閉塞が TASC D と定義され大きく改訂された（図5a〜d）．TASC 2000 では，この領域におけるステントの1年開存率は balloon ex-

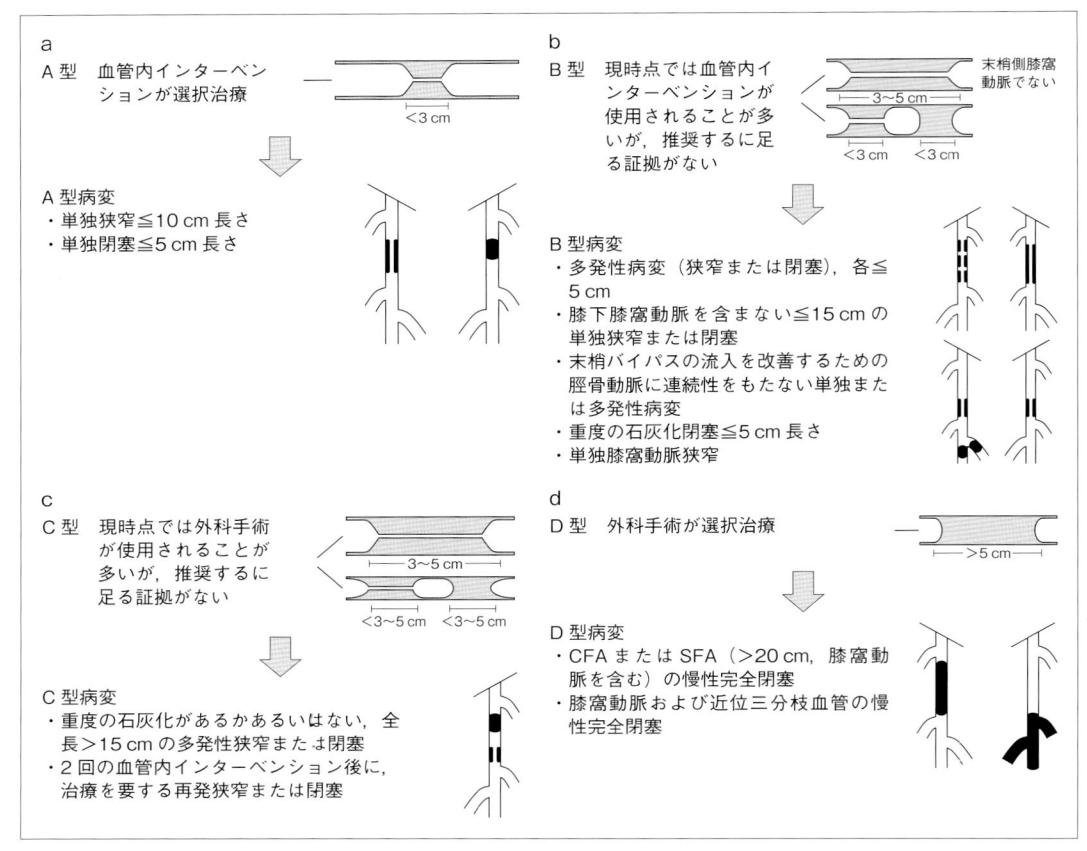

第Ⅵ章　治療

```
a
A型　血管内インターベン
     ションが選択治療
        ↓
A型病変
・単独狭窄≦10 cm 長さ
・単独閉塞≦5 cm 長さ

b
B型　現時点では血管内イ
     ンターベンションが
     使用されることが多
     いが, 推奨するに足
     る証拠がない
        ↓
B型病変
・多発性病変（狭窄または閉塞）, 各≦
 5 cm
・膝下膝窩動脈を含まない≦15 cm の
 単独狭窄または閉塞
・末梢バイパスの流入を改善するための
 脛骨動脈に連続性をもたない単独ま
 たは多発性病変
・重度の石灰化閉塞≦5 cm 長さ
・単独膝窩動脈狭窄

c
C型　現時点では外科手術
     が使用されることが
     多いが, 推奨するに
     足る証拠がない
        ↓
C型病変
・重度の石灰化があるかあるいはない, 全
 長＞15 cm の多発性狭窄または閉塞
・2 回の血管内インターベンション後に,
 治療を要する再発狭窄または閉塞

d
D型　外科手術が選択治療
        ↓
D型病変
・CFA または SFA（＞20 cm, 膝窩動
 脈を含む）の慢性完全閉塞
・膝窩動脈および近位三分枝血管の慢
 性完全閉塞
```

図 5　TASC Ⅱ（大腿膝窩領域）

pand stent の Palmaz Stent あるいは self expand stent である WALL Stent のいずれにおいても 60～65% 程度と不良であり，カテーテル治療の適応は限局性病変に限定したものであった．しかし，新しく開発された nitinol 性ステント使用下での治療の遠隔期成績が改善したため，TASC Ⅱでは血管内治療の適応病変が広大したものとなった．Self expand stent の nitinol 性 S. M. A. R. T. stent の 1 年開存率は 80% 以上と従来のステントと比較して非常に優れた成績が多く報告されている[5]（表）．しかし，将来的にバイパス手術が必要となる可能性が高い症例においては，non-stent zone へのステント挿入は必ず避ける必要がある（図 6 zone A, D）．諸外国では，この領域において臨床使用が可能なアテレクトミーなどのステントを回避するデバイスが開発されているが，わが国において使用可能な特殊デバイスは cutting balloon のみである．

　本領域において，TASC A, B の病変では nitinol 性ステントによる治療成績のほうがバルーン単独と比較して年開存率は良好であった[6]．しかし浅大腿動脈領域は，慢性的に物理的なストレスが生じやすい解剖学的特徴により「ステント破損（stent fracture）が発生しやすい」という大きな問題点を抱えている[7]（図 6 zone B）．Singh らは浅大腿動脈領域に使用した nitinol 性の自己拡張型ステントにおいて 14% に stent fracture が発生したと報告している[8]．また，Stent fracture は 10 cm 以上の長いステントを留置した際の重なり部分で発生しやすいことも報告されている．

表 FESTO Trial

	S.M.A.R.T.	SELFX	LUMINEXX
X線撮影によるフォローアップ数	53 (83%)	29 (50%)	48 (59%)
フォローアップまでの期間	15 mo±5	11 mo±4	9 mo±4
ステントフラクチャー発生率	15% (8/53)	31% (9/29)	52% (25/48)
Grading 1. 軽度（ストラット1本以下）	3 (38%)	4 (44%)	4 (16%)
2. 中度（ストラット1本以上）	3 (38%)	3 (33%)	5 (20%)
3. 重度（セグメント断裂）	2 (25%)	2 (22%)	14 (56%)
12カ月一次開存率	82.1%	43.9%	27.1%

Scheinert D. Oral Presentation, TCT 2004.

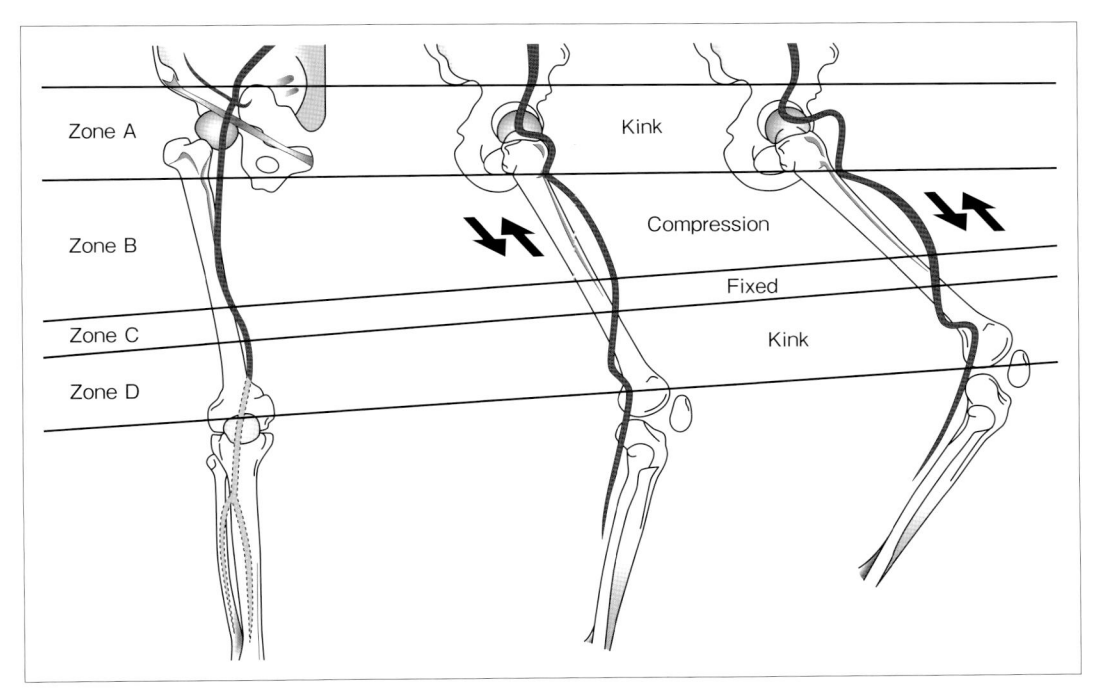

図6　浅大腿動脈領域のステント挿入制限
Smouse HB, et al. Biomechanical forces in the femoropopliteal arterial segment. Endovascular Today 4: 60-66, 2006 より改変.

Stent fracture は慢性期の治療成績を低下させる可能性があり，この領域においては依然としてバイパス術の遠隔期開存率にはいたっていない．よって，病変が複雑である TASC C, D において，特に病変長を有する多発性狭窄や完全閉塞病変に対するカテーテル治療の長期開存性は不良であるため外科的手術が推奨されている．

最近のカテーテル治療におけるデバイスの改良と進化はめざましく，また加えて血管超音波技術の向上により，複雑病変においても血管内治療での長期開存率は改善してきていると思われる．血管超音波の使用により，特に閉塞病変に対する固いガイドワイヤーを使用した際の血管穿孔や解離腔への迷入が減り，即時に標的血管径が測定できるためバルーンサイズやステントサイズの決定にも有用であり，また何より透視時間の短縮につながる．

当然のことながら下肢治療の領域においても，冠動脈病変に対するものと同様に，再狭窄を減少する薬物溶出性ステント（DES）への期待は大きい．S. M. A. R. T. stent にシロリムスを塗布した SIROCCO II 試験において，DES 群 24 例と従来の S. M. A. R. T. stent（BMS）26 例を比較したところ，6 カ月後の再狭窄率（DES 群 0％，BMS 群 7.7％）や late loss（DES 群 0.38 mm，BMS 群 0.68 mm）は DES 群で良好な傾向を示したが，24 カ月後の血管超音波検査による追跡調査では再狭窄率は 25％ 前後で同等であった[9]．この DES 群で有効性を認めなかった原因として stent fracture が 14％ に発生したことや，ポリマーの性状や薬物濃度が不十分であったことが指摘されている．この結果から，下肢における薬物溶出性ステントのさらなる改良が求められ，stent fracture が極力発生しにくいステントの開発が期待される．

現在，すでに欧米で使用可能である浅大腿動脈専用ステントの「LIFE ステント」が注目されている．LIFE ステントは，バルーンとの比較において 6 カ月後の開存率は有意に改善し，stent fracture 率も 1.5％ と低率であり[10]，従来のステントと比較し柔軟性と耐久性を兼ね備えており，継続的なストレスが加わる SFA に対応可能なステントとして大いに期待したい．

3. 膝下動脈（脛骨・腓骨動脈）領域

本領域に対する侵襲的治療は，CLI 症例に合併した病変においてのみ適応とされる．下肢治療の全般にいえることであるが，カテーテル治療あるいはバイパス術の治療目的は，安静時疼痛の改善，難治性潰瘍の治癒，救肢であり，たとえ下肢切断にいたった症例であっても術創部の早期回復を期待するものである．

CLI 症例に併発した脛骨・腓骨動脈の病変は，び漫性で血管径が小さく，狭窄あるいは閉塞長が長いため大半の症例は手術療法の適応となる．遠隔期開存率は，カテーテル治療はバイパス術と比較して有意に低く，特に長く，び漫性の小血管病変では 1 年開存率は 20％ 以下と非常に低い．一方，バイパス術では大腿-脛骨バイパス術において自家静脈使用で 5 年開存率 75％ 前後である．よって，全身状態が良好な症例においてはバイパス術がもっとも優先される領域と考えられる．

しかし，高齢者や全身状態の悪い症例においては救肢処置としてカテーテル治療を余儀なくされることも多い．血管内治療は低侵襲であり，高リスク症例における下肢切断を回避する目的で，近年この領域でのカテーテル治療が注目されている．わが国では欧米諸国と異なり，CLI 症例の大半は透析患者である．透析患者では血管径が細く，石灰化が高度であり，長い閉塞あるいは狭窄病変を有し，多枝病変であることが多く，バルーン拡張のみで対処するには非常に困難のように思われる．先述したように，この領域における治療

目的から考え，カテーテル治療においては膝下動脈3分枝（前脛骨動脈，後脛骨動脈，腓骨動脈）すべての血行再建を行う必要はなく，足背動脈，足底動脈への血圧を増やすことが目的なので確実に1枝の開存が得られるような手技を選択すべきである（Straight line の確保）．可能であれば足背動脈，足底動脈の弓部の拡張を行い，潰瘍，壊疽を起こしている支配血管までの拡張を行う．特に歩行する際にもっとも重要な踵領域を支配する血行再建を優先する必要があり，下肢動脈造影を行う際は踵，指先にいたるまで十分に観察することが重要である．この領域の血管内治療では長期的な開存は求めておらず，傷が治るまでの間の血流確保が目的となる．つまり，amputation の生命予後が不良であることから，CLI の治療が完全でなくても，Above knee amputation から Below knee amputation に移行することで，生命予後が延びると考えられる（In flow の改善）．

　Basil trial に注目すると，3年以内の救肢率はバルーンのみの血管内治療とバイパス治療で有意差を認めなかった[11]．この結果より，特に糖尿病腎症を基礎に透析導入に陥った CLI 症例においては，3年越えの生命維持が難しいものが多く，血管内治療を優先して行う症例が当施設においても増してきている．この領域のカテーテル治療時に，血管解離が大きく生じた場合は bail-out にてステントを使用するが，再狭窄率は50%前後とする報告が多い．バルーン以外の治療器具として欧米ではガイドワイヤーやバルーン通過困難な際にエキシマレーザー，分岐部病変での Silver-Hawk（FoxHollow）というアテレクトミーの使用がなされている．また鼠径部以下病変の血管形成術において，短いバルーン拡張時間（30秒）と長いバルーン拡張時間（180秒）を比較すると，後者のほうが有意に血管解離は少なく，残存狭窄の減少が観察されたという報告がある[12]．当施設においても，この領域では2.0〜2.5 mm 程度のバルーンを使用した低圧ロングインフレーション（1回の拡張に3〜5分）を行っている．

4. おわりに

　以上，下肢の治療における現状を説明してきたが，閉塞性病変の領域から選択される治療手技の検討のみでなく，生命予後や治療による合併症を留意し，出来る限り低侵襲な手技を目指すことが重要である．また臨床の場において，カテーテル治療による血流改善のみで容易に救肢が得られるものではなく，血管外科医，形成外科医やフットケアスタッフとの密接な連携を持つことが何よりも大切と思われる．

文献

1) Selvin, E, Marinopoulos S, Berkenblit G, et al: Meta-analysis: glycosylated hemoglobin and cardiovascular disease in diabetes mellitus. Ann Intern Med 141: 421-431, 2004
2) Norgren L, Hiatt WR, Dormandy JA, et al: on behalf of the TASC II Working Group: Inter-Society Consensus for the Management of Peripheral Arterial Disease（TASC II）. J Vasc Surg 45（supplS）: S5-S67, 2007
3) 熊倉久夫，戸塚雅之，金井宏義，他：下肢閉塞性動脈疾患　TASC と日本における治療選択基準　閉塞性動脈硬化症に対する血管内治療の TASC 分類別治療成績の検討．脈管学 45：499-505，2005
4) 西部俊哉，宮崎慶子，クドウ・ファビオ，他：大動脈-大腿動脈バイパス術の遠隔成績：TASC 分類による術式選択．脈管学 45：512-524，2005
5) Sabeti S, Schillinger M, Amighi J, et al: Primary patency of femoropopliteal arteries treated with nitinol versus stainless steel self-expanding stents: propensity score-adjusted analysis. Radiology 232: 516-521, 2004
6) Schillinger M, Sabeti S, Loewe C, et al: Balloon angioplasty versus implantation of nitinol stents in the superficial femoral artery. N Engl J Med

7) Scheinert D, Scheinert S, Sax J, et al: Prevalence and clinical impact of stent fractures after femoropopliteal stenting. J Am Coll Cardial **45**: 312-315, 2005
8) Rocha-Singh K: Nitinol stent fractures in the superficial femoral artery. J Am Coll Cardiol **41**: 79A, 2003
9) Duda SH, Pusich B, Richter G, et al: Sirolimus-eluting stents for the treatment of obstructive superficial femoral artery disease: six-month results. Circulation **106**: 1505-1509, 2002
10) Schillinger M, Sabeti S, Loewe C, et al: Balloon: angioplasty versus implantation of nitinol stents in the superficial femoralartery. NEJM **358**, (18): 1879-1888, 2006
11) Adam DJ, Beard JD, Cleveland T, et al: Bypass versus angioplasty in severe ischemia of the leg (BASIL): multicentre, randomized, controlled trial. Lancet **366**: 1925-1934, 2005
12) Zorger N, Manke C, Lenhart M, et al: Peripheral arterial balloon angioplasty: effect of short versus long balloon inflation times on the morphologic results. J Vasc Interv Radiol **13**: 355-359, 2002

第Ⅵ章 治 療
D 外科的血行再建

東京医科大学外科学第二講座（血管外科）
駒井宏好，重松 宏

1. 外科的血行再建の適応

　閉塞性動脈硬化症の治療で外科的血行再建は保存的治療の進歩した現代においてももっとも重要な治療法とされている．それは血流を正常に戻すためのもっとも有効な方法だからである．しかし半面，外科的治療には合併症が少なからず存在することも事実である．そこで重要なのはどの患者にどのタイミングで外科的血行再建を施すかの決定にある．最小限の危険性で最大限の効果をあげるための治療戦略を立てることは，血管外科医にとって重要な任務である．

　近年発表された国際的なガイドラインであるTASC Ⅱ[1]においても血行再建の適応は厳格に考慮するよう記載されている．まず間歇性跛行患者に対する第一選択としては，抗血小板薬を中心とする薬物療法と運動療法が推奨されている．通常3〜6カ月のこれら保存治療によっても症状の改善が認められず患者の希望が強い場合は外科的血行再建を考慮する．一般的にはABIが0.5以下で間歇性跛行距離が100〜200 m以下，画像診断で長区域，多分節の動脈狭窄，閉塞が認められた患者にはきちんとしたインフォームドコンセントのうえでバイパス術を考慮する．ただ近年，安全で確実な手技が確立されてきた腸骨動脈領域の血管内治療に関してはより早期からの適応が容認されている．これに対して虚血性下腿潰瘍や壊死を伴ういわゆる重症虚血肢患者では保存的治療で時間を費やすことなく早期に外科的血行再建を考慮すべきである．さもなければ患者の下肢を救うチャンスを失うのみならず，敗血症や心不全を併発し早期に死にいたることもまれではないからである．

　外科的血行再建を考慮する際にもっとも重要なことは，安全に手術が施行できるかどうかである．バイパス術の多くは全身麻酔による比較的長時間の手術となるため患者の身体への侵襲も大きく，術前の全身状態の評価が重要となる．特に同じ動脈硬化性疾患の冠動脈疾患，脳血管疾患の併存している患者が多く[2]，それらの精査は周術期を安全に乗り切るためには不可欠である．その評価の結果を考慮したうえでの手術適応の決定がなされるべきである．重症下肢虚血患者のバイパス術ではこの他に使用する代用血管としての良質な静脈の有無や吻合部の動脈石灰化，患者の術前の

ADL, 認知症の有無など種々の因子を考慮して手術適応を決定することになる.

2. 外科的血行再建の種類

1) バイパス術

a. 大動脈-大腿動脈バイパス術 (図1)

両側, または片側の腸骨動脈の狭窄, 閉塞において大動脈から病変部を飛び越した後の開存する末梢の動脈に代用血管で新たな血行路を作成する術式である. 病変の位置によって大動脈-両側大腿動脈バイパスとしたり, 病変が総腸骨動脈に限局していれば大動脈-外腸骨動脈バイパスとしてもよい. また逆に総腸骨動脈が正常に近ければ総腸骨-大腿動脈バイパスという術式も成立する. 腸骨動脈病変の特殊なタイプとして大動脈高位閉塞がある. この疾患の根本的な病態は, 動脈硬化性の両側腸骨動脈閉塞と中枢側盲端部への血栓の伸展と考えられている[3]. 中枢側は二次血栓であることが多いので, たとえ閉塞が腎動脈直下で吻合の縫いしろが腎動脈にかかるようにみえてもほとんどの場合は血栓を取り除いた後の腎動脈下大動脈で中枢側吻合が行え, 分枝型人工血管でのバイパス術が可能である.

b. 大腿-大腿動脈交差バイパス術 (図2)

一側の腸骨動脈狭窄や閉塞症例では, 健側の血流量が正常であればそこから患側に血液を導く交差バイパス術という術式が適応となる. これは本来の動脈が通らないルートを通すので非解剖学的バイパス術といわれ, 大動脈-大腿動脈バイパス術の適応とならないような全身状態の悪い症例, 生命予後の短いことが予想される症例にのみ適応とされていたこともある. しかし, この術式は局所麻酔のみでも手術可能な低侵襲性という利点がある. 手術方法は両側の鼠径部を切開して大腿動脈を露出し, 皮下にトンネルを作りここにグラフトを通して両側大腿動脈間を交通させる, というものである. また, 健側の吻合を外腸骨動脈に置き, 患側の大腿動脈にバイパスする外腸骨-大腿

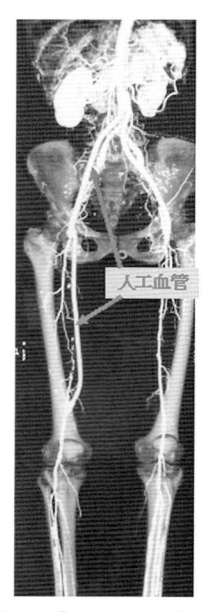

図1 大動脈-両側大腿動脈バイパス術および右大腿-膝上膝窩動脈バイパス術併施例の術後CTアンギオグラム

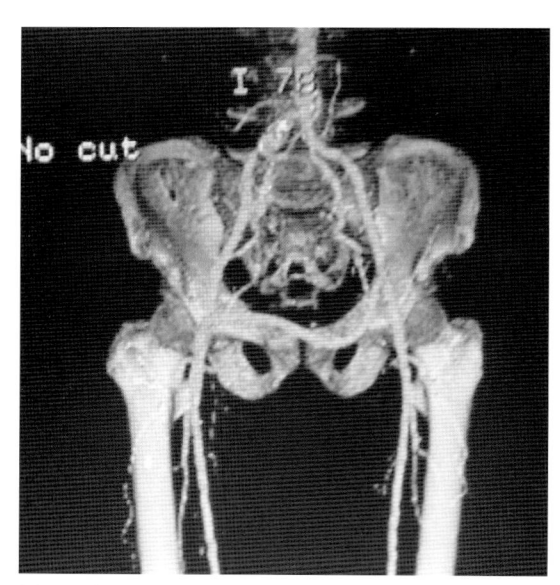

図2 外腸骨-大腿動脈バイパス術の術後CTアンギオグラム

動脈交差バイパス術という方法もあり，筆者らもこの方法をとることが多くなってきている．グラフトの通過経路は腹直筋背側の Retzius 腔で，体外からの圧迫を受けにくい．この方法だと感染のリスクが高まる鼠径部の創を一つだけにすることができる．鼠径靱帯下を一度しか通らないので屈曲による閉塞の恐れも少なくなる．また一般的に，外腸骨動脈は動脈硬化病変が少なく良好な血管壁の部分での吻合が可能である，などの利点がある．さらにこの術式の最大のメリットは，健側大腿動脈に手術操作が加わらず正常のままで残ることから，ここから将来的に血管内治療などのアクセスルートが容易にとれる，ということにある．

c．腋窩-大腿動脈バイパス術（図3）

腋窩動脈を流入血管として使用し，グラフトは皮下を通して鼠径部に導き大腿動脈と吻合する術式である．交差バイパスと同様非解剖学的バイパス術であるが，違いとしては皮下を通る距離が非常に長いことである．胸部，腹部の前面外側を通すため，圧迫による閉塞の可能性も高く，皮下に近いことから感染のリスクも伴う．手術としてはやはり低侵襲で，場合によっては局所麻酔下での手術も可能であるが，長期開存性に問題があるため開腹手術に適さない患者，高度なリスクを伴う患者への適応に限られている．

d．大腿-膝窩動脈バイパス術（図1）

バイパス術のなかではもっとも一般的で多く行われている術式で，鼠径部の大腿動脈から膝関節周囲の膝窩動脈にバイパスする方法である．膝上膝窩動脈を末梢側吻合とする場合は，人工血管を用いても自家静脈を用いても遠隔成績に大差はないとされているため，主に人工血管を使用することが多い．ただし，膝下膝窩動脈を末梢側吻合とする場合は膝関節を超える比較的長い距離のバイパスとなるため，代用血管の第一選択は自家静脈となる．自家静脈を使用すれば遠隔開存率も膝上

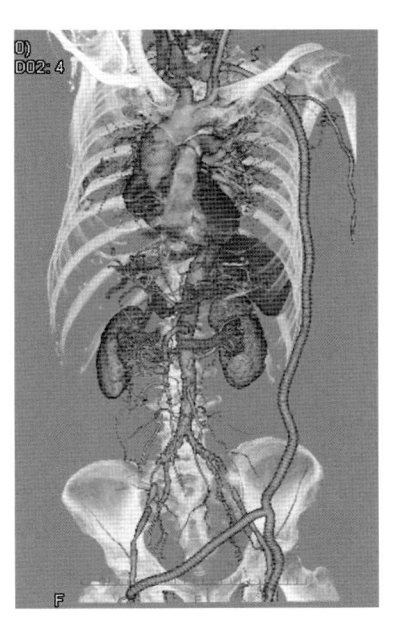

図3　腋窩-両側大腿動脈バイパス術の術後CTアンギオグラム

へのバイパスとは遜色ないと報告されている．膝上の吻合は通常膝関節上やや中枢側の内側で大腿四頭筋と縫工筋の間を切開して膝窩動脈に達する．膝下の吻合では膝関節直下の脛骨内側に背側から付着する筋膜を切開して，腓腹筋の前面で膝窩に到達する．

e．下腿動脈バイパス（distal bypass）（図4）

近年，糖尿病，透析患者の増加とともに増えてきているのが下腿動脈の病変である[4]．下腿動脈は腸骨，大腿動脈と異なり側副血行路の発達が悪く，その閉塞で下腿は容易に重症虚血化しうる．カテーテルによる血管内治療も他部位に比べてまだまだ成績が悪く，バイパス術による血行再建が必須といわれている．下腿へのバイパスでは中枢側吻合は大腿動脈や膝上，膝下膝窩動脈に置くことが可能である．末梢側吻合部位の決定は開存する動脈の性状が長期開存を見込めるかどうか，足部までの血流を確保できるかどうか，容易に到達可能かどうか，などを考慮して通常膝下三分岐直後の前脛骨，後脛骨，腓骨動脈中枢側や足関節部

第Ⅵ章 治療

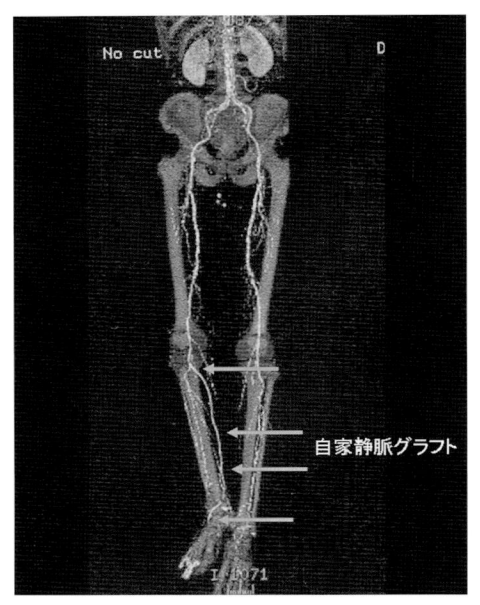

図4 右下腿動脈バイパス術（膝下膝窩-後脛骨-足背動脈バイパス術）の術後 CT アンギオグラム

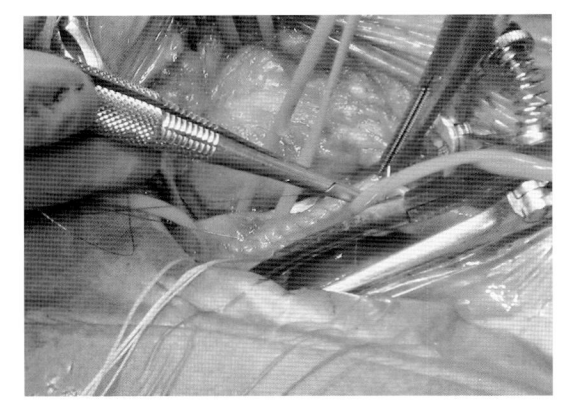

図5 大腿動脈血栓内膜摘除術の術中写真
大腿動脈の血栓内膜を取り去り直接縫合にて閉鎖している．

前面の前脛骨から足背動脈，内果背側の後脛骨動脈，またこれらの動脈が吻合に適さない場合には足底動脈も末梢側吻合部として選択する．これらの血管の内径は 1～2 mm と細く，動脈硬化性病変も強い場合が多いので長期開存を得るためには自家静脈の使用が必須である[5]．術式としては表在静脈を摘出して静脈弁による血流方向を考慮して中枢，末梢を逆にして使用する reversed vein bypass，グラフトの口径差を少なくするため向きは同じ方向にして使用し，弁を専用のバルブカッターで破壊して血流を確保する non-reversed vein bypass，表在静脈を存在する位置において分枝のみを処理し静脈自体への栄養血流を確保したままバイパスする in-situ vein bypass などがある．それぞれ一長一短があり，術者の慣れなどにもより使い分けることとなる．

2）血栓内膜摘除術（図5）

慢性閉塞している動脈を切開し器質化した血栓と肥厚した内膜を一塊として取り出し，一部の中膜と外膜のみを残して閉じることにより内腔を確保する術式である．近年のバイパス術や血管内治療の進歩に伴い適用されることは少なくなってきたが，特定の部位における短区域の狭窄，閉塞病変に対しては非常によい適応となることがある．総大腿動脈の狭窄，閉塞では血管内治療を行ううえでアクセスが問題となることや，ステントが置けない部位であること，大腿深動脈の血流を確保しなければならないことなどが問題となり，施行できない場合が多い．その際には局所を切開し，血栓内膜を取り除き大腿深動脈の入口部も直視下で確保（大腿深動脈形成術）することができるこの方法は優れている．大腿深動脈は下肢の血流を保つうえで非常に重要な側副血行路の供給源であることから，常に温存を考慮しなければならない．内膜切除後の末梢端はその部位から解離が生じないように内膜断端を糸で固定することが必要である．また，切除後の血管を直接縫合することによって狭窄が生じるようなら静脈や人工血管などでパッチ拡大を行うこともある．

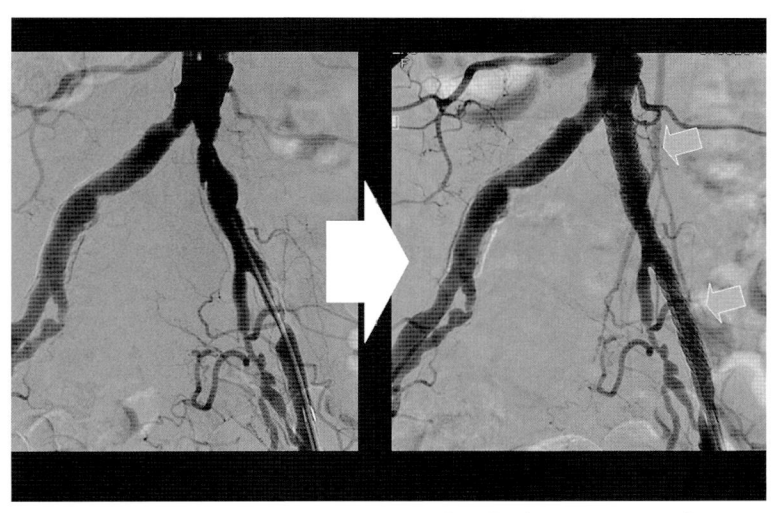

図6 左総および外腸骨動脈に対する血管内治療（ステント留置術）

3）血管内治療

近年，血管内治療の発達がめざましく，各地での症例数が急激に伸びているのが現状である．本治療法の最大の利点は，局所麻酔で行える低侵襲性にある．入院期間も数日で社会復帰もごく早期に可能となる．成績も以前と比べ飛躍的に改善しており，特に腸骨動脈領域に対する血管拡張療法およびステント留置術（図6）はほぼ外科的バイパス術に匹敵する遠隔予後が明らかにされてきており，第一選択として施行されるようになってきた[6]．しかし，長区域の閉塞病変に対してはその遠隔開存率がやや劣り，大動脈高位閉塞などでは安全性の意味から未だ適応とするかどうか議論のあるところである．また大腿動脈領域では短区域の狭窄にはよい適応とされ，TASC II 分類でのA, B病変には積極的に施行されるようになってきたが，一般的には一次開存率が1年で70％程度であり，複数回の治療またはバイパス術への移行の可能性を考慮しておかなければならない[7]．鼠径部や膝窩部でのいわゆる"non-stenting zone"にステントなどがかかると以後のバイパス術への移行が難しくなったり閉塞した場合より重症化する可能性があるため慎重に施行すべきであろう．しかし，その低侵襲性から今後デバイスの改良や保険適応の見直しなどで今後ますます適応患者の拡大が見込まれている．下腿動脈病変に関しては未だに血管内治療のみでは長期間有効な効果を得られないという意見が多い．動脈径が細く長区域の石灰化を伴う病変が多く，また閉塞により容易に下腿壊死にいたるため，救済のためのバイパス術を施行するタイミングも逸してしまう可能性があるからである．冠動脈に使用されている薬剤溶出性ステントの使用で再狭窄率は改善したとの報告もあるが，遠隔期の成績はまだ確かめられていないのが現状である[8]．この領域への血管内治療は現時点ではバイパス術の施行不可能な患者で下肢切断を回避する最期の手段としての適応がもっとも妥当であろう[9]．

4）下肢切断術

バイパス術や血管内治療をもってしても血流の確保ができない潰瘍，壊死を伴う重症虚血肢患者に対しては下肢切断術を考慮しなければならない．これは虚血による疼痛は血流が確保できなけ

第Ⅵ章　治療

れば半永久的に持続するものであることや，皮膚欠損部より感染が生じ敗血症で各臓器障害や死にいたることがあるからである．特に全身状態の悪い患者，糖尿病患者，透析患者などは短期間に敗血症となることがあるため，下肢切断も早期に実施を考慮すべきであろう．ただし，下肢切断術の周術期死亡や合併症は思いのほか多く[1]，また術後のQOLはもちろんのこと生命予後も非常に悪いことを認識し，十分なインフォームドコンセントの後に施行すべきである．

3. 術後成績

外科的血行再建術の遠隔期成績を論じるときの指標となるのがバイパスや再建した動脈の開存性（開存率），下肢が結果的に切断を免れた率（救肢率），患者の生命予後（生存率）などである．また近年はいかに有意義な生活を送っているかを知るために下肢が残って生存している率である救肢生存率やQOLの変化を知るためのSF-34，WIQなどで評価することもある．

大動脈-大腿動脈バイパス術の長期遠隔成績は一般には良好で，5年，10年開存率は欧米でのメタアナライシスでも91，87％にも及ぶと報告されている[10]．これは大動脈からの血流量は大量でありかつグラフトを流れる血液の流速も早いこと，グラフトが脚の部分でも8mm径ぐらいの大口径であることなどが理由とされている．術後の抗血栓療法も基本的には必要ないとされている．この術式は手術死亡率が約3％と，やや手術侵襲が大きいが，一度手術をすると長期間の開存が得られ患者の満足度も非常に高い術式である．

大腿または外腸骨-大腿動脈交差バイパス術は非解剖学的バイパス術で前述したように適応を限定していた時代ではあまりよくなかったようである．しかし，筆者らの経験では間歇性跛行患者に適応した症例では5年，10年一次開存率がいずれも89％，二次開存率はいずれも96％と非常に良好な成績を示しており[11]，適応のある患者には低侵襲で確実な方法といえる．血管内治療では困難な腸骨動脈領域の患者には侵襲も少なく遠隔成績も満足するものであり，第二のオプションとして考慮されるべきであろう．

同じ非解剖学的バイパスでも腋窩-大腿動脈の開存率は極端に悪く，5年開存率で50〜70％とされている．これは皮下の長いバイパスであるため感染や圧迫による閉塞などが起こりやすいためと，全身状態が不良である患者のみの適応のためでもあるが，開存率からすると適応の限定は妥当と考えられる[12]．大腿-膝窩動脈バイパス術は末梢側吻合部が膝上か膝下か，使用する代用血管が人工血管か自家静脈かでその遠隔開存率が異なる．ランダム化比較試験のメタアナライシスでは膝上膝窩動脈へのバイパスは5年開存率が人工血管で39〜52％，自家静脈で74〜76％とされている[1]．しかし，近年の人工血管の改良により人工血管での遠隔成績も向上している．筆者らのカフ付き人工血管50例での検討によると，大腿-膝窩動脈バイパスは間歇性跛行患者では3年開存率が94％となっており（図7），その他の報告からも膝上膝窩動脈へのバイパスに関しては人工血管で

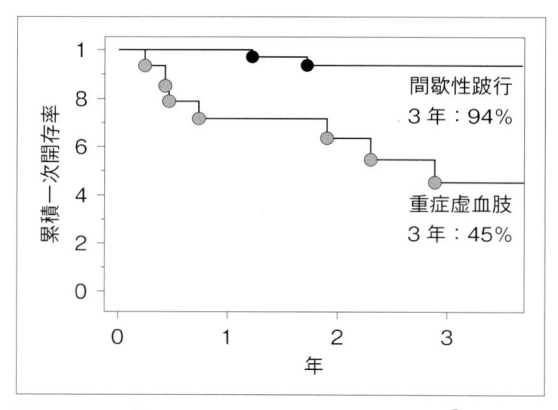

図7　カフ付きePTFE人工血管（Distaflo®，Dynaflo®）の術後遠隔期開存率
3年累積開存率では間歇性跛行患者に比べ重症虚血肢患者が低値を示した．

も自家静脈とほぼ同等の遠隔成績とされ，その積極的な使用は妥当とされている．ただ膝下膝窩動脈に対しては未だに自家静脈でのバイパスが勝っており[1]，自家静脈を第一選択とする術者が多い．

腸骨，大腿動脈領域の血管内治療の成績は近年目覚ましいものがある．腸骨動脈領域に関しては大動脈高位閉塞，総大腿動脈にステントがかかるもの，総大腿動脈も閉塞しているもの，動脈瘤を合併するものなどは血管内治療に適さないがそれ以外は第一選択としてもよいほど成績は安定している．最近はニチノール製のステントが使用可能となり，ある報告によると4年開存率が90％以上になるといわれている[6]．

大腿動脈領域の血管内治療は，これとくらべまだまだ遠隔成績が満足のいくものではない．短区域の狭窄病変では良好な成績もあるが，概して開存率は1年で75，3年66％程度である[1]．しかも繰り返し治療を必要とする症例も多く，適応をしっかり吟味すべきである[13]．

下腿動脈病変では手術不能例以外は可能な限り下腿動脈バイパスによる血行再建が望ましいとされている．近年の下腿動脈バイパス術の5年開存率は70～85％であり，重症虚血肢のみを適応とするにもかかわらず5年救肢率は80％以上と報告されている[5,14]．重症患者を対象とするため遠隔期の生存率は低いが，下肢切断術での1年生存率は50～70％とされている[1]ので，血行再建が少なからず生命予後を改善している可能性はある．

4. 遠隔期の管理

バイパス術も血管内治療も術後の抗血栓療法は重要となる．腸骨動脈領域の血行再建では再狭窄や閉塞の恐れは少ないが，いずれの領域でも動脈イベント予防や生命予後改善のため抗血小板薬は投与すべきであろう．アスピリン製剤やクロピドグレルなどがエビデンスのある薬剤となる[15,16]．グラフト閉塞の予防については未だにエビデンスのある薬剤は出てきていない．しかし最近，大腿動脈領域の血管内治療の再狭窄予防にシロスタゾールが有効であるとの報告があり[17]注目されている．ワーファリンによる抗凝固療法はエビデンスはないが心房細動合併例や，閉塞性動脈硬化症患者に多く合併しているプロテインC，Sなどの内因性凝固阻止因子欠損症患者には積極的に投与することが望ましい[18]．

血行再建後のフォローアップも不可欠である．バイパスでも血管内治療でも常時再狭窄や閉塞の危険が存在することを念頭に置かなければならない．外来では患者の症状や視診，触診とともにABIによりフォローし，血流低下が疑われるとただちに画像診断を行うべきであろう．糖尿病，透析患者では動脈石灰化のためABIが正確に血流を反映しない可能性があるためTBIやSPPも考慮するべきであろう．超音波検査は外来診察でも簡単に施行でき信頼性も高く，特に血行再建後1～2年の間は3～6カ月ごとに施行することが勧められる．

文献

1) 日本脈管学会編訳：下肢閉塞性動脈硬化症の診断・治療指針Ⅱ．メディカルトリビューン，東京，2007
2) Steg PG, Bhatt DL, Wilson PW, et al: One-year cardiovascular event rates in outpatients with atherothrombosis. JAMA **297**: 1197-1206, 2007
3) Corson JD, Brewster DC, Darling RC: The surgical management of infrarenal aortic occlusion. Surg Gynecol Obste **155**: 369-372, 1982
4) Rosen AJ, DePalma RG, Victor Y: Risk factors in peripheral atherosclerosis. Arch Surg **107**: 303-308, 1973
5) 三井信介：重症虚血肢に対する外科的バイパス

術（3）膝下動脈領域．重症虚血肢診療の実践．南都伸介，飯田　修編，南江堂，東京，p105-112，2008
6) Ponec D, Jaff MR, Swischuk J, et al: The Nitinol SMART stent vs Wallstent for suboptimal iliac artery angioplasty: CRISP-US trial results. J Vasc Interv Radiol 15: 911-918, 2004
7) Schillinger M, Minar E: Past, present and future of femoropopliteal stenting. J Endovasc Ther 16: I147-I152, 2009
8) Biondi-Zoccai GG, Sangiorgi G, Lotrionte M, et al: Infragenicular stent implantation for below-the-knee atherosclerotic disease: clinical evidence from an international collaborative meta-analysis on 640 patients. J Endovasc Ther 16: 251-260, 2009
9) Beard JD: Which is the best revascularization for critical limb ischemia: endovascular or open surgery?. J Vasc Surg 48: 11S-16S, 2008
10) de Vries SO, Hunink MG: Results of aortic bifurcation grafts for aortoiliac occlusive disease: a meta-analysis. J Vasc Surg 26: 558-569, 1997
11) 駒井宏好：V．PADの治療　5．バイパス術．閉塞性動脈硬化症（PAD）診療の実践．南都伸介，飯田　修編，南江堂，東京，p137-143，2009
12) Schneider JR, Golan JF: The role of extraanatomic bypass in the management of bilateral aortoiliac occlusive disease. Semin Vasc Surg 7: 35-44, 1994
13) Ihnat DM, Duong ST, Taylor ZC, et al: Contemporary outcomes after superficial femoral artery angioplasty and stenting: the influence of TASC classification and runoff score. J Vasc Surg 47: 967-974, 2008
14) 木村秀生，小野塚温子，橋本拓弥，他：下肢閉塞性動脈硬化症治療の最先端：重症虚血肢に対する治療戦略：バイパス術の適応とその成績．脈管学 47：351-356，2007
15) 循環器疾患における抗凝固，抗血小板療法に関するガイドライン．Circulation J 68（suppl IV）：1153-1219，2004
16) Brown J, Lethaby A, Maxwell H, et al: Antiplatelet agents for preventing thrombosis after peripheral arterial bypass surgery. Cochrane Database Syst Rev 4: CD000535, 2008
17) Iida O, Nanto S, Uematsu M, et al: Cilostazol reduces restenosis after endovascular therapy in patients with femoropopliteal lesions. J Vasc Surg 48: 144-149, 2008 [Epub 2008 May 14]
18) Komai H, Juri M: Impact of reduced endogenous anti-coagulation protein activity on vascular events of peripheral arterial disease. Int Angiol 28: 138-143, 2009

第Ⅵ章 治 療
E 運動・リハビリテーション

九州厚生年金病院内科
折口秀樹

1. 末梢動脈疾患（peripheral arterial disease：PAD）に対する運動療法の現状

1）心臓リハビリテーションと末梢動脈疾患の運動療法

心臓リハビリテーションに関する保険制度は1988年に急性心筋梗塞に対して心疾患理学療法料として算定されたのが始まりで，1992年に心疾患リハビリテーション料となり，1996年には適応疾患が急性心筋梗塞以外に狭心症，開心術後が追加された．そして，2006年に大幅な改定が行われ，今までの理学療法，作業療法，言語療法などのリハビリテーションの枠組みが撤廃され，疾患別に移行し，大血管疾患，慢性心不全，末梢動脈閉塞性疾患が対象疾患として追加され，心大血管疾患リハビリテーション料として確固とした地位を認められたことの意義は大きい[1]（表1）．表2に対象患者の詳細を示すが，末梢動脈閉塞性疾患では間歇性跛行を呈するものが対象となっている．施設基準については専用の訓練スペースの確保が必要であり，必要な備品が定められている（表3）．

2）運動療法の普及について

間歇性跛行のある患者の治療目標は，運動中の症状を軽減し，歩行能力と生活の質を改善し，動脈硬化性危険因子を減らすことである[2]．さらに，末梢動脈疾患による間歇性跛行に対してエビデンスのある治療法は運動療法と血行再建術であり，運動療法が第1選択である[3]．しかしながら，2006年に診療報酬が認められたにもかかわらず，

表1 心臓リハビリテーション診療報酬の変遷

	名称	適応疾患	算定期間
1988年	心疾患理学療法料	急性心筋梗塞	3カ月
1992年	心疾患リハビリテーション料	急性心筋梗塞	同上
1996年		急性心筋梗塞 狭心症 開心術後	6カ月
2006年	心大血管疾患リハビリテーション料	上記3疾患および 大血管疾患 慢性心不全 末梢動脈閉塞性疾患	開始より150日

表2 心大血管疾患リハビリテーションの対象患者

1. 急性発症した心大血管疾患または心大血管疾患の手術後の患者
   急性心筋梗塞，狭心症，開心術後，大血管疾患（大動脈解離，解離性動脈瘤，大血管術後）
2. 慢性心不全，末梢動脈閉塞性疾患その他の慢性の心大血管の疾患により，一定以上の呼吸循環機能の低下および日常生活能力が低下している患者
   （1）慢性心不全であって，左室駆出率40％以下，最高酸素摂取量が基準値80％以下または脳性ナトリウム利尿ペプチド（BNP）が80 pg/mL以上の状態のもの
   （2）末梢動脈閉塞性疾患であって，間歇性跛行を呈する状態のもの

表3 専用の訓練室に必要な器械・器具

1. 酸素供給装置
2. 除細動器
3. 心電図モニター装置
4. トレッドミルまたはエルゴメータ
5. 血圧計
6. 救急カート

普及していないのが現状である．これには末梢血管インターベンション（percutaneous peripheral intervention：PPI）が普及し，運動療法に目を向けられなかったことも一因である．また，心臓リハビリテーションの施設基準が厳しく，末梢動脈疾患の運動療法だけを行っている施設は限られており，従来から対象疾患を扱っていた施設が末梢動脈疾患の運動療法を開始することになるが，経験不足で適切な運動療法を提供できているかは疑問である[4]．その中で末梢動脈疾患の運動療法に経験の豊富な施設が集まって開催された血管運動療法研究会の果たした役割は大きい．2006～2008年にかけて多施設研究で間歇性跛行を有する末梢動脈疾患患者53例に運動療法を行い，その効果を評価した．監視下運動療法をトレッドミルもしくは平地歩行で行い，最大歩行距離の80％で1～3分の休憩を繰り返し，1回に30分の主運動とし，入院中は主運動1回30分以上，1～2回/日，週5日以上，外来では同様で週3日以上とし，在宅でも30分程度の主運動を1～2回/日と設定した．結果としてABIは運動前後で変化なかったが，ABI回復時間が有意に短縮し，無症状歩行距離，最大歩行距離も改善した．さらに疾患特異的な問診票のWIQはPain score，Distance score，Speed score，Climbing scoreはすべて改善した（表4）．総合評価として軽度以上の改善が85％，安全性は96％が安全と主治医は判断している．これらの結果から運動療法は間歇性跛行を有する末梢動脈疾患症例に歩行能力とQOLの改善が期待できる治療を結論付けており，有意義なエビデンスを示した[5]．しかしながら参加施設が13施設と限られており，通常の心臓リハビリテーション施設の10分の1にも満たないことから，今後の普及が望まれる状況である．

表4 血管運動療法研究会による運動療法の効果

	運療法前	運動療法12週後
患側ABI	0.65±0.14	0.67±0.19
ABI回復時間（分）	14±9	8±5
無症候歩行距離(m)	119±55	211±152
最大歩行距離(m)	300±182	488±295
WIQ total score	171±67	224±76
Pain score	43±19	53±22
Distance score	36±28	53±28
Speed score	42±21	55±23
Climbing score	53±27	65±26

2. 末梢動脈疾患に対する運動療法のガイドライン

間歇性跛行は末梢動脈疾患患者の15〜40%にみられる症状である[6]。ACC/AHAによる末梢動脈疾患管理ガイドラインによると，監視下の運動トレーニングプログラムは間歇性跛行を有する患者の最初の治療として推奨され，最低30〜45分，少なくとも週3回を12週間行うことがエビデンスレベルはClass Ⅰとされる。さらに2007年1月に発表された末梢動脈疾患に関する国際的ガイドライン「TASC（TransAtlantic Inter-Society Consensus）Ⅱ」の治療戦略では間歇性跛行例においてはリスクファクターの改善の後に，QOLに影響を及ぼすような制限がある場合，近位病変がなければ内科的治療を推奨している。QOLについては重度の運動制限の病歴，トレッドミルパフォーマンスの低下，質問票による機能低下を基に判断される。跛行の内科的治療は監視下の運動療法と抗血小板薬（シロスタゾール）による薬物療法の2つからなり，これらを3〜6カ月継続しても症状の改善がない場合，血行再建術が選択されるようになっている。症状の改善があれば，そのまま運動療法，薬物療法の継続が選択されるアルゴリズムを採用している。

また，時同じくしてわが国で発表された2007年改訂版の「心血管疾患におけるリハビリテーションに関するガイドライン」で末梢動脈疾患の運動療法について以下の項目はクラスⅠとして推奨されている[7]。

①運動療法の適応例では，虚血の客観的な証明と重症度判定をABI測定で実施する。併せて，病変の部位や狭窄度の判定には何らかの画像診断法での評価が必要で，無侵襲の血管エコー検査，および低侵襲の磁気共鳴画像（MR，MRA）やCT検査（3D-CT）等を使用する。

②間歇性跛行例には特に禁忌がない限り運動療法，それも監視下運動療法を実施すべきである。運動強度の指定が有効であるため，トレッドミルや自転車エルゴメータ等の機器を使用するが，ペースメーカ付きトラック等の歩行でもよい。治療期間は，3カ月以上が一般的である。

③末梢動脈疾患診療に際しては，全身合併症や生命予後への配慮が必要であり，運動療法の適応に際しても重要臓器の合併症（特に虚血性心疾患）の有無に注意が必要である。併せて，末梢動脈疾患には心血管合併症や死亡のリスク軽減に，抗血小板療法を行うことが勧められている。

さらに，「運動療法の効果」，「運動療法の作用機序」，「運動療法実施にあたって」，「運動療法の実際」の4項目について詳細に記載され，日本でもその認識が高まっている。

3. 末梢動脈疾患に対する運動療法のエビデンス

Stewartらは，末梢動脈疾患の障害サイクルを図1のように示し，運動療法が末梢動脈疾患に効果があるメカニズムに関して，血管内皮機能障害，虚血部位の再灌流，筋代謝改善，有酸素運動能低下の改善などを想定している[8]。また，Ritaらも同様に筋代謝，側副血行，血管内皮機能，歩行効率，炎症反応の改善が運動療法による間歇性跛行の改善を導くと述べている[9]（図2）。

また，Lundgrenらは間歇性跛行を有する症例をバイパス治療のみ群，バイパス＋監視型運動療法群，監視型運動療法のみ群の3群に無作為に割り付け，前向きに検討し，バイパス＋監視型運動療法群でもっとも効果が高いことを示し，バイパス術後であっても監視型運動療法を追加することの有用性を示すエビデンスとして重要な研究であ

第Ⅵ章 治療

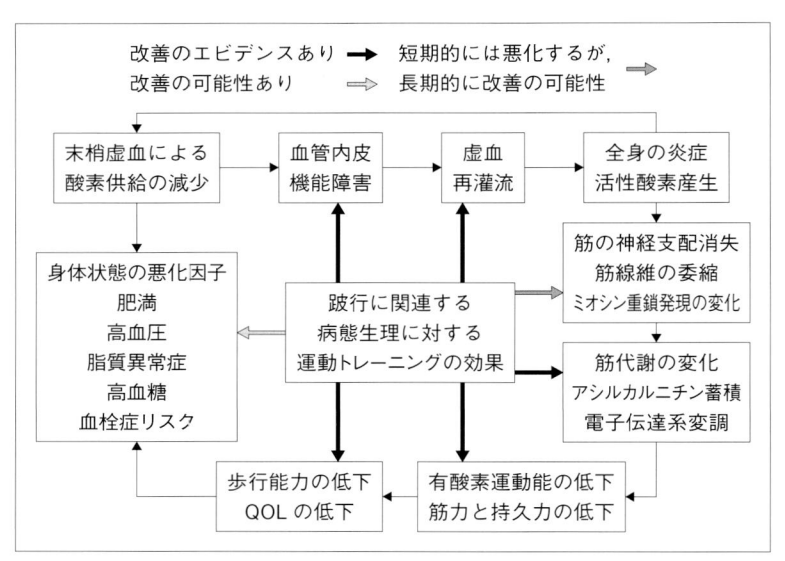

図1 末梢動脈疾患の障害サイクルと運動療法の作用機序

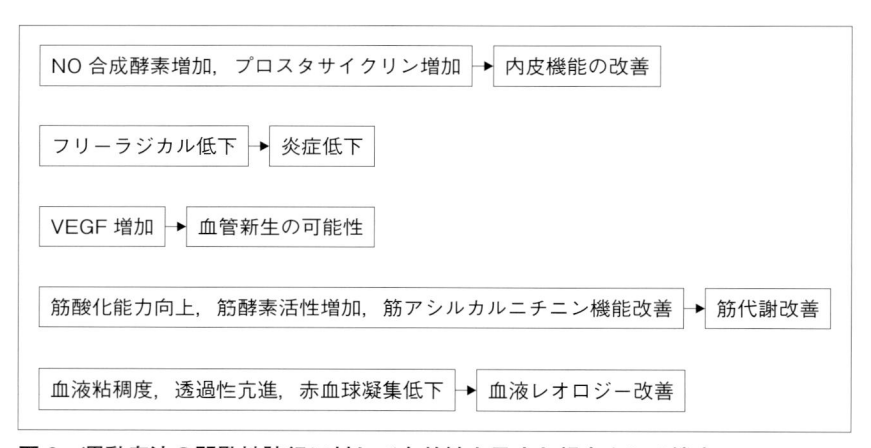

図2 運動療法の間歇性跛行に対して有効性を示すと想定される機序

る[10].

Gardnerらは，運動療法のプログラム内容と間歇性跛行の改善について，メタアナリシスを行ったところ，運動時間は30分以上，週3回以上，6カ月以上継続した症例が改善を認め，亜最大負荷で歩行を主体に行ったほうが間歇性跛行出現程度の有酸素運動より効果的であることを示した[11].さらに，監視下の運動療法と監視下と在宅併用に有意差はないが，初期は監視下で行うほうがよいと思われる（表5）.

4. 末梢動脈疾患における運動療法の進め方

末梢動脈疾患患者の約半数が冠動脈疾患を合併し，運動療法の高リスク群に分類されていることから，運動療法を開始する前に心電図をモニターしながら運動負荷試験を行い，虚血性の症状，ST-T変化や不整脈を確認することが必要である[12].ガイドラインに示された運動負荷試験の手

表5 運動療法プログラムと間歇性跛行改善度

運動プログラム構成	疼痛発現までの距離の変化（m）	最大疼痛発現までの距離の変化（m）
運動時間		
1セッション<30分（n=8）	143±163	144±419
1セッション≧30分（n=6）	314±172*	653±364**
運動頻度		
1週間<3回（n=7）	178±130	249±349
1週間≧3回（n=11）	271±221*	541±263*
プログラム期間		
<26週間（n=10）	132±159	275±228
≧26週間（n=11）	346±162**	518±409**
トレーニング中の跛行疼痛の終了点		
疼痛開始時（n=15）	105±91	195±78
最大疼痛直前（n=6）	350±246**	607±427**
運動の種類		
歩行（n=6）	294±290*	512±483*
運動の組み合わせ（n=15）	152±158	287±127
監視の程度		
監視下（n=11）	238±120	449±292
在宅と監視下の併用（n=8）	208±198	339±472

＊ P<0.05　＊＊ P<0.01

順をいかに示す[7]．

① 運動負荷試験を開始する前に，必ず説明と練習，事前の安静を行う．
② 心電図モニタを付け，実施中監視する．
③ あらかじめ，横のベッドでABIを測定．
④ 傾斜12％，速度2.4 km/時（40 m/分）で歩行する．ガードナープロトコール（3.2 km/時，2分ごとに2％アップ）
⑥ 歩行姿勢に注意して，手すりにもたれかからないようにする．
⑦ 疼痛出現距離と最大歩行距離を測定する（疼痛部位記載）．
⑧ 終了後，ただちにABIを測定．

ABIの測定に関して太田らは興味深い検討を加えている．トレッドミル歩行（傾斜12％，速度40 m/分）で1分間歩行後のABI回復時間を測定し，その回復時間が12分以内であれば運動療法による歩行距離の改善が期待できるとしている[13]（図3）．

運動処方の実際については1）運動方法，2）運動種類，3）運動強度，4）持続時間・間隔・期間，5）監視項目からなり，具体的には次のとおりである．

① ウォーミングアップ（5分），歩行運動，クー

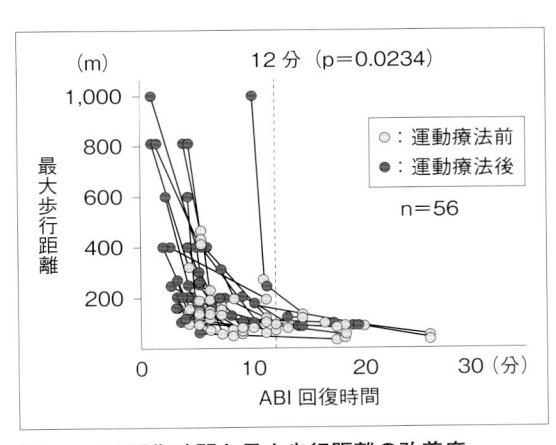

図3　ABI回復時間と最大歩行距離の改善度

表6 New Borg Scale

指数（Scale）	自覚的運動強度
0	何ともない
0.5	極めて楽である
1	かなり楽である
2	楽である
3	中等度
4	ややきつい
5	きつい
6	
7	かなりきつい
8	
9	非常にきつい
10	最大

ルダウン（5分）で構成.
②当初は監視下で行う.
③筋力トレーニングよりトレッドミル歩行が有効.

トレッドミルテスト12%，40m／分で開始．下肢痛が出現すれば1〜5分の安静をとる．強度はNew Borg Scale（通常のBorg Scaleでなく，末梢動脈疾患ではNew Borg Scaleを使用する．表6を参照）6〜8まで行い，この強度で10分以上歩行できるならば，速度を3.2km／分へ増やすもしくは角度を増す，さらに4.8km／分へ増やす．

④1回30分以上で60分まで，週3回以上，2カ月以上の3カ月の継続が必要．
⑤虚血性心疾患を合併している場合，心肺運動負荷試験（CPX）のデータを基に嫌気性閾値（AT）レベルで行う．

安らは，以上の運動療法のポイントに加えて，約2週間集中的に運動のやり方を指導し，その後は万歩計で毎日の歩数チェックを行いながら非監視下での運動へ移行することを推奨している．

禁忌としては下肢虚血が高度で，安静時疼痛や壊疽を伴う重症虚血肢症例があげられる．また，不安定狭心症，コントロールされていない心不全，大動脈弁狭窄，重症肺疾患，コントロール不良の糖尿病等が適応外となるが，虚血性心疾患，心不全を合併しているときはそのリハビリテーションプログラムを参考にして実施する[7]．

また，運動療法と薬物療法の併用療法の有効性について，SchefflerらはプロスタグランディンE1（PGE1）の使用に運動療法を併用し，薬物療法単独より有効であったことを報告し，歩行距離改善効果は併用療法終了12カ月の時点でも維持されたとしている[14]．林らは運動療法単独治療例にサルポグレラートを追加したところ，さらに歩行距離が増加したことを示した[15]．最大歩行距離（MWD）はNew Borg Scaleの10に相当し，通常休息距離（CWD），症状出現距離（PFWD）はそれぞれ5，1にあたる．最大歩行距離（MWD）は運動療法開始2〜3カ月で伸びが鈍化するが，薬物療法の追加で増加している（図4）．また，Maejimaらは末梢病変が高度でバイパス術や末梢動脈インターベンションの適応外のno option PADに対してヘパリン＋運動療法群，ヘパリン単独群，運動療法単独群に分けて検討している．なお，ヘパリンの投与量は運動療法60分前に3,000単位を14日間静注した．その結果ヘパリン＋運動療法群のみで歩行時間が改善しており，その機序は血中HGF濃度の増加と運動による虚血誘発によると考えられている[16]（図5）．

こうした併用療法は少数例での検討であり，今後の大規模な検討が望まれるとともに末梢動脈疾患に対してエビデンスのある薬物療法が行われているか評価しておくことも大切である．

5. 患者への運動療法への動機づけ

末梢動脈疾患患者で満足な運動習慣が身につく確率は監視下運動療法で20%，非監視下運動療法で5%と報告されており，患者が運動習慣を習得するのは困難が伴う．こうした状況で運動習慣を身につけるポイントとして安らは次のように述

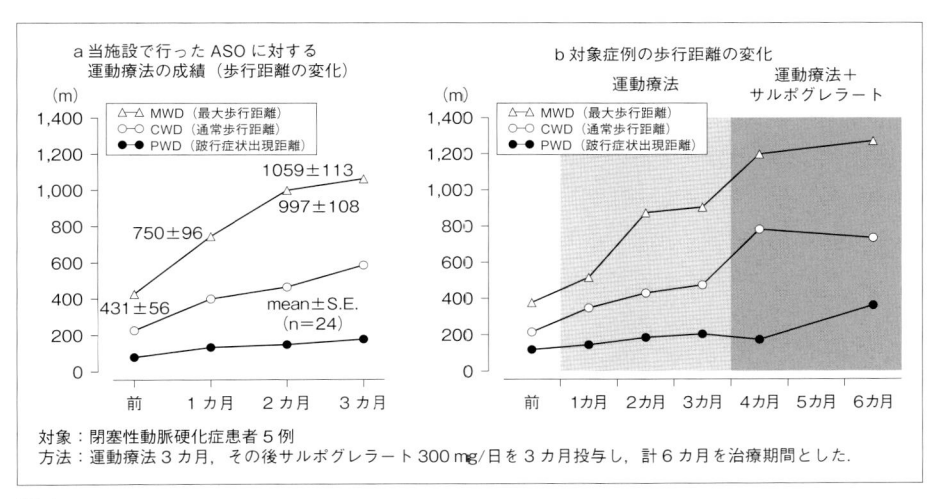

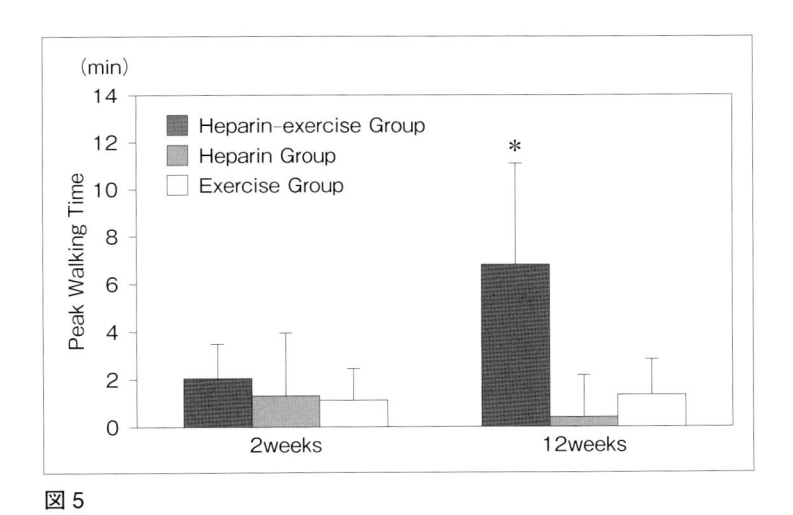

図4

図5

べている[17].
① 患者の話を根堀り葉掘りよく聞くこと（生活習慣を変える実現可能な具体的なアドバイスをするためには必要条件）.
② できるだけ一緒に歩いてみる（イメージが残る，感情を刺激）.
③ 具体的な実現可能な運動処方を話し合いながらしてみる（try&errorの繰り返しでOKと肯定的な態度で患者に接する）.
④ 運動日誌と万歩計（血圧計，血糖値と同じように），家族の協力.
⑤ 数字目標を具体的に設定する（自己確認）.
⑥ 毎日みて数字目標を思い出す（繰り返す）.
⑦ 家族に数値目標を言ってもらう（繰り返す）.

　以上のような工夫をすることで習慣化が定着でき，2週間継続できた場合約半数の患者で運動療法継続が可能となるとされる．末梢動脈疾患の運動療法は長期的なフォローが必要であり，患者や心臓リハビリテーションスタッフの励まし，協力が必要である．スタッフは運動療法に関する理解

を深めることができるように患者教育を行う必要があり，看護師，理学療法士，薬剤師，栄養士，健康運動指導士など多職種が参加して行う．監視型運動療法を継続するためには，患者が参加しやすい条件（時間帯，交通の便，家族の協力）を整える必要があるが，実際は困難な状況であり，在宅運動療法の推進が必要と考えられる．そのためには初期に2週間程度集中的に運動療法を監視下で行い，その後在宅へ移行するプログラムを作成することが急務と考えられ，地域連携への発展が期待されるところである．

6. 今後の展望

間歇性跛行症例の治療において最近わが国では末梢血管インターベンションが施行される傾向にあるが，治療後の歩行距離の改善は期待したほどではない．これまでは間歇性跛行があるから歩行できないと考えられていたが，血行再建だけでなく長年使用していなかった下肢筋肉の廃用（デコンディショニング）も大切な要素である．運動療法に関して費用対効果をみた興味深い検討がTreesakらにより示されている[18]．経皮的血管形成術（PTA）を施行した群と運動療法群を比較し，3カ月後ではPTA群が歩行距離では運動療法群より絶対跛行距離はやや長い（148 m，110 m）が，PTA群では費用は9,303ドルかかるのに比し，運動療法群では2,942ドルであった．また，PTA群では6カ月後に絶対歩行距離が148 mから113 mに減少するのに対し，運動療法群では全体の費用は4,968ドルに増えるが，絶対歩行距離は110 mから250 mに増加している．こうした運動療法の効果をうまく利用して，PTA後には運動療法を追加して，患者のQOLを高める必要がある．また，有効な薬物療法を適切に行うことも患者のQOL改善に貢献するものであり，心臓リハビリテーションは包括的な患者管理を担っていることから，その導入の意義は高い．

今後重症虚血肢に対して自己幹細胞移植や血管新生遺伝子治療が発展することが期待されるが，治療を受けた後の運動療法の導入がさらに大切である．感染徴候がある場合には運動療法は避けるべきであるが，感染がなければ心臓リハビリテーションスタッフの監視下で行うことは可能である．

末梢動脈疾患の治療指針は①心血管危険因子の評価，②間歇性跛行の重症度評価，③重症下肢虚血への対応で構成されているが，患者には心血管危険因子の管理と運動療法の重要性を十分説明することが大切である．危険因子の管理として禁煙，LDL<100 mg/dL，HbA1c<7％，血圧<140/90 mmHg，抗血小板薬の使用であり，予後を規定する虚血性心疾患の予防にとって重要である．また，間歇性跛行については運動負荷試験や質問票による評価が大切であり，運動療法や薬物療法を導入してその効果を評価していく．このように長期的な視野に立って末梢動脈疾患の心臓リハビリテーションをとらえることが必要であり，患者のQOLに基づいた治療法の選択が可能となるよう多方面にわたる環境整備が肝要である．

文献

1) ジャパンハートクラブ編集，伊東春樹監修：心臓リハビリテーションに関する保険制度の改定のポイント．心臓リハビリテーション　知っておくべきTips．中山書店，東京，p2-14, 2008
2) Hiatt WR: Medical treatment of peripheral arterial disease and claudication. N Engl J Med **344**: 1608-1621, 2001
3) TASC II Working Group，日本脈管学会編訳：下肢閉塞性動脈硬化症の診断・治療指針II．メディカルトリビューン，東京，2007
4) 土田博光，青柳幸恵：血管運動療法普及の問題点．心臓リハビリテーション **13**（2）：326-330, 2008

5) 第4回血管運動療法研究会・学術集会 記録集. Angiology 8（1）：107-133, 2009
6) Hirsh AT, et al: Peripheral arterial disease detection, awareness,and treatment in primary care. JAMA **286**: 1317-1324, 2001
7) 循環器病の診断と治療に関するガイドライン（2006年度合同研究班報告）. 心血管疾患におけるリハビリテーションに関するガイドライン（2007年改訂版）. p67-71, 2007
8) Stewart K J, et al: Exercise Training for Claudication. N Engl J Med **347**（24）1941-1951, 2002
9) Falcone RA, et al: Peripheral Arterial Disease Rehabilitaion. A REVIEW JCR **23**: 170-175, 2003
10) Lundgen F, et al: Intermittent claudication-surgical reconstruction or physical training? A prospective randomized trial of treatment efficiency. Ann Surg **209**: 346-355, 1989
11) Gardner AW, Poehlman ET: Exercise rehabilitation programs for the treatment of claudication pain. A meta-analysis. JAMA **274**（12）: 975-980, 1993
12) 日本体力医学会体力科学編集委員会監訳：末梢血管疾患. 運動処方の指針 ―運動負荷試験と運動プログラム―（原書第7版）. 南江堂, 東京, p236-239, 2006
13) 太田 敬：医師からみた間欠性跛行の機能評価―トレッドミル検査の重要性―. Angioligy Frontier **8**（1）：96-100, 2009
14) Scheffler P, et al: Intensive vascular training in stage IIb of peripheral arterial occlusive disease:the additive effects of intravenous prostaglandin E1 or intravenous penttaxifylline during training. Circulation **90**: 818-820, 1994
15) 林富貴雄：跛行肢への治療：運動療法で治す. Heart View **7**：1224-1249, 2003
16) Maejima Y, Yasu T, et al: Exercise after heparin administration: new therapeutic program for patients with no-option arteriosclerosis obliterans. Circ J **69**: 1099-1104, 2005
17) 安 隆則, 齋藤宗靖, 百村伸一：血管疾患に対する運動療法. 心臓リハビリテーション **13**（1）：39-42, 2008
18) Treesak C, et al: Cost-effectiveness of exercise training to improve claudication symptoms in patients with peripheral arterial disease. Vasc Med **9**: 279-285, 2004

第Ⅵ章 治　療
F　重症 ASO に対する血管新生療法の開発

名古屋大学大学院医学系研究科循環器内科学
新谷　理，近藤和久，小椋康弘，清水優樹，室原豊明

　閉塞性動脈硬化症（arteriosclerosis obliterans：ASO）は，動脈内膜の粥状硬化と中膜の退行性変性により，特に腹部大動脈および四肢の主幹動脈が狭窄や閉塞をきたし，慢性の血流障害を招来する病態を呈するものである．わが国においても食生活の欧米化や社会の高齢化に伴い動脈硬化を基礎とする本疾患の患者数は増加している．その臨床症状としては，皮膚血行障害と筋肉の虚血によるものに大別されるが，重症度の評価にはFontaine 分類や Rutherford 分類が広く用いられている（表1）．治療方針としては，動脈硬化に対する危険因子を取り除くことが重要であり，ま

ず禁煙を含めた生活指導や薬物療法を行い，間歇性跛行出現時には運動療法を開始する．保存的加療にもかかわらず症状が増悪する場合には，経皮経管的血管形成術（percutaneous transluminal angioplasty：PTA）やバイパス術といった観血的血行再建術の適応となる．これらは確立された有効な治療法であるが，一定の率で再狭窄・再閉塞がみられ，特に高血圧症，糖尿病や脂質異常症などといった生活習慣病の管理不良により，その割合は上昇する．従来の治療法では改善しない安静時疼痛や難治性の虚血性潰瘍および壊死を伴う重症例は，下肢切断術が余儀なくされ患者 QOL

表1　Fontaine 分類と Rutherford 分類

Fontaine 分類		Rutherford 分類		
ステージ	臨床症状	グレード	カテゴリー	臨床症状
Ⅰ	冷感・しびれ感	0	0	冷感・しびれ感
Ⅱa	軽度間歇性跛行	Ⅰ	1	軽度間歇性跛行
Ⅱb	中等重度間歇性跛行		2	中等度間歇性跛行
			3	重度間歇性跛行
Ⅲ	安静時疼痛	Ⅱ	4	安静時疼痛
Ⅳ	皮膚潰瘍・壊死	Ⅲ	5	軽度組織欠損
		Ⅳ	6	皮膚潰瘍・壊死

は著しく低下する．近年，このような治療抵抗性症例に対し遺伝子や幹細胞・前駆細胞を用いて，虚血部周辺の組織からの血管新生や側副血行の発達を促進することにより組織障害や壊死を軽減させ，組織もしくは臓器の機能保護をしようとする試みがなされている．これら一連の戦略は，治療的血管新生（therapeutic angiogenesis）と呼ばれ，虚血組織の機能を回復する面においても大変重要であると思われる．

血管新生はもともと Folkman ら[1]が提唱しはじめた腫瘍発育における栄養血管の新生に関する研究という形で学問が進歩してきたと理解している．1995 年，米国タフツ大学の Isner らは度重なる動物実験を経て，重症 ASO 患者の虚血組織へ血管内皮細胞増殖因子（vascular endothelial growth factor：VEGF）遺伝子を含む発現プラスミドを局所移植したところ，虚血周辺の健常組織からの血管新生や側副血行の発達が促進され，下肢切断を免れたと報告した[2]．この $VEGF_{165}$ プラスミドによる血管新生療法は，米国 FDA（食品・医薬品局）が承認した循環器領域における世界初のヒト遺伝子治療プロトコルである．1997 年には同大学の浅原ら[3]により，成人末梢流血中から血管内皮前駆細胞（endothelial progenitor cell：EPC）が分離同定され，この細胞が虚血組織の血管新生部位に取り込まれることが確認された．血管新生に対する正の因子を利用した血管新生療法の基礎的・臨床的研究は急速に進んでおり，これらの臨床試験の結果は詳細に解析され，新たな血管新生療法の開発が行われている．

1．成人における血管新生

循環器・脈管系は脊椎動物の個体発生過程において，胚（embryo）の急速な成長に必要とされ，最初に機能しはじめる器官である．したがって，脈管形成（neovascularization）は，胎生前期の心臓をはじめとする循環器・脈管系の形成や各組織の形態形成に密接に関与する．ヒトにおいては，身体の成長とともに血管系も増殖・進展するが，思春期以降，男性では恒常的な血管新生は観察されない．しかし，女性においては性周期に伴う卵巣の黄体形成や子宮内膜の発育の際に，一過性の強い血管新生が認められる．さらに，妊娠の際に胎児と母胎の接点として作られる胎盤は，両者の血管系のネットワークともいえる組織であり，劇的な血管新生と維持，物質交換の場である．したがって，生理的な条件においてもさまざまな時期，組織において，血管新生はダイナミックに行われているといえる．

発生学や組織学の視点から，広義の血管新生は以下の 2 種に大別される．その一つとして，胎児初期，血管形成は造血幹細胞（hematopoietic stem cell）と EPC から構成された血島（blood island）から始まる．これらは互いに融合し外側が血管に，内側が血液細胞に分化していくことから，造血幹細胞と血管内皮前駆細胞は共通の幹細胞（血管芽細胞：hemangioblast）を有すると考えられてきた．つまり，EPC が未分化のまま増殖・分化することで血管構築するまったく新しい脈管系の発生で，脈管形成（vasculogenesis）と呼ばれるものであり（図 1），もう一つのタイプは，すでに組織に存在する隣接血管系の血管内皮細胞からの増殖，遊走を基本とした新しい血管枝の形成で，狭義の血管新生（angiogenesis）と呼ばれるものである[4]．最近まで，胎生期の後期以降および生後すべての時期における血管新生は，既存の血管内皮細胞の増殖と遊走によるもの（angiogenesis）のみと考えられてきたが，1997 年に成人末梢血中の単核球の分画中に EPC が存在することが発見され，成人における血管新生の概念は大きく変わった．EPC は，培養過程で spindle 型接着性細胞となる．また，ヒト血管内皮細胞とともに培養すると，マトリゲル上で管腔形成に組

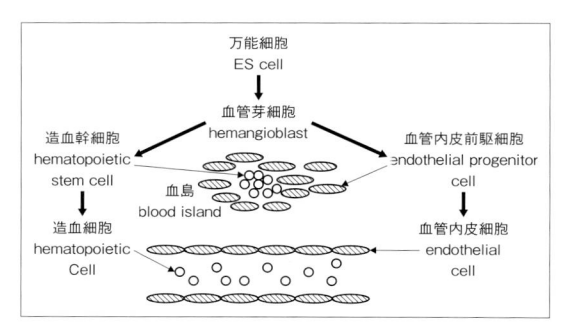

図1 血管発生（vasculogenesis）
EPCは，造血幹細胞と共通の幹細胞（血管芽細胞：hemangioblast）から分化し，造血幹細胞とともに血島（blood island）を形成する．血島は互いに融合し原始血管を形成する．

み込まれることが証明された．これらの細胞は，血管内皮細胞でみられるacetylated LDLの取り込みを認め，フローサイトメーターや免疫組織染色法で，血管内皮細胞特異的抗原（CD34，CD31，von Willbland Factor，Ulex-1 lectin，Flk-1，Tie-2，E-selectin，ecNCS）を発現し，RT-PCR法でCD31，Flk-1，Tie-2，ecNOSなどの遺伝子発現も確認される．さらに，免疫抑制動物に経静脈的に投与すると，虚血下肢の血管新生に組み込まれることが明らかになった．

以上より成人における血管新生には，既存の毛細血管内皮細胞の増殖や遊走のみではなく，それまで胎児期初期にしか認められないとされてきた流血中のEPCの目的部位での分化および増殖や遊走という脈管形成（vasculogenesis）型の血管新生も関与する可能性があることが示唆された[3]．

一方，血管新生は多くの疾患と関係している．増殖性糖尿病性網膜症は，網膜内に血管新生と出血が繰り返され，失明にいたる危険性の高い極めて重要な疾患である．網膜症の基本病変は，①血管の透過性亢進，②血管の内腔閉塞，③血管新生の3つに要約される．現在，網膜症の病態像ともっとも関連が深く，治療応用へのターゲットとして注目されているサイトカインがVEGFである．しかし，網膜症に伴う血管新生は，透明性を最大

の特性とする眼組織にとっては阻止したい病変であると同時に，動脈硬化に起因する冠動脈や四肢主要血管の閉塞にとってはその予後を左右する側副血行路の発達には不可欠な物質である．つまり糖尿病にとって血管新生をターゲットとする治療概念は，部位により阻害と促進という相反する二面性を持つため，基礎疾患の治療だけでなく，患者の病態把握と適応基準の決定が重要である．また，糖尿病以外にも，いろいろな炎症性疾患（たとえば慢性関節リウマチの滑膜炎），外傷における創傷治癒過程，心筋虚血における側副血行路発達，消化性潰瘍の再生機転や，悪性腫瘍の本質である増殖・浸潤・転移といった増悪機能の発現に深くかかわっている[1]．

血管新生の過程は，正常もしくは病的状態であり，さまざまな因子により密接にコントロールされていると考えられており，血管新生に対する正の因子と負の因子の作用の微妙なバランスによって恒常性が保たれている．

2. 骨髄からのEPC動員

組織が重症の虚血に陥ったとき，引き続いて起こる血管新生は，その後の臓器壊死の回避や機能修復に重要な役割を果たす．つまり，虚血組織から放出されたVEGFやstromal cell-derived factor-1（SDF-1）などの増殖因子やサイトカインは末梢血中で増加し，それらが骨髄内のいわゆるstem cell nicheに作用し，その結果循環血液中にCD34陽性細胞，さらにEPCなど未分化な細胞が動員され，血管新生が促進されると考えられている．2001年筆者ら[5]は，急性心筋梗塞患者において，発症後末梢血中にCD34陽性細胞が動員されるか否か，また末梢血単核球培養法を用いて，急性心筋梗塞後の末梢血中にEPCが増加しているか否かを検討した．急性心筋梗塞発症7病日をピークに末梢血中のCD34陽性細胞および

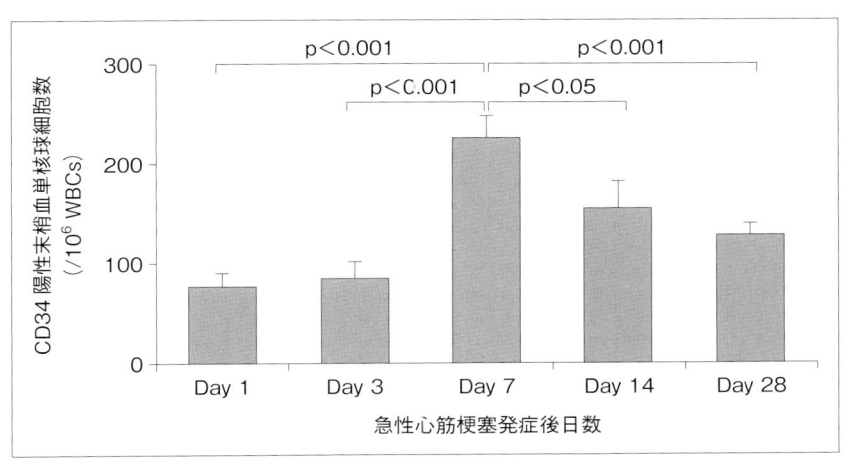

図2　CD34 陽性細胞数の経時的推移
急性心筋梗塞発症7病日をピークに末梢血中の CD34 陽性細胞数は増加している．
Shintani S, et al. Circulation 103: 2776-2779, 2001[5] より改変．

EPC が動員されていることが明らかになった（図2）．さらに末梢血中の CD34 陽性細胞が VEGF と正の相関があることが判明した．その詳細な仕組みは十分に解明されていないものの，断片的に EPC の動員に重要な因子が報告されている[4〜6]．系統的なシステムの解明は今後の研究に委ねられている．

3. 自己骨髄単核球細胞移植による血管新生療法の試み

筆者らはこれまで虚血性疾患の治療の研究に積極的に取り組んでおり，この血管新生機構の概念は，虚血性疾患の治療法の開発において非常に大きな意味を持つ．では，生体における EPC の存在部位としてはどこがあるだろうか？　特に成人における EPC の起源としては，先に述べたように EPC は CD34 陽性細胞分画由来であることより，造血幹細胞とは互いに類縁関係にあり共通の幹細胞（血管芽細胞：hemangioblast）を有すると考えられる（図1）．つまり，成人における唯一の造血器官である骨髄から得られた単核球細胞分画中では，より未分化な EPC が豊富に含まれると判断される．そこで，筆者らは自己骨髄単核球細胞移植による血管新生療法が新たな治療手段になるのではと考えた．2001年，筆者ら[7]は，実験動物において虚血領域に自己骨髄単核球細胞を移植することにより虚血組織の血管新生を促進させ（図3），その結果，組織壊死の軽減および機能保護につなげることが可能であることを報告した．骨髄移植による CD34 細胞移植はウィルスベクターなどを使用する遺伝子治療に比べ，安全性が高いと考えられ，悪性腫瘍の増殖・転移の促進，糖尿性網膜症などの潜在的な疾患の増悪などの副作用の心配もないと考えられる．また，骨髄移植に伴って起こる重篤な合併症の一つである移植片対宿主病（graft-versus-host disease：GVHD）についても，自己骨髄移植のため免疫反応は完全に無視できる．加えて自己の幹細胞を用いるため生着が早いと考えられる．これら理論的・実験的根拠に基づき，臨床応用したものが自己骨髄単核球移植における末梢性血管疾患の治療（Therapeutic Angiogenesis by Cell Transplantation：TACT trial）である[8]．

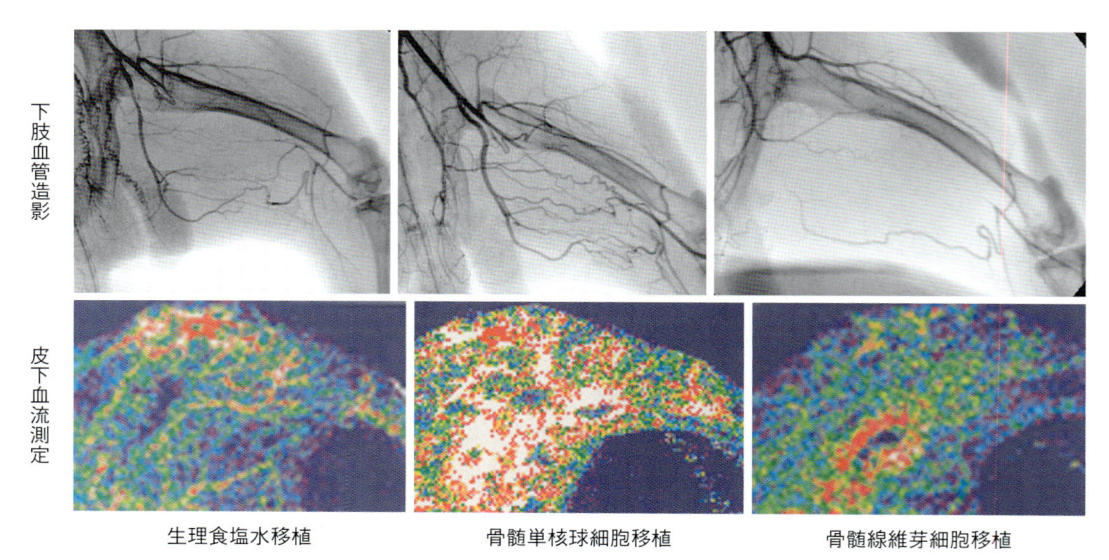

図3 NZW rabbit 下肢血管造影写真および皮下血流測定
中央の骨髄単核球移植群では，豊富な側副血行の発達およびレーザードプラーによる皮下血流の増加を認めている．
Shintani S, et al. Circulation 103: 897-903, 2001[7]より改変．

4. 自己骨髄単核球移植における末梢性血管疾患の治療

(Therapeutic Angiogenesis by Cell Transplantation : TACT trial)

1) 対象

a. 末梢性血管疾患患者

従来の治療法では回復がみられない Fontain Ⅲ-Ⅳの重症末梢性血管疾患（ASO，Buerger病）の患者．

b. 性別

男性および女性（妊娠中および妊娠の可能性のある女性は除く）．

c. 年齢

75歳以下．

d. 適応除外事項

他の合併症により余命が1年以内と考えられる患者，悪性新生物を有する患者および5年以内にその既往がある患者，諸検査により悪性腫瘍の可能性があると判断された患者，虚血性心臓病を有し未治療の患者，重症糖尿病性網膜症を有し未治療の患者，その他インフォームドコンセントの得られない患者．

2) 方法

① すべての薬物治療は試験期間中変更することなく継続する．
② 骨髄液採取および骨髄単核球細胞の分離：全身麻酔下に仰臥位患者の腸骨から通常の骨髄穿刺法で骨髄液を 600 mL 採取する．骨髄単核球細胞は，比重遠心法（CS-3000：Baxter 社製）で分離濃縮する．
③ 下肢骨格筋への骨髄単核球細胞移植：全身麻酔下に骨髄液採取後，得られた骨髄単核球細胞を 23 G 針で虚血下肢骨格筋へ移植する．

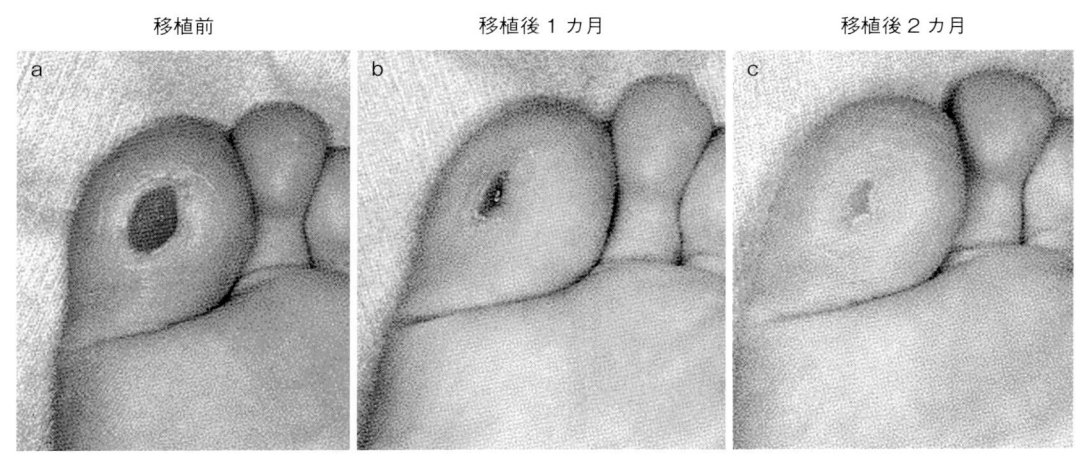

図4 自己骨髄単核球細胞移植による虚血性潰瘍の改善経過
左第1指に安静時疼痛を伴う虚血性潰瘍を有するBuerger病患者（35歳女性）．自己骨髄単核球細胞移植直後より，虚血性潰瘍の著明な縮小を認め2カ月後には消失した．

3）治療効果判定

下肢骨格筋での血管新生・機能回復を以下の評価法で行う．
①身体所見：視診可能な虚血性潰瘍やチアノーゼの記録
②ankle-brachial blood pressure index（ABI）の計測
③レーザードプラ法による皮下血流測定．
④血管造影（DSA）による血管新生および側副血行の評価
⑤歩行可能距離：疼痛出現までの歩行距離の測定
⑥QOLによる判定：visual analogue scale（VAS 10段階評価）による症状の変化

4）臨床例

筆者らは，2000年からASOやBuerger病の重症虚血肢を有する患者に対し，自己骨髄細胞移植による血管新生療法を行っている．細胞移植4週後には虚血性皮膚潰瘍の改善（図4），ABIの増加，皮下血流の増加，下肢血管造影上著明な新生血管（図5），歩行可能距離の延長，1日疼痛回数の減少と，半数以上の患者において良好な結果を得ている．このclinical trialは，久留米大学，関西医科大学，自治医科大学の3施設共同研究で開始され，わが国で最初の循環器領域の再生医療療法として高度先進医療として認可された．この治療法の考えられる副作用としては下肢骨格筋内の異所性石灰化や新規腫瘍発生などが考えられるが，細胞移植骨格筋の定期的なCT scan検査でいずれも認められていない．

その後，TACT trialは，わが国のみならずさまざまな施設で行われるようになった．2008年には多施設臨床研究として長期治療効果判定が行われ，全症例における虚血肢切断回避率は88％であったが，ASO患者に限れば治療有効率は45％と低下していることより，Buerger病（thromboangiitis obliterans：TAO）患者と比較し治療効果が乏しい傾向にあることが明らかになった（図6)[9]．これら結果を解釈するうえで興味深い報告がされている．多くの動脈硬化危険因子を有する患者[10,11]，または慢性虚血性心筋症の患者[12]においては健常人と比較して，骨髄より末梢血へ動員されるEPCの数的不足のみならず遊走能などのEPC自体の細胞機能が低下している．これ

第VI章 治療

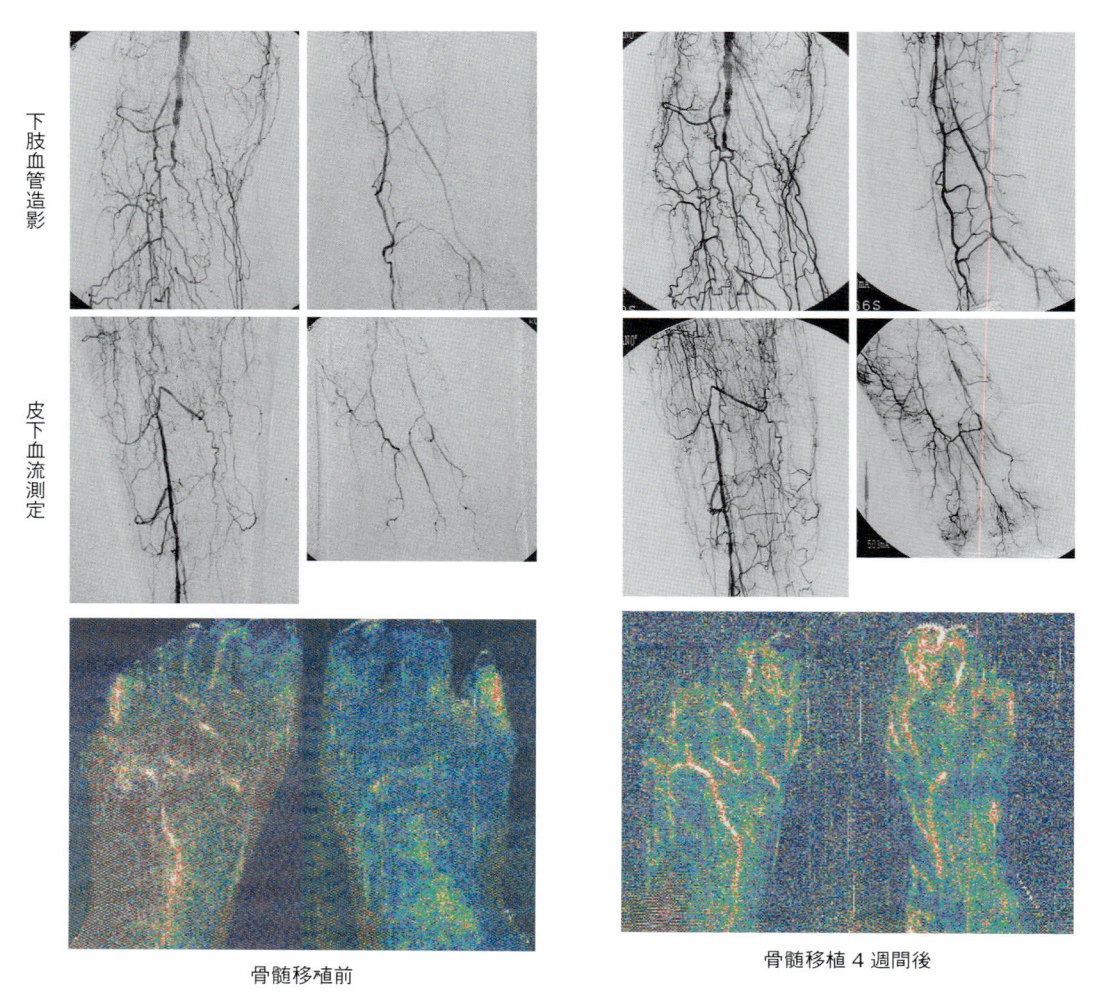

下肢血管造影

皮下血流測定

骨髄移植前　　　　　　　　　　　骨髄移植4週間後

図5　自己骨髄単核球細胞移植前後の下肢血管造影写真および皮下血流測定
慢性閉塞性動脈硬化症患者（73歳女性）において，自己骨髄単核球細胞移植により，著明な血管新生の増強および側副血行の発達がみられた．また，右足背部を中心に皮下血流の増加が認められる．
Tateishi-Yuyama E, et al. Lancet 360: 427-435, 2002[8] より改変．

が現行の細胞移植による血管新生療法の限界点となっている可能性は高く，さまざまな施設で治療効果減弱の要因を解決すべくTACT multi-center trialから問題点を抽出し，新たな血管新生療法の開発が行われている．

5. 新たな細胞供給源の検索

2001年Zukら[13]が同定した脂肪組織由来間葉系前駆細胞（adipose-derived regenerative cells：ADRCs）は新たな移植細胞の可能性を秘めている．筆者らは，C57BL/6Jマウス皮下脂肪組織よりADRCsを抽出しえた．ADRCs表面抗原は，Sca-1抗原陽性であったが，CD31，CD34，c-kit，flk-1など血管内皮系抗原は陰性であることが明らかになった．また培養過程において，これらの細胞からVEGFやSDF-1といった血管新生サイトカインの放出が確認された．片側下肢虚血を作成動物へ，ADRCs移植を行ったところ，移植3，7日後に末梢血中にEPCの増加

が確認され，細胞移植3週後まで，皮下血流および毛細血管密度の増加といった有意に血管新生増強効果がみられた（図7a）．さらに，移植部骨格筋および末梢血中においてはSDF-1の分泌の増加が有意にみられ（図7b），抗SDF-1中和抗体投与により細胞移植による血管新生増強効果は消失した．つまり，ADRCs移植は，移植部骨格筋において血管新生サイトカインを分泌し，虚血組織における側副血行の発達を増強しうることがわかった．特に，SDF-1は骨髄からEPCを動員し，虚血組織における血管新生を規定する重要な因子である可能性が示唆された[14]．筆者らは，ADRCs移植による血管新生療法が，次世代の再生医療の一つとなりうると考えており，現在，TACT trialに次ぐ新たな血管新生療法としての臨床導入を準備している．

6. まとめ

TACT multi-center trialにより，新たな血管新生療法の開発が必要であることが示唆された．現在，細胞移植による血管新生には，虚血組織における炎症や血管新生サイトカインの増加が重要であると考えられている．また，虚血骨格筋にお

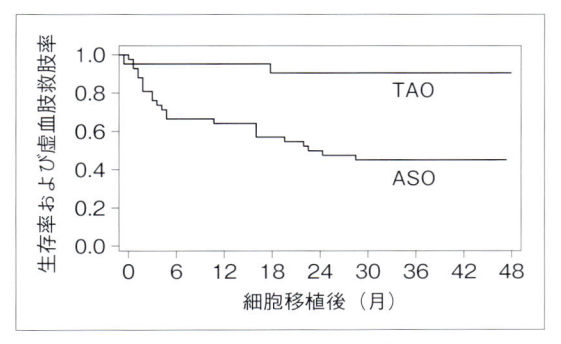

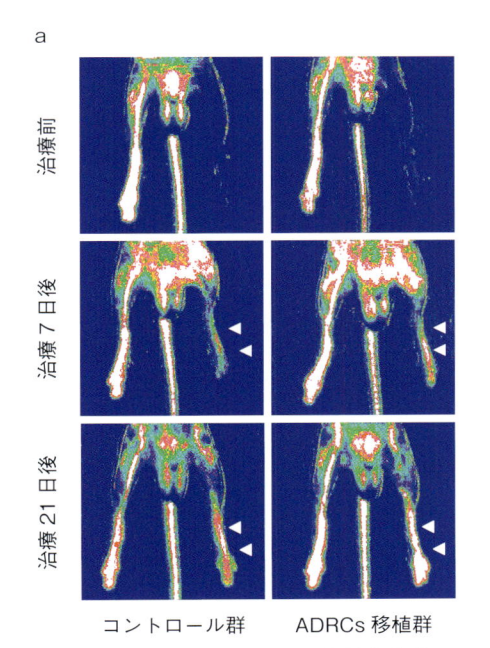

図6　TACT trialにおける長期予後成績
TACT multi-center trialより，ASO患者ではTAO患者と比較して，生存率および虚血肢救肢率，つまり治療効果が低下している．Matoba S, et al. Am Heart J 156: 1010-1018; 2008[9]より改変．

図7　ADRCs移植による血管新生療法
a：レーザードプラによる皮下血流測定：ADRCs移植によりマウス下肢虚血部での皮下血流が増加した．b：蛍光免疫染色（緑GFP，赤SDF-1，青DAPI）：虚血骨格筋においてGFPマウス由来ADRCsはSDF-1を放出している．
Kondo K, et al. Arterioscler Thromb Vasc Biol 29: 61-66, 2009[14]より改変．

ける血管新生には骨格筋再生が重要であるとの報告もあり[15]．虚血骨格筋と虚血心筋における血管新生は全く異なった機序で起こっているかもしれない．今後，さらなる研究成果が待たれる分野である．

文献

1) Folkman J: Angiogenesis in cancer, vascular, rheumatoid and other disease. Nat Med **1**: 27-31, 1995
2) Isner JM, Pieczek A, Schainfeld R, et al: Clinical evidence of angiogenesis after arterial gene transfer of phVEGF165 in patient with ischaemic limb. Lancet **348**: 370-374, 1996
3) Asahara T, Murohara T, Sullivan A, et al: Isolation of putative progenitor endothelial cells for angiogenesis. Science **275**: 964-967, 1997
4) Risau W, Sariola H, Ekblom P, et al: Vasculogenesis and angiogenesis in embryonic stem cell-derived embryoid bodies. Development **102**: 471-478, 1988
5) Shintani S, Murohara T, Ikeda H, et al: Mobilization of endothelial progenitor cells in patients with acute myocardial infarction. Circulation **103**: 2776-2779, 2001
6) Aicher A, Heeschen C, mildner-Rihm C, et al: Essential role of endothelial nitric oxide synthase for mobilization of stem and progenitor cells. Nat Med **9**: 1370-1376, 2003
7) Shintani S, Murohara T, Ikeda H, et al. Augmentation of postnatal neovascularization with autologous bone marrow transplantation. Circulation **103**: 897-903, 2001
8) Tateishi-Yuyama E, Matsubara H, Murohara T, et al: Therapeutic angiogenesis for patients with limb ischemia by autologous transplantation of bone-marrow cell: a pilot study and a randomized controlled trial. Lancet **360**: 427-435, 2002
9) Matoba S, Tatsumi T, Murohara T, et al: Long-term clinical outcome after intramuscular implantation of bone marrow mononuclear cells (Therapeutic Angiogenesis by Cell Transplantation: TACT trial) in patients with chronic limb ischemia. Am Heart J **156**: 1010-1018, 2008
10) Vasa M, Fichtlscherer S, Aicher A, et al: Number and migratory activity of circulating endothelial progenitor cells inversely correlate with risk factors for coronary artery disease. Circ Res **89**: E1-7, 2001
11) Hill JM, Zalos G, Halcox JP, et al: Circulating endothelial progenitor cells, vascular function, and cardiovascular risk. N Engl J Med **348**: 593-600, 2003
12) Heeschen C, Lehmann R, Honold J, et al: Profoundly reduced neovascularization capacity of bone marrow mononuclear cells derived from patients with chronic ischemic heart disease. Circulation **109**: 1615-1622, 2004
13) Zuk PA, Zhu M, Mizuno H, et al: Multilineage cells from human adipose tissue: implications for cell-based therapies. Tissue Eng **7**: 211-228, 2001
14) Kondo K, Shintani S, Shibata R, et al: Implantation of adipose-derived regenerative cells enhances ischemia-induces angiogenesis. Role of SDF-1 and endothelial progenitor cells. Arterioscler Thromb Vasc Biol **29**: 61-66, 2009
15) Tateno K, Minamino T, Toko H, et al: Critical roles of muscle-secreted angiogenic factors in therapeutic neovascularization. Circ Res **98**: 1194-1202, 2006

第Ⅵ章 治　療
G　無菌ウジ療法

岡山大学大学院医歯薬学総合研究科心臓血管外科
三井秀也

　閉塞性動脈硬化症が進行し，もっとも重症となったFontaine Ⅳ度の虚血性足壊疽の局所潰瘍治療として，まず血行再建（外科的バイパス術，血管拡張術）の選択が考慮されるべきであることは言を俟たないが[1]，潰瘍，壊死に陥った足，下肢の局所の治療については，これまで外科的デブリードメン，ドレナージによる感染のコントロール，形成外科的治療，あるいは下肢切断等のいろいろな治療が選択されている．しかし海外ではこれに加え無菌ウジ療法が，壊死組織のデブリードメンの目的で行われ，良好な結果が報告されている[2]．筆者らも2004年4月からこの治療法を導入し，良好な結果を得ている．

　本稿では，自検例の結果を通して，この治療の有用性，適応，将来性，問題点等を報告する．

1．無菌ウジ療法とは[3]

　無菌ウジ療法とは，壊死組織に無菌ウジ（ハエ幼虫，マゴット）を放ち生物的デブリードメン（Biological Debridement）を行い，潰瘍部の治癒を促す治療法である．別名マゴット療法（Maggot Debridement Therapy：MDT）とも呼ばれている[3]．閉塞性動脈硬化症による動脈閉塞の結果として循環不全を生じ，虚血のために崩壊した組織に増殖した細菌が，局所の免疫防御機能を凌駕した場合，増殖サイクルの短い細菌は培地，発育の場を求めて，さらに健常組織を破壊し，分解していく．しかし，もしそこに，ハエが卵を産めば，細菌に勝るスピードで，孵化した無菌ウジが壊死した組織を消化吸収してしまう．その結果，細菌の培地であった壊死組織がなくなり，細菌増殖がコントロールされ，感染が消退し，局所は清浄となり，治癒に適した環境となる（Wound Bed Preparation）．その後，発育したウジは創から退散する[4]．近代医学の確立される以前には，四肢潰瘍を消毒したり，ガーゼなどで覆ったりしないので，ここにハエがたかり，卵を産み付け，その結果壊死組織にウジが湧くことは珍しいことではなかったようである．しかし，豈図らんや，この傷が治癒に向かうことをみた経験から，ウジにより傷の治療を行おうとしたのは，自然な人間の知恵と思われる．無菌ウジ療法は，自然のscavengerとして，細菌に勝る旺盛な力を持つウジを応用した自然に学んだ治療法といえ，古くはオーストラリアの原住民，ビルマの伝統医が数千

年前に潰瘍治療にウジを使っていたことが記録されている[1,2]．

現代医療にこの治療法を復活させたのは，第一次世界大戦に軍医として参戦していた John Hopkins 大学整形外科 W.S. Baer 教授である．戦場でウジが湧いた四肢の創が治癒していくのをみたことから，帰国後慢性骨感染（osteomyelitis）の患者にウジを使用し，有効であることを報告した．これが，世界最初の科学論文発表である[5]．2004 年には米国では FDA から，褥創，静脈潰瘍，外傷性，手術後の治療困難な壊死皮膚，軟部組織壊死組織の治療に許可されて以後，着実に定着し，現在（2010 年）米国では，約 1,000 の治療者により，年間約 3,000 例の無菌ウジ療法が行われ，足壊疽患者は大変な恩恵に与っている．

一方，わが国では今まで，ハエ，ウジに対する嫌悪感等から，この治療法は行われていなかった．しかし抗生物質の多用・乱用により抗生物質抵抗性の感染性潰瘍が出現し，また以前に増して糖尿病，動脈硬化症，虚血等の潰瘍の原因となる疾患が増え，しかも重症化することとなり，難治性の潰瘍の発生が増加したため，治療法の一つとして，脚光を浴びてきた．数年前から日本産無菌ウジが入手可能になって以来，日本の各医療機関における報告が相次ぐようになってきた．

ウジの潰瘍治療効果のメカニズムについては，①創清浄作用（debridement effect）ウジが消化液を周囲に分泌し，壊死組織のみを消化液化し，吸引消化する[6]．②殺菌作用（antimicrobial effect）酵素（蛋白分解酵素，毒素中和等）を豊富に含むアルカリ性の分泌物により創を殺菌し，菌の増殖を抑える[7]．③創傷治癒促進作用（stimulation effect）局所免疫機能を高め，良好な肉芽を生じさせるなどの 3 点が今までに指摘されている．周囲に増殖する細菌に対する抗菌物質をウジが周囲組織内に分泌することが確かめられており，感受性のある抗生物質を患者静脈内に投与し，それが局所に到達し，効果を表すことを期待することに比べ，無菌ウジ療法では，細菌に感受性のある抗菌物質が局所で生産されるわけであるから，理論的にも大変効果があることが納得できると考える[8]．この抗菌作用の中心となるハエの抗菌ペプチドは，周囲の病原微生物のいる環境で生き残るための生態防御メカニズムで，ハエの体内に常に存在しているとされている．抗菌作用と細胞増殖作用を合わせもちながらも，ヒト，家畜，植物には無害である．1986 年以来，数多くが同定され，特許申請されている[9]．

2．無菌ウジ療法の実際[5]

1）閉塞性動脈硬化症により生じた潰瘍治療のポイント[10]

患者の全身状態，合併症の検討ならびにその治療が優先されるが，これは他項での詳説に譲る．患者は基本的にベッド上安静とし，特に患肢の下垂をさける．そのうえで潰瘍の主たる原因が，虚血か，あるいは感染から生じているのか，あるいはそれらの混合かを判断することが重要で（図1），これによって治療方針が異なる[1]．足潰瘍の経過は，急速な重篤な敗血症を生じ致死的となる可能性もあることを常に念頭に置いて重症度の把握と並存疾患（心機能，脳血管障害，肺機能など）の評価，早急な治療計画の立案が必要である．経過中に感染が中枢側に進行し，脈管を巻き込み循環傷害を生じてくることがあるので，定期的な虚血性か感染性かのアセスメントが肝要である．まず虚血性潰瘍には，その原因である血管病変に対する血管形成術あるいはバイパス手術などの血行再建術を行う必要がある．その効果判定については，最終ゴールである臨床的な評価（潰瘍の改善，救肢）の改善の判明までには時間がかかるので，解剖学的評価，血行動態的評価の順序で

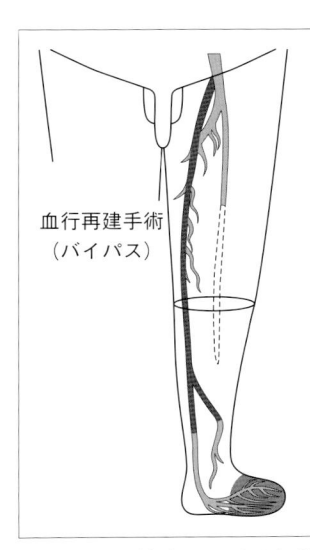

図1　PAD治療における無菌ウジ療法の位置付け

改善が生じることを目的とすべきである[10]（図1）．定期的な総合的アセスメントに基づく次なる治療方法の立案と，アウトカムのフィードバックを順次繰り返すことにより結果を出していくべきである．この方針は常に一定であるが，治療方法は一つではなく，一つの方法が不成功に終わった場合，次の別の方法を考えるべきで，いたずらに時間と医療資源の浪費はすべきではないことは重要である[5]．このとき血管拡張薬，血小板凝集抑制剤の投与も，血管形成術あるいはバイパス手術に相乗効果を期待できるものと考える．外科的デブリードメンは最小限に，壊死組織の下に膿瘍形成があるときのみ行うべきで，この部の切開排膿が必要となる．虚血性潰瘍の場合には，デブリードメンすることにより，組織が大気に露出し，湿潤環境が保たれなくなると壊死組織が増え，この部の感染が急速に進行するので，血行再建前のデブリードメンは禁忌である．反対に感染性の潰瘍の場合には，感染している皮下組織，腱，骨を開放すべくデブリードメンを早期に完全に行えば，潰瘍は自然に治癒の方向に向かうこととなる．その点，無菌ウジ療法は，壊死組織をデブリードメンし，しかもウジの出す組織液により湿潤環境が保たれるので，虚血タイプでも感染タイプの潰瘍でも使用できる利点がある[8]．

2）無菌ウジの発育，無菌化法

クロバエ科の一種ヒロズキンバエ（Phaenicia sericate（Green Blow Fly））のウジを無菌化して使用する．このハエは，全世界の温帯地域，熱帯，亜熱帯地域の一部に分布しており，ヒトの生活環境内に多くみられる．遠くからみると黒色のハエ（クロバエ）であるが，近影では金属光沢を持つ緑色をしている（図2）．このハエを使用する根拠は，以下の2点である．すなわち，腐った肉を市中に放置した際にも，通常このハエが好んでたかり，卵を産むことから，腐敗した蛋白質の処理に最適である．また，長年にわたって欧米において安全にこのハエのウジが患者に使用され壊疽を治してきた実績が重要である．このハエの卵を界面活性剤と消毒剤により無菌化し，孵化後2日間くらい無菌の餌で飼うことにより，無菌のウジが生成される（図3）．実際に使用できるのは，

第Ⅵ章 治 療

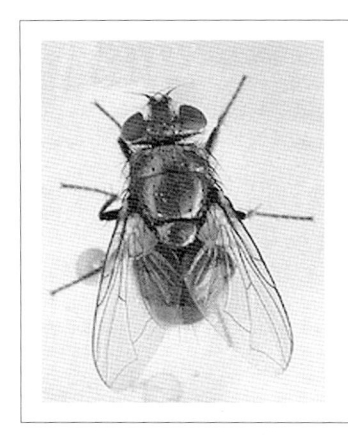

図2 ヒロズキンバエ (Lucilia sericate)

クロバエ科
体長5～9mm. 体は全体が金属光沢を持つ金緑色. 雄の複眼間はわずかに離れているが, 雌では非常に広い.

　成虫はヒトの生活環境内にのみ生息しており, 自然環境下ではみられない. ゴミ処理場やゴミ箱の周囲などに多い. 山間部の地域よりも, 海岸に近い地域に多くみられる. 成虫は家屋に侵入する習性がある.
　日本全土に分布している. 国外では全世界の温帯地域, 熱帯, 亜熱帯地域の一部に分布している.

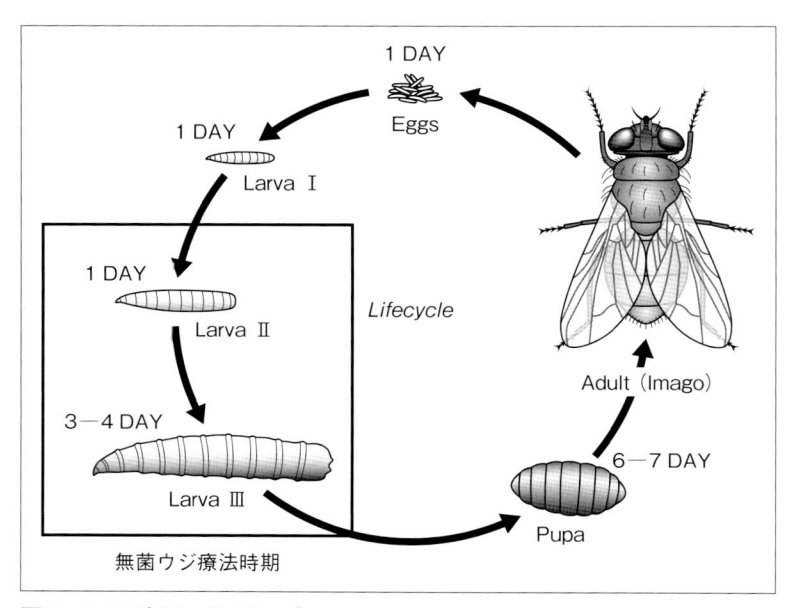

図3 ヒロズキンバエの一生

腐った蛋白質を旺盛に食べる第2令から第3令までの約2～3日間である.

3) 無菌ウジ療法の実際

　創部を生理的食塩水により洗浄した後, 壊死組織を可及的に切除する (図4a). 潰瘍周囲皮膚に弱アルカリ性の蛋白分解酵素を含む分泌物が触れると, 軽い皮膚炎を生じることもあるため, 潰瘍周囲皮膚縁を創傷保護剤でカバーすることが大切である. この後無菌のウジ6～8匹/cm^2を傷面に置き, メッシュでカバーする (図4b). その上を吸収性のよいパッドで包む (図4c). 治癒傾向を促すために湿潤環境を維持することは重要である. このパッドは, 1日に1～2回交換する. 通常投入した第二令幼虫は3～5日後には蛹となるので, 数日おきに新しいウジと交換する. 大体1週間くらいで感染はコントロールされ, 2週間目

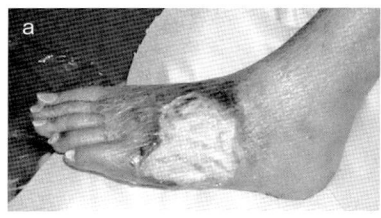

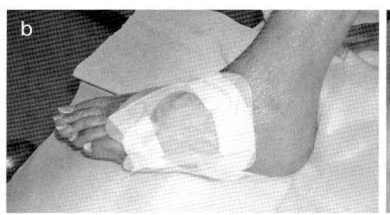

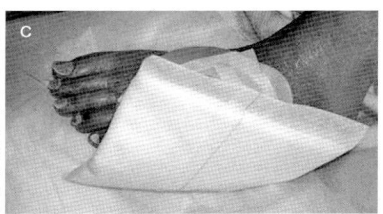

図4 無菌ウジ療法の実際
a：創の観察，洗浄，b：マゴットをメッシュドレッシング内に封入する，c：ウジの分泌物吸収用のパッドで巻く．

表1　PAD患者に対する無菌ウジ療法の内訳

群	血管閉塞軽度 (0.9>API>0.5) 42例	血管閉塞著明 (API<0.5) 13例	総数 55例
年齢	68～87 (72)	40～86 (71)	40～87 (72)
性別 (♂：♀)	31：11	8：5	39：16
API	0.6～1.2 (0.75)	0.1～0.4 (0.2)	
血液透析	15/42 (36%)	5/13 (38%)	20/55 (37%)
高血圧	30/42 (71%)	10/13 (77%)	40/55 (72%)
脂質異常症	30/42 (71%)	4/13 (57%)	34/55 (62%)

2004年4月～2010年1月で無菌ウジ療法を55例のPAD患者に対して行った．

で良好な肉芽が潰瘍底から生じてくる．そして周囲の皮膚が徐々に潰瘍内に伸びてきて，約3週間でおおむね潰瘍が治癒した．潰瘍面積の広い症例では，分層植皮術が効果的である場合もある．

4）無菌ウジ療法の適応[9]

主として壊死組織が多い潰瘍の場合に，適応となる．しかし前述のように，虚血性の潰瘍でも，神経性の潰瘍（感染主体）であっても壊死組織があれば適応となる．手術や外科的デブリードメンにおいては，麻酔や器具を必要とするが，無菌ウジ療法は，特別な用具を必要とせず，外来で，すぐにこの治療を開始できる利点がある．また，壊死している部分と健常な部分が混じり，しかも潰瘍が深い場合には，健常部を残して壊死した部分のみデブリードメンが可能である．外科的デブリードメンに比較して優れている点であろう．ま

た，従来の治療法（抗生剤投与，薬物治療など）との併用も可能で，副作用が少なく，治療侵襲が小さいことも特記できる特徴であると考える[10]．

5）無菌ウジ療法の結果（表1，2）

2004年4月～2010年1月まで無菌ウジ療法を55例に行った．内訳は，血管閉塞が軽度なAグループ（0.5≦API≦0.9）42例と血管閉塞が著明なBグループ（API<0.5）13例であった．虚血の程度の軽いAグループ42例のうち33例（80％）において足潰瘍の治癒を得，最終的に足を救うことができた．しかし，虚血の程度の著明なBグループ13例のうち7例（57％）において足潰瘍の治癒を得，6例（43％）において足の大切断となった．この結果から，重症の虚血症例はマゴット療法が効きにくく，虚血が軽度なグループでは，より効果的である傾向が判明した[11]．反対に

表2 PAD患者に対する無菌ウジ療法の結果

群	血管閉塞軽度グループ	血管閉塞著明グループ	計
MDTの回数	8（2〜10）回	6（3〜8）回	7（2〜10）回
救肢	33/42（80%）	7/13（57%） 6：切断	40/55（73%）

1）ウジ療法による有害事象，合併症はなかった．
2）血管閉塞の軽度な症例42肢においては，3カ月以内に33肢（80%）の潰瘍は治癒し，救肢できた．切断例6例は低心機能，敗血症などであった．

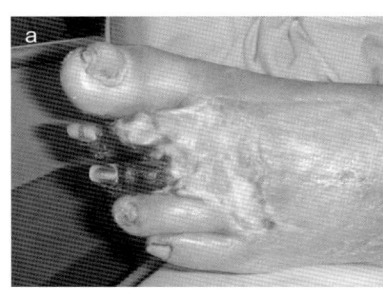

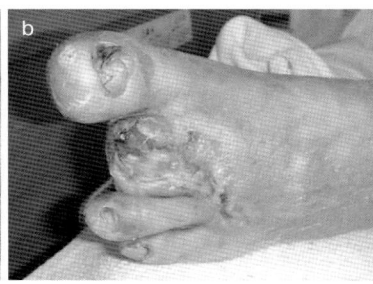

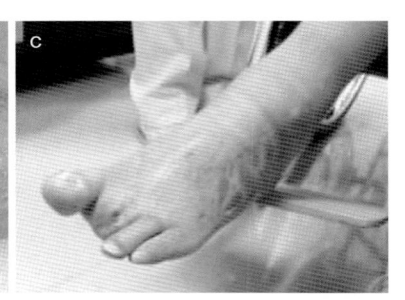

図5 症例1
a：当科紹介時，b：無菌ウジ療法3週間後，c：治療開始後3カ月．

いえば，血管閉塞が著明で，虚血が著しく，しかも血行再建が難しいような場合に，どれくらい無菌ウジ療法で救肢できるかどうかが，今後の課題であろう．

6）無菌ウジ療法の結果（自験例）

〔症例1〕
患者：72歳，男性，無職．
主訴：左足糖尿病性壊疽．
既往歴：糖尿病（15年前よりインスリン自己注射），高血圧，血液透析歴7年．
家族歴：特記事項なし．
現病歴：

平成18年5月ごろより左足第2,3趾に傷ができたが，放置していた．そのうちこの左足第2,3趾の色調が悪化し，壊死となった．2週間後その中枢部にも感染が進行し，皮膚潰瘍が中枢部にも進展した．左足の感染が進行し，腫脹し，全身的にも高熱を生じた．近医にて同部の切開術を受けたが，ますます感染は進行し，左足切断あるいは左膝下下腿切断の適応があると宣告された．しかし足切断の決意ができず，平成18年7月当科に紹介された（図5a）．

入院後経過：

無菌ウジ療法は，前述の方法に従い4クールを繰り返した．創の面積については，（治療前：25 cm^2，1週間後：20 cm^2，3週間後：15 cm^2（図5b））と著明に減少した．潰瘍底の肉芽は良好な鮮紅色となり，易出血性となった．無菌ウジ療法開始後24日目に退院，外来にて保存的に創処置（水道水洗浄とガーゼ保護のみ）を持続した．3カ月後には，完全に潰瘍は上皮化し，治癒した（図5c）．

現在治療後4年目であるが，左足潰瘍の再発はない．

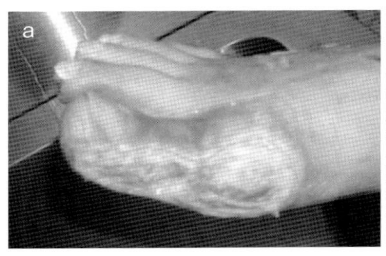

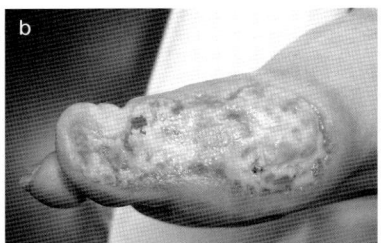

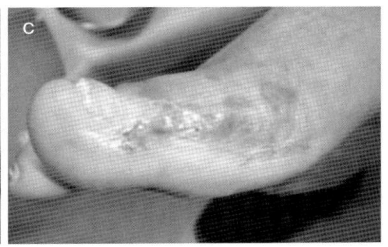

図6 症例2
a：当科受診時，b：無菌ウジ療法開始後1カ月，c：無菌ウジ療法4カ月後．

〔症例2〕
患者：62歳，男性．
主訴：左足虚血性壊疽．
既往歴：糖尿病歴10年（インスリン療法），高血圧，タバコ（＋）．
家族歴：特記事項なし．
現病歴：

平成16年12月　靴擦れを契機に，右足第1趾内側に潰瘍を形成した．総合病院皮膚科において，同病変に対して軟膏処置をされるも改善しなかった．麻薬にも反応しない激烈な痛みを訴え，平成17年2月同部の感染の増悪により，整形外科医を紹介され，右足第1趾切断あるいはその断端が治癒しない場合には，中足骨切断が適応であるとインフォームドコンセントされた．そのため，セカンドオピニオン外来を受診された（図6a）．

治療・経過：

右膝動脈は触知するものの，足背動脈は触知しなかった．右API：0.9．虚血性の潰瘍ではあるが，後脛骨動脈が触知し，APIも保たれていることから，無菌ウジ療法が効果的である可能性もあるとして，十分なインフォームドコンセントの後，無菌ウジ療法を開始した．来院後5回の無菌ウジ療法を施行し，壊死部分はデブリードメンが完了し，良好な肉芽が生じてきた（1カ月後：図6b）．潰瘍底の肉芽は良好な鮮紅色となり，易出血性となった．無菌ウジ療法開始後40日目に退院．外来にて保存的に創処置（水道水洗浄とガーゼ保護のみ）を持続した．その後，保存的に治療を行い，4カ月後には右足内側の潰瘍は完治した（4カ月後：図6c）．

現在，糖尿病性腎不全により血液透析となったが，潰瘍形成後5年，右足の潰瘍は完治して，通常の生活を楽しんでおられる．

〔症例3〕
患者：45歳，女性．
主訴：左足虚血性踵部壊疽．
既往歴：糖尿病歴15年（インスリン自己注射），血液透析歴8年，高血圧．
家族歴：特記事項なし．
現病歴：

平成19年3月　特に誘引なく左足の踵部皮膚が割れ，この部が腫脹して疼痛が生じた．総合病院皮膚科にて軟膏処置を受けていたところ，徐々に色調が変化し，踵部の大きな潰瘍壊死創となった．そのため，同じ病院の整形外科に紹介され，左膝下切断が適応であるとインフォームドコンセントされた．そのため，セカンドオピニオン外来を受診された（図7a）．

第Ⅵ章　治療

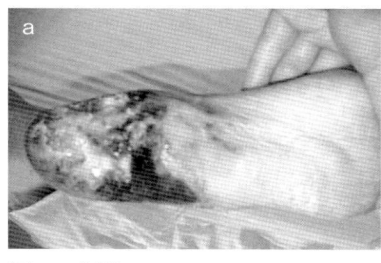

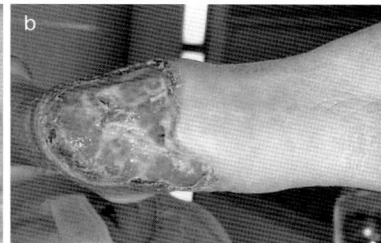

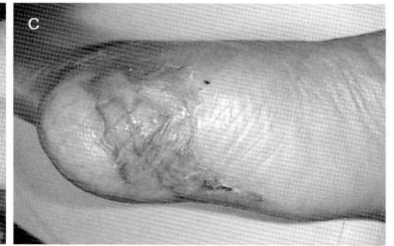

図7　症例3
a：受診時，b：無菌ウジ療法1カ月後，c：無菌ウジ療法6カ月後．

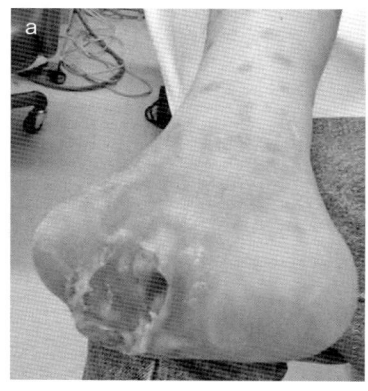

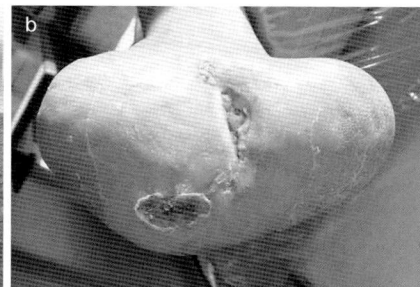

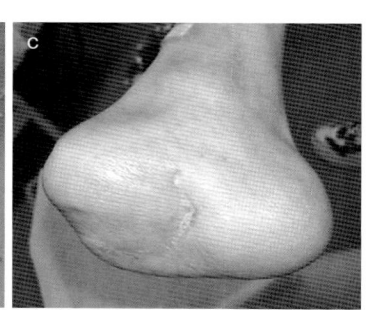

図8　症例4
a：受診時，b：無菌ウジ療法40日後，c：無菌ウジ療法3カ月後．

治療・経過：
　左膝動脈は触知するものの，後脛骨動脈は触知しなかった．右API：0.8．血管造影にて，膝下動脈が多発性に狭窄・閉塞しており，血行再建は不能であった．虚血性の潰瘍ではあるが，足背動脈が触知し，APIも保たれていることから，無菌ウジ療法が効果的である可能性もあるとして，十分なインフォームドコンセントの後，無菌ウジ療法を開始した．来院後5回の無菌ウジ療法を施行し，壊死部分はデブリードメンが完了し，良好な肉芽が生じてきた（1カ月後：図7b）．治療開始より40日目に退院，外来にて保存的に創処置（水道水洗浄とガーゼ保護のみ）を持続した．その後，分層植皮術を行い，6カ月後には左足踵部の潰瘍は完治した（6カ月後：図7c）．
　現在，潰瘍発生より3年であるが，足の左足踵部は完治して，社会生活に復帰されている．

〔症例4〕
患者：40歳，男性．
主訴：右足虚血性壊疽．
既往歴：糖尿病，慢性腎不全（血液透析）．
現病歴：
　7年前に右足壊疽により他院にてChopart切断を受けている．平成19年4月右足足底部の加重部に潰瘍を生じ，この感染が中枢側

— 156 —

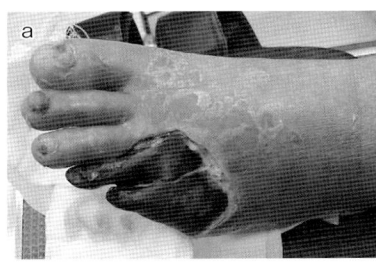

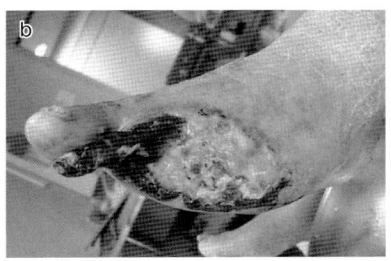

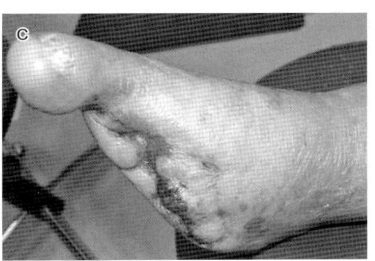

図9 症例5
a：受診時，b：無菌ウジ療法40日後，c：無菌ウジ療法3カ月後．

に進展し，右下肢膝下切断をすすめられた．しかし，切断を拒否して当院を受診された（図8a）．

治療・経過：

右膝動脈は触知するものの，足背，後脛骨動脈は触知しなかった．右API：0.5．血管造影にて，膝下血管が多発性に狭窄閉塞病変があり，血行再建術は不能であった．虚血性の潰瘍ではあるが，血行再建ができず，その他の方法がないことから，十分なインフォームドコンセントの後，無菌ウジ療法を開始した．無菌ウジ療法を7回施行し，この後植皮術を行い40日後に退院した（図8b）．3カ月後には，右足潰瘍は完治した（図8c）．

加重部が足底全体に当たるような免荷靴を作成，厳重なフットケアを行い，潰瘍発生より3年であるが，潰瘍の再発はみていない．

〔症例5〕

患者：72歳，男性．

主訴：左足虚血性壊疽．

既往歴：高血圧，慢性腎不全（血液透析歴8年）．

家族歴：特記事項なし．

現病歴：

平成19年5月，左第5趾に潰瘍を形成した．そのうち第3, 4趾の色調も悪化し，壊死となった（図9a）．2週間後その中枢部にも感染が進展し，腫脹をきたし，全身的にも高熱を生じた．近医にて同部の切開術を受けたが，ますます感染は進行し，左足切断あるいは左膝下下腿切断の適応があると宣告された．しかし足切断の決意ができず，平成18年7月当科に紹介された．左膝動脈は触知するものの，膝下動脈は触知しなかった．左API：0.4であったため，虚血性の潰瘍と判断された．

入院後経過：

無菌ウジ療法は，前述の方法に従い，4クール行われた．潰瘍底の肉芽は良好な鮮紅色となり，易出血性となった（図9b）．治療開始より45日目に退院，外来にて保存的に創処置（水道水洗浄とガーゼ保護のみ）を持続した．3カ月後には，完全に潰瘍は上皮化し治癒した（図9c）．

残念ながら，平成21年9月，心不全により死亡された．死亡時，潰瘍の再発はなかったとご遺族から連絡があった．

この治療法の特徴[12, 13]は，①麻酔を必要としない，②禁忌症例がない，③従来の治療（抗生物質，外科治療等）に比較して安価である，④その他の治療と併用が可能であるなどの特徴をもち，欧米では歴史もあり，広く

行われている．今後，日本においても広く施行されるものと考えられる[14,15]．ウジ療法については，極めて抵抗力が低下し合併症をもった患者が対象なので，綿密な注意と厳重な管理が一層必要であると考える．しかしながら，壊疽治療が進まないと，全身状態の改善もないので，果敢に治療を進めていく必要があるものと考える．

7）無菌ウジ療法の問題点と危険性[16,17]

現在までに考えられているのは，①ウジが患者の局所に住み着く可能性（myiasis）[18]，②ハエ（P. sericata）分泌物にアレルギー反応をもつ患者が約7％程度存在する[19]，③ウジから新たな感染症を生じる可能性などがあげられる．今後国内臨床例を積み重ね，またウジ，ハエの生態の研究を重ねる必要があるものと考えられる[12]．

3．まとめ

将来，難治性潰瘍に対する当治療法は日本においても重症四肢潰瘍に対する新しい標準的な治療法になる可能性があるものと思われる．またPADのうち重症虚血肢潰瘍の局所治療の一つとして，有用であると考えられる[2]．

文献

1) Norgren L, et al: Inter-society Consensus for the Managemant of PAD (TASC II) 2007
2) Dumville JC, et al: Larval therapy for leg ulcers (VenUS II): randamised controlled trial. BMJ **338**: b773, 2009
3) Wim Fleischmann, MartinGrassberger, Sherman RA: Maggot Therapy, A handbook of Maggot Assisited wound Healing. Thieme. Publisher. マゴットセラピー ウジを使った創傷治療：沼田英治，三井秀也監訳，大阪公立大学共同出版会，2006
4) Hunter S, et al: Maggot therapy for wound management. Adv. skin Wound Care **22**: 25-27, 2009
5) McKeever DC: The classic: maggots in treatment ofosteomyelitis: a simple inexpensive method. 1933. Clin Orthop Relat Res **466**: 1329-1335, 2008
6) Parnes A, Lagan KM: Larval therapy in wound management: a review. Int J Clin Pract **61**: 488-493, 2007
7) Tantawi TI, et al: Clinical and microbiological efficacy of MDT in the treatment of diabetic foot ulcers. J wound Care **16**: 379-383, 2007
8) Kawabata T, et al: Induction of Antibacterial Activity in Medicinal Maggots by an infected Environment: Mechanism for Maggot debridement Therapy 2010
9) Huberman T, et al: Antibacterial properties of whole body extracts and haemolymph of Lucilia Sericate maggots. J Wound Care **16**: 123-127, 2007
10) Dumville JC, et al: VenUS IIa randamised controlled trial of larval therapy in the management of leg ulcers. Health Technol Assess **55**: 1-182, 2009
11) Mumcuoglu KY: Maggot debridement therapy. Plast Reconstr Surg **120**: 1738-1739, 2007
12) Sherman RA, et al: Maggot therapy forproblematic wounds: uncommon and off-label applications. Adv Skin Wound Care **20**: 602-610, 2007
13) Harris LG, et al: Disruption of Staphylococcus epidermidis biofilms by medicinal maggot Lucillia sericata excretions/secretions. Int J Artif Organs **32** (9): 555-564, 2009
14) Blakes FA, et al: The biosurgical wound debridement: experimental investigation of efficiency and practicability. Wound Repair Regen **15**: 756-761, 2007
15) Paul AG, et al: Maggot debridement therapy with Lucillia cuprina: a comparison with conventional debridement in diabetic foot ulcers. Int Wound J **6**: 39-46, 2009
16) Renner R, et al: Maggot do not suvive in pyo-

17) Jelnes R: Larval therapy for leg ulcers. Wrong treatment. BMJ **338**: b2063, 2009
18) Steenvoorde P, van Doorn LP: Maggot debridement therapy: serious bleeding can occur: report of a case. J wound Ostomy Continence Nurs **35**: 412-414, 2008
19) Gupta A: A review of the use of maggots in wound therapy. Ann Plast Surg **60**: 224-227, 2008
20) Terhag A: Larval therapy for leg ulcers. Compression may be key. BMJ **338**: b2064, 2009

derma gangrenosum. Dermatology **217**: 241-243, 2008

第Ⅵ章　治　療
H　キレーション点滴療法

満尾クリニック
満尾　正

1. キレーション治療とは

　キレーション治療とは，金属と錯体を形成するキレート薬を用いて金属を体外へ排泄させる治療方法の総称である．人体はさまざまな金属原子の働きによってその生理的な機能を保っているが，必要量以上の金属や有害金属の存在は，過剰な活性酸素を生成したり細胞代謝機能を阻害したりする危険性を招くために必ずしも好ましいこととはいえない．人体にとって不要ともいえる金属の体外排泄を促す治療がキレーション治療である．

　キレーション（chelation）の語源はギリシャ語のかにのはさみ「chele」に由来するといわれている[1]．これは有機物質が金属陽イオンと結合する反応が，あたかもはさみで金属イオンをつかみ取るようなイメージから由来したといわれている．キレート結合とは有機物質と金属陽イオンとの環状結合を総称したものであり，自然界に存在する代表的なキレート結合にはクロロフィル（マグネシウムのキレート結合）やヘモグロビン（鉄のキレート結合）などがある．

　キレーション治療とは，キレート結合により金属を体外へ排泄させる治療方法の総称であるが，代表的なキレート薬には，鉛中毒に対して使用される ethylene diamine tetra acetic acid（EDTA），水銀やヒ素中毒に対する dimercaptosuccinic acid（DMSA），dimercaptopropionylsulfonate（DMPS），銅に対する Penicillamine，鉄を除去する Deferoxamine mesilate などが知られている（図1）．補完・代替医療や抗加齢医学の領域でキレーション治療が注目される理由として，動脈硬化に対する治療・予防効果や有害金属除去による生体機能の正常化が期待できる点があげられる．本稿ではキレーション治療の中でも動

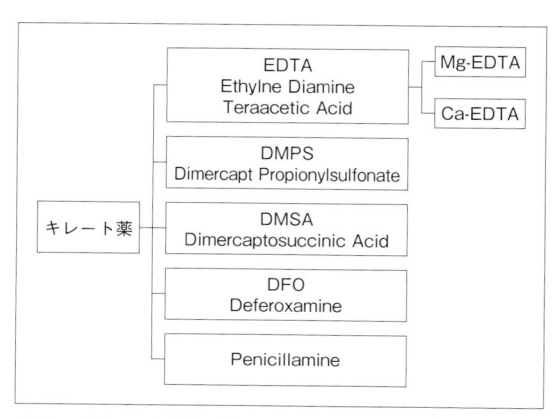

図1　キレート薬一覧

キレート薬	EDTA Ethylne Diamine Teraacetic Acid	Mg-EDTA / Ca-EDTA
	DMPS Dimercapt Propionylsulfonate	
	DMSA Dimercaptosuccinic Acid	
	DFO Deferoxamine	
	Penicillamine	

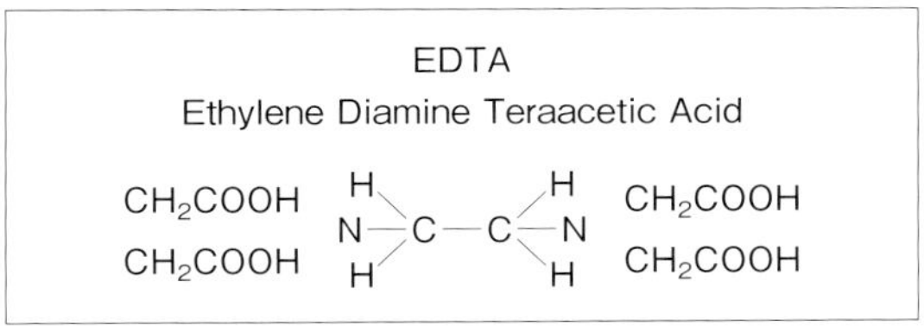

```
EDTA
Ethylene Diamine Teraacetic Acid

CH₂COOH   H     H   CH₂COOH
         N—C—C—N
CH₂COOH   H     H   CH₂COOH
```

図2　EDTA の化学式

脈硬化治療の目的で使用されている EDTA キレーション治療について述べる．

2. キレーション治療の歴史

　キレーション治療の基礎ともいえる概念の誕生は古く，19 世紀にまで遡る．1893 年 Alfred Werner が提唱したメタルリガンド説は金属イオンの結合様式を説明したもので，後に彼はこの研究でノーベル賞を受賞した．キレーション治療の根本原理は彼の研究から始まっているともいえる[2]．その後 1935 年には，カルシウムに対するキレート薬として EDTA が開発された．図2に示すように EDTA はポリアミンカルボン酸であり広義のアミノ酸に分類される．Bersworth や Rubin らの研究により EDTA の抗凝固作用が確認され[3]，以降 EDTA は，採血シリンジや輸血パックの中に含まれる抗凝固薬として現在でも臨床的に広く活用されている．1940 年代に入ると Na_2EDTA の臨床使用が盛んとなり，重金属中毒，中でも鉛中毒[4]や高カルシウム血症[5]の治療薬として使用された．さらに EDTA には放射性物質による体内被曝に対する治療薬としての効果があることも報告された[6]．1954 年には Foreman らにより EDTA の薬物代謝の研究がなされ，EDTA が体内でほとんど代謝を受けずに，そのほとんどが腎臓から排泄されることが確認された[7]．一方 Clarke らは EDTA の持つカルシウム排泄作用に着目し，軟部組織へのカルシウム沈着によって生じる動脈の硬化性変化に対する治療として EDTA を用いた．その結果 EDTA 投与により動脈硬化による症状の改善が確認され[8]，EDTA 投与により血管壁のプラーク中 Ca 代謝が変化し冠状動脈血流が増加することで狭心症等の症状が改善されることを発表した[9,10]．これらの経験を踏まえて EDTA キレーション治療は，1950 年代以降，心臓疾患を中心とした動脈硬化性疾患に対する非侵襲的治療方法として米国を中心に，欧州，ブラジル，東南アジアなどの諸国にて使用されている．近年では心臓や血管の病変治療効果だけでなく，加齢黄斑変性症など一部の眼科疾患に対しても有効な治療方法であることが報告されている[11]．一方この治療方法の evidence に対して批判的な報告もあり[12]，主要医学雑誌にはその治療効果を肯定するものはほとんど掲載されていない．このため米国でもキレーション治療は保険適応外の自費診療の領域にある．しかし比較的安価な治療費で心臓疾患の予防と治療が期待できることから，米国政府（NIH：NCCAM：National Center for Complementary and Alternative Medicine）は 2003 年春より 3,000 万 US＄を投じた5年計画の臨床試験を開始している[13]．本研究は二重盲検法により，心筋梗塞既往歴を持つ患者に EDTA キレーション治療を行い，その治療効果について3年間のフォローを行うものであるが，かつてない規模にて行われる臨床試験でありその成果が期待されている．本研究は症例数が満たないために 2010 年 8 月現在未だ継続中である．

3. キレーション治療の内容と作用機序

　EDTA キレーション治療は Na_2EDTA をビタミン，ミネラルと共に点滴するものである．投与方法の基準は American Academy of Advancement in Medicine（ACAM；www.acam.org）が

第Ⅵ章　治療

提供している．Na₂EDTA 3 g を 500 mL の溶液として 3 時間かけて投与するものと，半量の 1.5 g を 1 時間半で点滴するものとがある．これらを週に 1〜3 回のペースで 20〜30 回繰り返し行う．作用メカニズムの大なるものは，EDTA の持つ強い抗酸化力とカルシウム排泄作用にあるといわれる．EDTA の持つ金属キレート作用は，強い抗酸化作用につながることが知られており，我々の日常生活では食品の酸化防止薬として EDTA が広く使用されている．この EDTA を点滴投与することで体内の活性酸素による酸化ストレスを抑制することが，動脈効果治療の一つの作用機序と考えられる．動脈硬化治療のもう一つのメカニズムとして血中の遊離カルシウムの排泄を促すことで，体内カルシウム代謝に影響を与えることが指摘されている．一般的に，加齢とともに骨に含まれるカルシウム濃度が低下し血中の遊離カルシウム濃度が上昇する一方，動脈壁や関節軟骨などにカルシウムの異常沈着が生じる．EDTA はこうした遊離カルシウムの濃度を下げることで，骨以外へのカルシウム沈着を抑制し骨自身へのカルシウム沈着を促進すると考えられている[14]．日本国内で市販されている静脈注射用 EDTA 製剤は CaEDTA であり，主たる目的は鉛中毒治療などの金属中毒の治療用である．CaEDTA には金属を排泄する作用はあるが，すでにカルシウムとの結合を持った CaEDTA にはカルシウム濃度を調節する働きがないために動脈硬化治療の目的では使用が適切ではない．また近年ではクイックキレーションという名称で CaEDTA を急速静脈注射する医師もいるようであるが，こうした治療法は心停止などの心臓不整脈を併発するリスクが高いためにきわめて危険である．

4. 動脈硬化性疾患と EDTA キレーション治療

キレーション治療の臨床的効果については，2,870 人を対象とした 28 カ月にわたる調査の研究結果をブラジルの医師 Olszewer らがまとめている（図 3）[15]．この調査結果によれば，虚血性心疾患患者では，顕著に改善した例が 76.9％，改善した例が 17.0％みられている．また下肢の閉塞性動脈硬化症では顕著に改善した例が 91％，改善例が 8％．脳血管障害例では顕著に改善した例が 24％，改善例が 30％とされている．こうした傾向はキレーション治療の初期に Clarke らがまとめたものにもみられることから，一般的な傾向

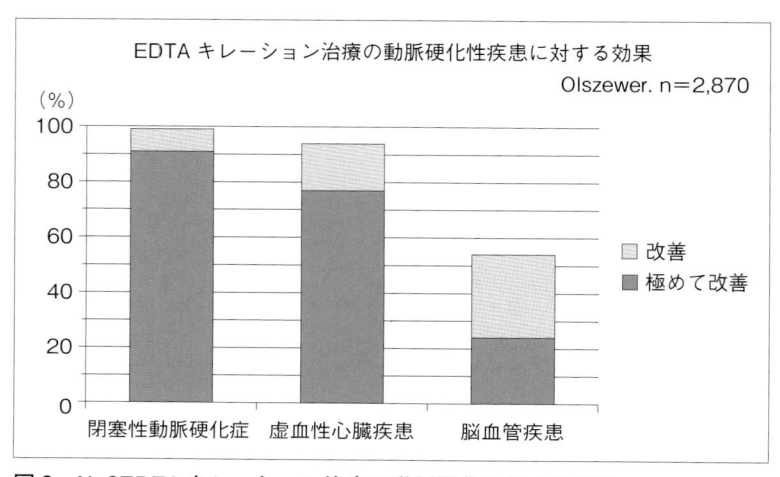

図 3　Na2EDTA キレーション治療の動脈硬化に対する効果

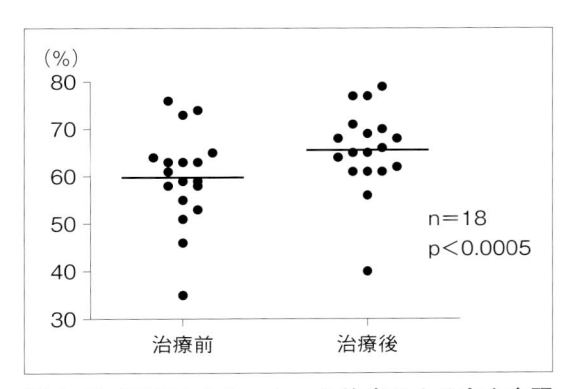

図4 Na2EDTAキレーション治療による左心室駆出率の変化（^{99m}Tc）

と考えることができるかもしれない．さらに症状別では以下のような研究報告がある．

1）動脈硬化性心臓疾患

Casdorphは18名の心臓疾患患者におけるEDTAキレーション治療の効果について報告している[16]．対象の年齢構成は45〜75歳，平均60.3歳，男性8名，女性10名である．99m Technetiumを用いたシンチスキャンにより心臓の駆出率の変化を調べているが，図4に示すように，左心室の駆出率は平均59.8％から65.6％へと有意に改善をみたことが報告されている．そのメカニズムとしてはEDTAの持つカルシウム代謝への直接的な影響にあると考えられる．高血圧患者や心疾患患者に対するカルシウム拮抗薬の効果は科学的に実証されているが，これは余剰カルシウムの心筋細胞内への流入をカルシウム拮抗薬にて阻害することにより心筋保護作用があるためといわれている．この観点からすればEDTAによる心機能改善効果も同様にカルシウム代謝によるものと推測できる．2005年にはChappellらがEDTAキレーション治療の心筋梗塞既往患者に対する効果について重要な報告を行っている[17]．220名の患者を3年に渡り経過を調べた結果，キレーション治療を定期的に受けていた患者群では，心筋梗塞などの再発率が通常の内科治療群の患者と比較して有意に低いことが確認された．この規模の患者群で通常の内科治療を行った場合には，統計的に心筋梗塞15例，および死亡が6例ほどみられるが，キレーション治療群では心筋梗塞例も死亡例もみられなかった．またキレーション治療群では，カテーテルによる血管形成術が2例，Coronary Artery Bypass Graft（CABG）が6例みられたが，通常の治療群と比較するとこれらの数値は，それぞれ93.6％および62.5％低い値であった．さらに何らかの症状を持っていた患者のうち68.7％で症状の完全な消失がみられている．

2）閉塞性動脈硬化症

動脈硬化に伴う代表的な疾患の一つに下肢の動脈の閉塞，すなわち閉塞性動脈硬化症がある．生活習慣の変化に伴いわが国でも増加している疾患であるが，歩行時に生じる下肢の痛みによって気づく場合が多い．治療としては外科的に血管を移植する方法や，カテーテルを用いた方法が一般的であるが，キレーション治療によってもこの疾患の症状が改善することが報告されている．閉塞性動脈硬化症の評価は通常 Ankle Brachial Index（ABI；上下肢の収縮期血圧比）を用いて行われるが，キレーション治療を行うことによりABI値が有意に上昇したことが報告されている．この研究は77名の閉塞性動脈硬化症を持つ男女（男／女：41／36名）においてABI値の変化を測定している．表1にみるようにABI値は有意に上昇しており臨床的な改善がみられたことがわかる[18]．閉塞性動脈硬化症では重篤化すると下肢の壊疽を合併し切断などの治療が必要となるがキレーション治療により下肢切断をせずに済んだケースも報告されている．1993年Hanckeらは，図5に示すように，冠状動脈移植術が必要といわれ

表1　EDTAキレーション治療の下肢血流に対する効果

	n	ABI（治療前）	ABI（治療後）	mean% 変化	
全体	117	0.77±0.22	0.94±0.27	+22	p<0.001
ABI<0.8	46	0.55±0.19	0.71±0.25	+29	p<0.001
ABI>0.8	71	0.91±0.06	1.08±0.17	+19	p<0.001

ABI：ankle brachial index

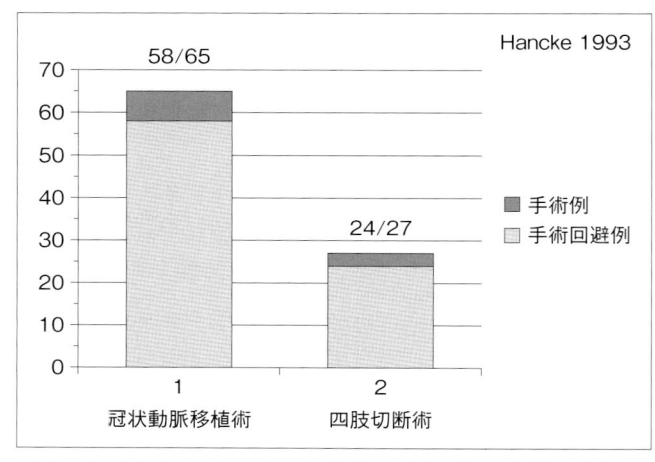

図5　Na2EDTA キレーション治療により手術を回避した例

表2　キレーション治療前後における総頸動脈閉塞率の変化

n=30

	治療前（%）	治療後（%）
左	47.9±26	29.4±18
右	49.1±23	26.2±21

た65名の患者にキレーション治療を行ったところ58名の患者で手術が不要になったことや，閉塞性動脈硬化症では，下肢切断手術予定患者27名にキレーション治療を行い24名に下肢の血流改善がみられ手術が不要になったことを報告している[19]．

3）総頸動脈の閉塞に対しての影響

動脈硬化性変化に伴い頸部の動脈にも閉塞性変化が生じる．頸動脈における血栓形成は脳梗塞の原因になる可能性が示唆されているため，こうした動脈の変化を改善させることは治療上重要なポイントといえる．EDTA キレーション治療にはこうした頸動脈の閉塞性変化を改善する働きもあることが指摘されている．Rudolph ら[20]は平均年齢67.4歳の30名の対照群（男性15名，女性15名）において超音波エコー検査を行い，EDTA キレーション治療前後の頸動脈閉塞率の変化を調べている．表2に示すように，治療前後にて閉塞率は有意に改善しておりキレーション治療による頸動脈閉塞治療効果の可能性が示唆されている．

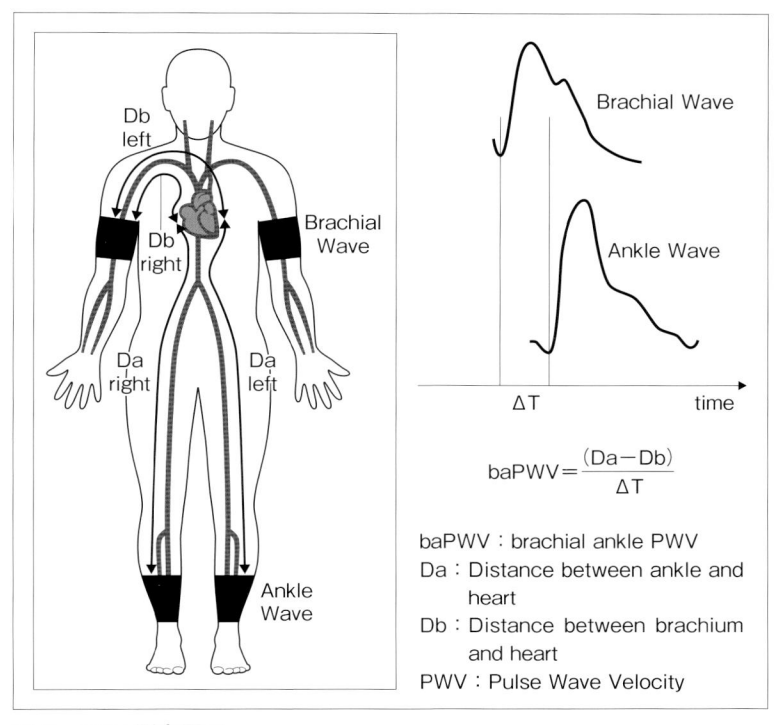

図6 PWV測定原理
両側上下肢のセンサーにて脈波が到達するまでの時間的差違（ΔT）を計測し性別・身長から推定された各センサーから心臓までの距離（Da-Db）とから図の式のように算出される．

$$baPWV = \frac{(Da - Db)}{\Delta T}$$

baPWV：brachial ankle PWV
Da：Distance between ankle and heart
Db：Distance between brachium and heart
PWV：Pulse Wave Velocity

4）EDTAキレーション治療によるPWV値の変化

　客観的に動脈硬化性変化を測定する方法にはいくつかあるが，検査方法の簡便性，再現性，正確性などすべてを兼ね備えた検査方法はきわめて少ないといえる．こうした中で大動脈を中心とした動脈硬化の程度を測定する方法としてのPulse Wave Velocity（PWV；脈波伝播速度）測定方法は数少ない測定方法の一つとして評価されている．測定原理は動脈波の伝わる速度が動脈自体の硬さにより変化するという物理学的な原理に基づいている（図6）．実際には上腕と下肢のセンサーにて動脈波の到達するまでの時差を測定し，その時差から動脈を伝わる波の速度を算出し動脈の硬さを推測するというものである．当院では開設

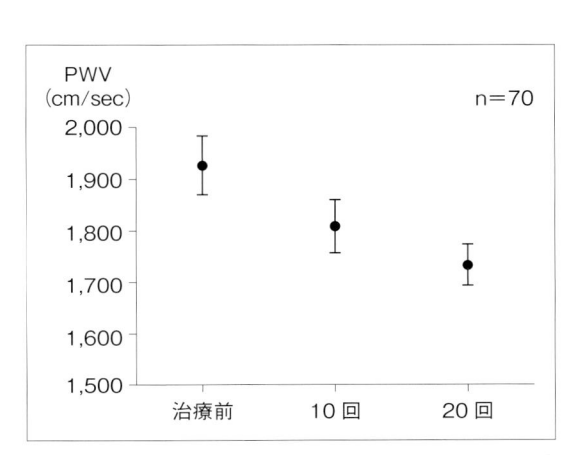

図7 EDTAキレーション治療回数に伴うPWV値の変化

以来この測定器を用いてキレーション治療前，10回終了時，20回終了時にPWV値の測定を行い治療効果の判定に用いている．図7は当院で20

回以上のキレーション治療を受けた 70 名の患者の PWV（脈派伝達速度）の変化を示す．20 回のキレーション治療を終了するには通常 6 カ月程度かかるが，図のごとくキレーション治療とともに動脈硬化を示す PWV の数値が低下する傾向にある．PWV 値は血圧の影響を受けやすいが，対照群では治療前後における有意な血圧の差は確認されていない．これはキレーション治療が動脈硬化に対して有効な治療であることを示唆しており，言うなればキレーション治療に伴い大動脈が柔らかく変化していることを示す結果といえる．

5. EDTA キレーション治療の禁忌と副作用

　EDTA 投与による致命的ないしは重篤な副作用の報告は，33 年前に ACAM の基準ができてからはほとんど報告されていない．しかし，投与方法の誤りにより致死的な不整脈や腎機能不全を合併することは過去の経験から知られており，こうした副作用を防ぐ意味でも安易な方法でキレーション治療を行うべきではないといえる．キレーション治療を始める医師は，ACAM をはじめとする団体が提供するワークショップに参加し，注意点をマスターしたうえで治療にあたるべきである．基準的な投与方法を行った場合でも以下のような副作用や反応に遭遇する可能性はある．

1）腎毒性

　EDTA の持つ腎毒性は古くから知られている．当初は致死的な腎機能不全を合併した例もあるようである．このため EDTA の投与量，投与スピード，投与頻度については個々の患者において十分に検討されなくてはいけない．特に注意が必要なのは腎機能不全を持つ患者である．経験のない医師では腎機能不全の患者に対してキレーション治療を行うべきではない．しかし近年の報告では鉛の体内蓄積量の多い患者で中程度の腎機能不全を有する場合にはキレーション治療により腎機能の悪化を防ぐことができたことが確認されている[21]．これは鉛による腎臓障害を EDTA が防いだ可能性を示唆しており，今後はこうした患者に対するキレーション治療の適応も考えるべきといえる．

2）低カルシウム血症

　Na_2EDTA にはカルシウムをキレートし尿に排泄する作用がある．このため急速に Na_2EDTA を投与すると低カルシウム血症を招き，重篤な不整脈やテタニーなどの症状を併発する可能性がある．

3）低血糖

　EDTA 投与後の低血糖の原因についてはいくつかの説があるが，前述の低カルシウム血症とも関連があるといわれている．またインスリンの感受性が向上し糖の細胞内への取り込みが活性化されるために生じる現象ともいわれている．このため空腹時にキレーション治療を行うことはできるだけ避けたほうが無難といえる．

4）脱力感

　高齢者に多くみられる現象で多くの場合 24 時間程度で解消する．原因としては亜鉛などの必要ミネラルが強制的に排泄されるために起こるのではないかといわれている．通常は栄養サプリメント摂取によりビタミン・ミネラルの補給を行うことや静脈点滴により必要ミネラルの補充を行うことで解決する問題である．

5）発疹

ごくまれにキレーション治療後に全身性の発疹を呈する患者がいる．ビタミン B_6 の不足に対する反応ともいわれているが，多くは軽度の反応であり点滴後数日で消退する．

6）催奇形性

動物実験では EDTA の催奇形性が確認されている．このため妊産婦または妊娠する条件にある女性への投与は禁忌といえる．しかしこうした催奇形性は亜鉛投与で予防できるという報告もあるため，急性鉛中毒のように緊急の場合には亜鉛を補充するなどの対策を行いながら EDTA を投与することを検討すべきである．

7）結核

石灰化した陳旧性病変が肺などの体内にみられる場合，キレーション治療によりこうした病変が融解し，結核を再燃させるということが理論的に危惧されている．しかし因果関係は確認されていないため，基本的には陳旧性の結核病巣を持つ患者がキレーション治療の適応からはずれることはない．

8）プラークによる塞栓

EDTA キレーション治療が動脈の閉塞部位を改善する働きがあることからこうした推論的な理論上の危険性が議論されている．これも事実が確認されたわけではなく，単なる空想上の危険性といえる．キレーション治療によるプラークの縮小現象は全体的に縮小するように起こることが予想され，決して瓦がはがれるようにプラークが破壊されていくものではないといえる．この意味でキレーション治療は塞栓の予防になることはあっても塞栓を促進するものとはいえない．

6. おわりに

キレーション治療の持つ可能性はきわめて大きなものであり，抗酸化治療の一つの方法としてこの治療は今後ますます需要が広がると考えられる．安全とはいえ点滴という医療行為である以上，この治療に関する専門的な知識を備えたうえでの加療が要求される（ACAM ではキレーション治療のための講習会と認定試験を定期的に施行している）．現実にわが国でもキレーション治療の言葉も徐々に一般的になりつつあるが，担当医師自身が Ca-EDTA と Na_2EDTA（Mg-EDTA）の作用の違いについて正しく理解していない場合もある．重金属排泄効果のみを有する Ca-EDTA と，重金属排泄と動脈硬化治療効果の2つの特性を持つ Na_2EDTA の二種類の EDTA キレーション治療があることを認識することが肝要である．高齢化社会を迎えたわが国にとって，「元気に長生きをする」ということは誰もが持っている願望であるが，動脈硬化性血管病変に対する治療と予防効果が期待できるキレーション治療は，こうした願望を実現するためにきわめて大きな役割を果たすものと考える．

文献

1) The protocol for the safe and effective administration of EDTA and other chelating agents for vascular disease, degenerative disease, and metal toxicity. J Adv Med **10**: 1-100, 1997
2) Halstead BW: The scientific basis of EDTA chelation therapy. Colton, Calif:Golden Quill Publishers, Inc., 1979
3) Popovici A, Rubin M: EDTA as an anti-coagulant in clinical laboratory studies. Soc Exper Biol Med **74**: 415-417, 1950

4) Bessman ST, Doorembos NJ: Editorial. Chelation. Ann Intern Med 47: 1036-1041, 1957
5) Spencer H, Vankinscott V, Lewin I, et al: Removal of calcium in man by ethylene diamine tetra-acetic acid: a metabolic study. J Clin Invest 31: 1023-1027, 1952
6) Hart H, Lazlo D: Modification of the distribution and excretion by radioisotopes by chelating agents. Science 11: 56-61, 1953
7) Foreman H, Trujillo T: Metabolism of carbon 14 labeled ethylene diamine tetraacetic acid in human beings. J Lab Clin Med 43: 566-571, 1954
8) Clarke NE, Clarke CN, Mosher RE: The in vivo dissolution of metastatic calcium, an approach to atherosclerosis. Am J Med Sci 229: 142-149, 1955
9) Clarke NE, Clarke CN, Mosher RE: Treatment of angina pectoris with disodium ethylene diamine tetraacetic acid. Am J Med Sci 232: 654-666, 1956
10) Clarke NE: Atherosclerosis, Occlusive vascular disease and EDTA. Am J Cardiolo 6: 223-236, 1960
11) Rudolph DO, Samuels RT, McDonagh EW: Visual field evidence of macular degeneration reversal using a combination of EDTA chelation and multiple vitamin and trace mineral therapy. In A Textbook on EDTA Chelation Therapy. 2nd ed, Cranton EM ed, Hampton Roads Pub, p237-246, 2001
12) E. Ernst: Chelation Therapy for Peripheral Arterial Occlusive Disease. Circulation 96: 1031-1033, 1997
13) http://nccam.nih.gov/chelation/chelationstudy.htm
14) Halstead BW, Rozema TC: Calcium metabolism. The scientific basis of EDTA chelation therapy. (2nd ed) TRC Publishing, Landrum, p39-46, 1997
15) Olszewer E, Carter JP: EDTA chelation therapy: A retrospective study of 2,870 patients. In A Text book on EDTA chelation Therapy. 2nd ed, Cranton EM ed, Hampton Roads Pub, p210-224, 2001
16) Casdolph HR: EDTA chelation therapy: efficacy in arteriosclerotic heart disease. In A Text book on EDTA chelation Therapy. 2nd ed, Cranton EM ed, Hampton Roads Pub, p133-141, 2001
17) Chappell L, Shukla R, Yang Jun, et al: Subsequent cardiac and stroke events in patients with known vascular disease treated with EDTA chelation therapy. Evid Based Integrative Med 2: 27-35, 2005
18) McDonagh EW, Rudolph CJ, Cheraskin E: Effect of EDTA chelation therapy plus multivitamin-trace mineral supplementation upon vascular dynamics: ankle/brachial Doppler systolic blood pressure ratio. In A Text book on EDTA chelation Therapy. 2nd ed, Cranton EM ed, Hampton Roads Pub, p168-176, 2001
19) Hancke C, Flytlie K: Benefits of EDTA chelation therapy in arteriosclerosis: A retrospective study of 470 patients. J Adv Med 6: 161-171, 1993
20) Rudolph CJ, McDonagh EW, Barber RK: A nonsurgical approach to obstructive carotid stenosis using EDTA chelation. In A Text book on EDTA chelation Therapy. 2nd ed, Cranton EM ed, Hampton Roads Pub, p247-258, 2001
21) Lin J-L, Lin-Tan D-T, Hsu K-H, et al: Environmental lead exposure and progression of chronic renal diseases in patients without diabetes. N Engl J Med 348: 277-286, 2003

第VI章 治療
1 閉塞性動脈硬化症に対する和温療法

鹿児島大学大学院医歯学総合研究科循環器・呼吸器・代謝内科学
新里拓郎,宮田昌明,鄭　忠和

　近年,社会の高齢化やライフスタイルの変化により,高血圧や糖尿病などの生活習慣病の増加と共に動脈硬化を基礎とする血管疾患も増加している.優れた薬剤の開発,インターベンションデバイスの発達,血管外科手術手技の発展などはその治療に大きく貢献しているが,それでも現在の治療法が十分であるとは言い難い.実際,下肢閉塞性動脈硬化症(arteriosclerosis obliterans：ASO)で血行再建不能な重症虚血肢のために,下肢切断を余儀なくされる患者もまだまだ多いし,血行再建術後でも下肢潰瘍の治癒に難渋する症例も多く経験する.自己骨髄単核球細胞移植や自己末梢血幹細胞移植などの細胞治療や vascular endothelial growth factor (VEGF)やhepatocyte growth factor (HGF)などを用いた遺伝子治療などの血管新生療法が,難治性で重症の虚血肢に対する新しい治療法として注目されているが,これらの血管新生療法でも完治できない症例もあり,侵襲性や経済性の面からも,血管疾患に対する新しい治療法の開発は重要課題である.

　筆者らは,遠赤外線均等低温乾式サウナ治療室を用いて和温療法を施行し,慢性心不全患者の症状と血行動態の改善[1]や血管機能の改善[2],また,生活習慣病患者の血管内皮機能の改善[3]や酸化ストレスの低下作用[4]を報告してきた.その中で,心不全にASOを合併している患者の和温療法施行中に,心不全のみならずASOの諸症状も改善した症例を経験した.その後,和温療法のASOに対する効果を基礎および臨床において研究を行い,その有用性を報告してきた.本稿では,和温療法のASOに対する効果とその機序についてこれらの報告結果をもとに概説する.

1. 和温療法とは

　「和温療法」は心不全に対する新しい治療法として,1989年,筆者らが開発してきた全身療法であり,「温熱療法」として啓蒙してきた.しかし,癌に対する高温での局所療法などと区別し,これまで取り組んできた温熱療法の正しい理解を得るために,「心地よく心身をリフレッシュさせるぬくもり」の意味を込めて,「なごむ・ぬくもり」から造語し,2007年4月,「和温療法」と命名した[5].

　和温療法は,「心身を和ませる温度で全身を15分間均等加温室で保温し,深部体温を約1.0～1.2

第Ⅵ章　治　療

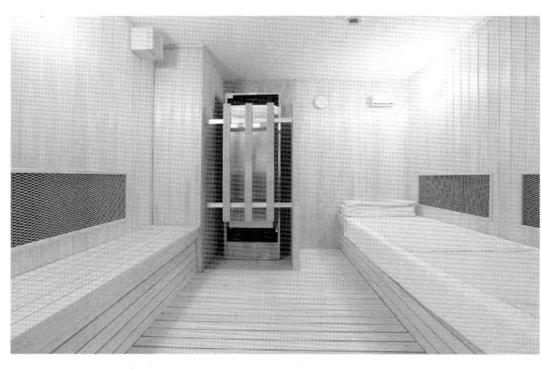

図1　和温装置
遠赤外線乾式・均等和温サウナ室
移動可能な坐位式の小型和温装置

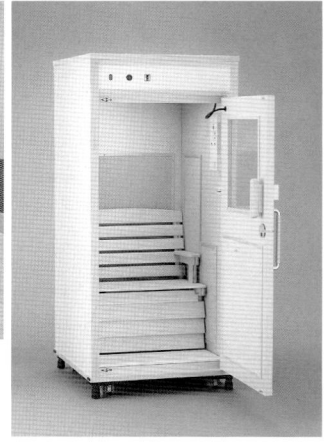

部屋型の和温室（サウナ室）には，ストレッチャーごと患者を入浴させることも可能である．坐位式の小型和温装置の扉には点滴ルートを通せるように小穴が設置してあり，点滴をしたままの和温療法も可能となっている．

℃上昇させた後，さらに30分間の安静保温で和温効果を持続させ，終了時に発汗に見合う水分を補給する治療法」と定義する．

2. 和温療法の実際

　和温療法の方法は，遠赤外線乾式サウナを用いた60℃の均等低温サウナ浴を15分間施行した後，出浴後30分間の安静保温を行う．当院では，据え置き式の部屋型のサウナ装置と，近年開発した移動式の小型サウナ装置を用いている．いずれも装置内が均一に60℃に保たれるような設計・構造となっている（図1）．

　遠赤外線は熱透過性に優れており，表皮を通過し皮下組織において温熱効果を発揮することから，一般に用いられている高温サウナと異なり，体表面を過度に暖めることなく，気持ちよく深部体温を上昇させることができる．さらにサウナ浴は温水浴と異なり，静水圧の影響がないため心負荷が少なく重症心不全例にも応用できる．

　上記の方法で和温療法を行った場合，患者の深部体温は約1℃上昇し，出浴後も30分間の安静保温により温熱効果は持続し，その間心拍数や体血圧の変化はほとんどない．酸素消費量の変化はわずか0.3 METs程度で，和温療法は心臓に対して負荷のない，むしろ減負荷治療法である[1]．また，サウナ浴前後に体重を測定し，その発汗量に見合った量（約200〜300 mL程度）の飲水をしてもらい，脱水の予防に努める．

3. 心不全に対する和温療法の効果とその機序

　筆者らは，これまでに和温療法の心不全に対する急性および慢性効果とその効果発現機序に関して臨床・基礎研究を重ね報告してきた．ASOに対する和温療法の効果を理解するうえでより理解しやすいように，これまでの和温療法の心不全に対する効果とその機序について簡単に概説する．

1）心不全に対する和温療法の急性効果

温熱により末梢血管は拡張し，後負荷の減少に伴い心拍出量は増加する．1回の和温療法により，肺動脈楔入圧・右心房圧・全身血管抵抗・肺動脈血管抵抗は減少し，心臓に対する前・後負荷が軽減し，心係数・1回心拍出量係数は増加する[1]．

2）心不全に対する和温療法の慢性効果

心不全患者に対して2～4週間の和温療法を施行すると，New York Heart Association（NYHA）心機能分類での自覚症状の改善，左室駆出率の増加，左室拡張末期径の縮小，心不全増悪時の機能性僧帽弁逆流の改善など慢性効果が得られる[1,2]．さらに，心不全患者に2週間の和温療法を施行し，脳性ナトリウム利尿ペプチド（BNP）や心房性ナトリウム利尿ペプチド（ANP）などの神経体液性因子の低下[2]，心室性期外収縮総数や連発性心室性期外収縮や心室頻拍の減少，異常亢進した交感神経活性の是正[6]を報告している．

3）心不全に対する和温療法の効果発現機序

慢性心不全患者では冠動脈を含め末梢血管内皮機能が低下しており，血管内皮機能障害と心不全の重症度には相関関係があることが判明し，慢性心不全に対する治療ターゲットとして，血管内皮機能の改善が重要視されている．筆者らは，血管内皮機能を反映する内皮依存性血管拡張反応（％Flow-mediated dilatation：％FMD）に対する和温療法の作用を検討した．％FMDは，一定の血流増加に対する上腕動脈の血管拡張反応を高分解能超音波検査により経時的に測定し，その変化率を求めるものであるが，慢性心不全患者では健常人と比較して％FMDが低下しており，この心不全患者に2週間の和温療法を施行することで，心不全により低下した血管内皮機能（％FMD）が改善した[2]．

慢性心不全における血管内皮機能低下の機序として，内皮由来血管拡張物質である一酸化窒素（NO）の産生低下およびその合成にかかわる血管内皮型一酸化窒素合成酵素（eNOS）の発現低下が報告されている．筆者らは，心不全モデル動物であるTO-2ハムスターを用い，和温療法のNO産生系に対する効果を検討した．TO-2ハムスターを和温療法群と非施行群に分けて，前者に対して4週間の和温療法を施行したところ，心不全の進行に伴い発現が低下するeNOSのmRNAおよび蛋白が和温療法非施行群と比較し和温療法施行群において亢進していた．さらに，NOの代謝産物でありNO産生の指標である血清NO_3濃度も，和温療法非施行群と比較し和温療法群で有意に増加していた[7]．

血管内皮機能におけるeNOS発現やその活性化に重要な役割を果たす因子としてずり応力（shear stress）がある．和温療法は1回拍出量や末梢血管の血流を増加させ，それに伴い，ずり応力が増加し，eNOS発現促進や活性化に寄与し，血管平滑筋を弛緩させる．

和温療法により深部体温が上昇し，視床下部の温熱中枢が刺激され，末梢血管は温熱刺激とあわせ拡張する．それにより，心臓の後負荷は軽減され，心拍出量は増加する．さらに，心拍出量の増加は，ずり応力を増加させ，血管内皮のeNOS発現を増強し，NO産生を増加させ，血管拡張を促進する．これらの心臓・血管機能改善に加え，交感神経異常亢進の改善，神経体液性因子の改善，心身のリラクゼーション作用が総合され，和温療法により心不全が改善すると考える．

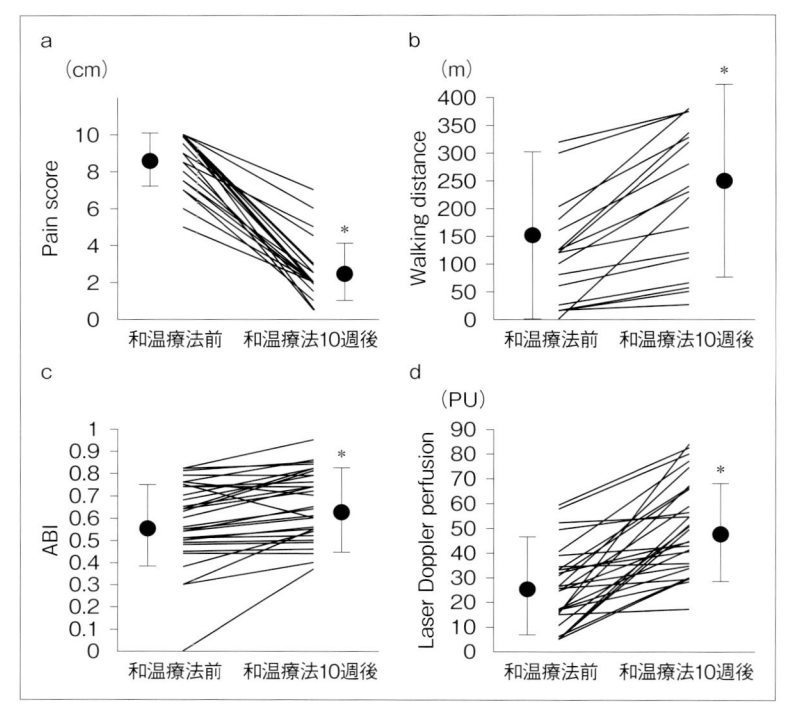

図2 和温療法によるASOの改善効果
10週間の和温療法によりa：VASによる下肢疼痛score，b：歩行距離，c：ABPI，d：レーザードプラ計による血流量は有意に改善した．＊：$p<0.05$．
Tei C, et al. J Am Coll Cardiol 50: 2169-2171, 2007[8] より引用改変．

4. ASOに対する和温療法の効果とその機序

1) ASOに対する和温療法の効果

ASOを合併した心不全患者において，心不全のみならずASOも改善した症例を経験し，さらに，和温療法はeNOSの発現を促進しNOを増やすことより，NOの血管新生作用に注目し，ASOに対する和温療法の効果を検討した[8]．

すでに標準的な薬物治療を受けているFontaine分類Ⅱ～Ⅳ度のASO患者20例（平均年齢74±6歳）を対象として，必要と思われるすべての薬物は変更することなく，和温療法を10週間施行した．治療効果は，visual analogue scale（VAS）での下肢疼痛（10：もっとも強い痛み，0：痛みなし），6分間歩行での歩行可能距離，足関節・上腕血圧比（ABPI），レーザードプラ血流計による下肢血流量，血管造影検査により評価した．

その結果，10週間の和温療法により，VASによる下肢疼痛は有意に低下し，6分間歩行距離，ABPI，レーザードプラ血流計による下肢血流量は有意に上昇した（図2）．さらに，下肢血管造影を施行し得た20肢のうち12肢で閉塞部位周囲での明らかな血管密度の増加を認めた（図3）．また，皮膚潰瘍を有した6例全例において，皮膚潰瘍が縮小・治癒した．

このように，高齢な患者を対象としながらも，和温療法は安全に施行でき，ASOの症状や血流を改善し，歩行距離を伸ばすことができた．和温

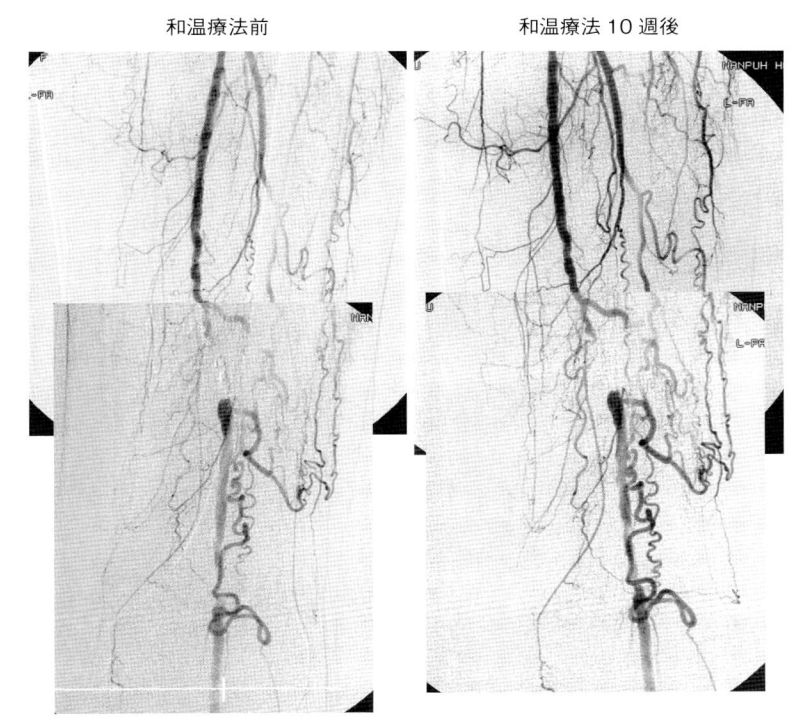

図3 和温療法による側副血行路の発達効果
和温療法の前後を比較すると，和温療法後では浅大腿動脈の閉塞周囲での側副血行路の発達を認める．

療法は，患者にとって心地のよい，しかも対費用効果に優れた治療法であり，ASOの新しい治療法の一つとして期待される．

2）下肢虚血モデルマウスにおける和温療法の血管新生作用と機序

eNOSを介して産生されるNOは，血管新生においてさまざまな役割を担っている．一方，筆者らはハムスターにおいて和温療法が動脈のeNOSを強発現させると報告した．そこで，下肢虚血モデルマウスにおいて，和温療法が血管新生を促進するかを検討した．

脂質異常症を呈し動脈硬化易発症マウスであるアポ蛋白E欠損マウスは，下肢虚血に対する回復が遅延しており，下肢虚血モデルマウスとして用いられている．アポ蛋白E欠損マウスの左下肢大腿動静脈の近位側から遠位側までを結紮後抜去し，下肢虚血マウスを作成し，下肢虚血マウスをコントロール群と和温療法群に分けた．和温療法群は，遠赤外線乾式サウナ装置で41℃15分間加温後，34℃20分間の保温を追加し，これらを1日1回，35日間施行した．虚血作成後35日まで経時的にレーザードプラ計を用い下肢血流を測定し，測定値は虚血肢と非虚血肢の血流比で表した．また，血管内皮をCD31で免疫組織化学染色し血管密度を求め，ウエスタンブロット法でマウス下肢におけるeNOSとVEGFの発現を検討した．

その結果，虚血作成後35日目の下肢血流比は，コントロール群に比べ和温療法群では有意に血流改善を認めた（図4）．35日目の血管密度は，コントロール群に比較して和温療法群では有意に増加した（図5）．また，和温療法群の下肢ではコ

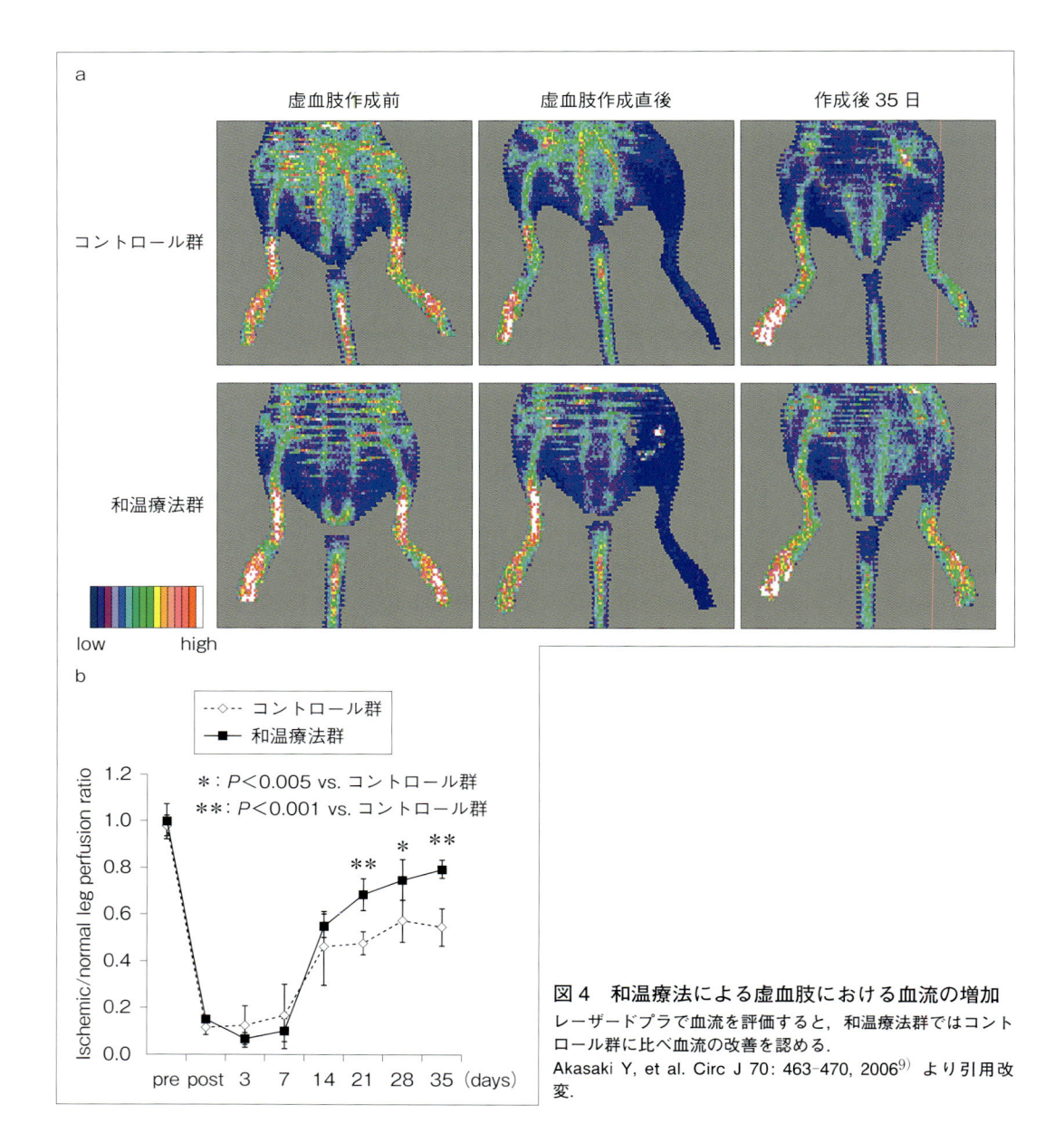

第VI章 治療

図4 和温療法による虚血肢における血流の増加
レーザードプラで血流を評価すると，和温療法群ではコントロール群に比べ血流の改善を認める．
Akasaki Y, et al. Circ J 70: 463-470, 2006[9] より引用改変．

ントロール群に比べて eNOS が強発現しており，和温療法の血流改善作用に NO の関与が示唆された．ただし，VEGF は虚血作成により上昇したが，和温療法による発現増加は認められなかった（図6）．

次に，和温療法の血管新生作用における NO の関与を明らかにするために，NO 阻害薬である L-NAME と上記下肢虚血モデルマウスを用いて動物実験を行った．L-NAME 投与群と L-NAME 非投与群に分けて和温療法を 35 日間施行した．その結果，35 日目の下肢血流比と血管密度は L-NAME 非投与群に比べ L-NAME 投与群で有意に減少しており，L-NAME 投与により和温療法の血流改善効果が抑制された．

さらに，和温療法の血管新生作用における eNOS の役割を明らかにするために eNOS 欠損マ

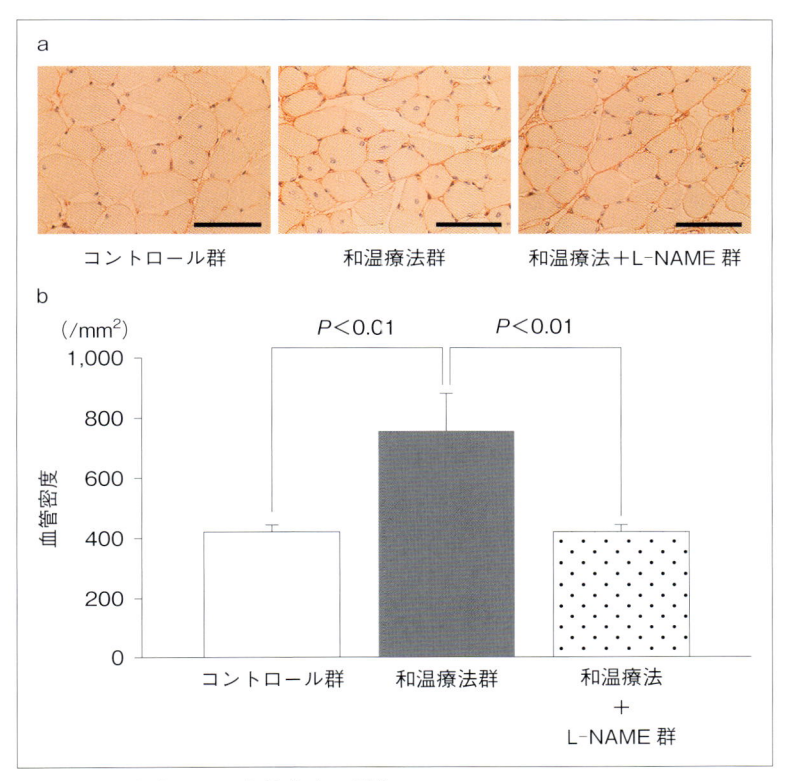

図5 和温療法による血管密度の増加
血管内皮のマーカーである CD31 で免疫染色を行い，血管密度を計測した．和温療法群ではコントロール群に比べ，血管密度が増加している．NO 合成阻害薬である L-NAME の投与により，和温療法群における血管密度の増加が抑制されている．
Akasaki Y, et al. Circ J 70: 463-470, 2006[9] より引用改変.

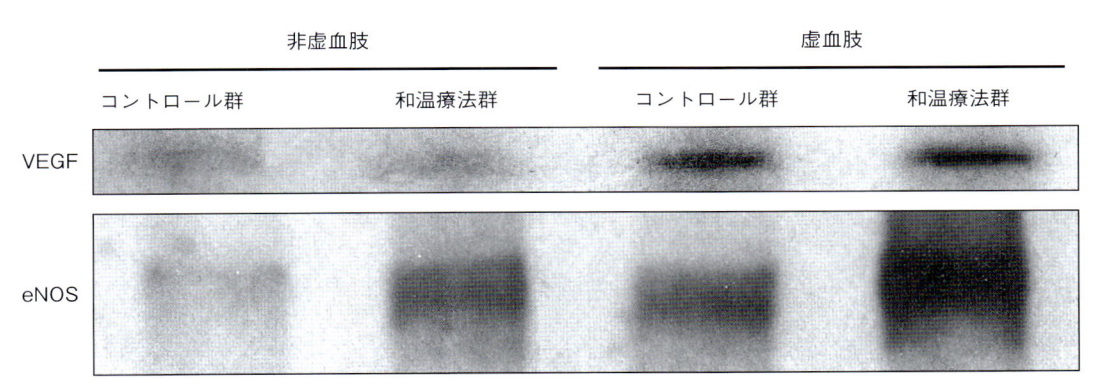

図6 和温療法による虚血肢での eNOS 蛋白発現増強効果
和温療法群の虚血肢ではコントロール群に比べ，eNOS の強発現を認める．
Akasaki Y, et al. Circ J 70: 463-470, 2006[9] より引用改変.

ウスを用いて実験を行った．eNOS 欠損マウスの左下肢大腿動静脈を結紮後抜去し，下肢虚血モデルを作成した．eNOS 欠損下肢虚血マウスを，和温療法を施行しないコントロール群と和温療法群に分けて比較検討した．eNOS 欠損マウスにおいて，コントロール群と和温療法群で虚血作成後 35 日目の下肢血流と血管密度に有意差を認めず，eNOS 欠損マウスでは和温療法による血流改善と血管新生作用を確認できなかった．

以上の結果より，和温療法は下肢虚血モデルマウスにおいて血管新生を促進させ，和温療法により eNOS と NO が増加することが血管新生の重要な鍵を握っていることが明らかになった[9]．eNOS は VEGF の下流で血管新生に関与していると考えられている．和温療法は心拍出量を増加させ，血流増加により血管壁における「ずり応力」が増大することにより eNOS 発現を促進させると考えている（図 1）．和温療法は虚血下肢における VEGF の発現を増加させなかったが，その下流に存在する eNOS 発現を増加させ，血管新生を促進した．したがって，和温療法は VEGF 自体を増やすことはないが，和温療法の血管新生には虚血により発現する VEGF の存在は必要と考えている．

3）生活習慣病患者の血管内皮機能改善

筆者らは，高血圧，糖尿病，脂質異常症，肥満，喫煙，何れかの動脈硬化危険因子を持つ生活習慣病患者の男性に対して和温療法を 2 週間施行し，%FMD を用い血管内皮機能への効果を検討した．これらの患者は，健常人に比べ %FMD は低下していたが，2 週間の和温療法により %FMD は有意に上昇し，和温療法は生活習慣病患者の血管内皮機能を改善させることを報告した[3]．

4）生活習慣病患者の酸化ストレス低下作用

動脈硬化発症には，酸化ストレスが深く関与しており，高血圧，脂質異常症，糖尿病，肥満などの動脈硬化危険因子を有する患者では，酸化ストレスが亢進していることが報告されている．そこで筆者らは，動脈硬化危険因子であるこれらの疾患を有する生活習慣病患者に和温療法を 2 週間施行し，酸化ストレスマーカーである 8-epi-prostaglandin $F_{2\alpha}$（8-epi-$PGF_{2\alpha}$）を測定した．その結果，2 週間の和温療法により尿中 8-epi-$PGF_{2\alpha}$ は有意に低下し，和温療法は生活習慣病患者の酸化ストレスを低下させることを明らかにした[4]．

5．和温療法を中心とした ASO に対する包括的治療

和温療法の血管に対する効果をまとめると，①温熱効果による血管拡張作用，②血管内皮機能の改善，③NO による血管新生作用，である．すなわち，和温療法は，総合的に血管の機能を改善させる可能性があると．

当科では薬物療法・運動療法とともに和温療法を ASO の治療の柱としている．前述したように Fontaine Ⅲ度以下の症例ではほぼ全例で疼痛やしびれの改善を認めている．安静時疼痛が強い症例でも，和温療法を継続するにつれて次第に歩行が可能となり，運動療法を併用し継続することで歩行距離が延長し日常生活動作の改善を認める症例もある．しかし，和温療法の治療効果発現には早くても 1 カ月ほどかかる．このため，虚血性潰瘍や壊死を有する重症下肢虚血の場合は，和温療法を試行しても，病勢の進行に追いつけずに，徐々に悪化する場合がある．したがって，重症下肢虚血に対しては可能な限りの血行再建を行ったうえで和温療法を試行するほうがよい．カテーテ

ルインターベンション後や下肢動脈バイパス術後に和温療法を施行することにより，術後でも血流が不十分な領域を改善できる可能性は高い．虚血性の下肢潰瘍・壊死を有する症例に，下肢動脈バイパス手術後に和温療法を試行し完治した症例を2例提示する．

〔症例1〕69歳男性で過去に糖尿病とASOを指摘されていたが放置していた．左下肢外踝と第1趾，5趾に潰瘍を生じ，悪化するため当院を受診したが，来院時はすでに壊疽にいたっていた．ABIは測定不能であった．血管造影上は左浅大腿動脈が起始部から膝下まで閉塞していた．側副血行も乏しく，後脛骨動脈のみ膝下で描出された．2週間ほど和温療法を施行したが，改善がないため，自家静脈グラフトを用いて大腿-後脛骨動脈バイパス術を施行し，術後に和温療法を再開した．バイパス術後も後脛骨動脈領域への血流しか得られず，外踝部の潰瘍は治癒しないことが懸念されたが，術後3カ月ほど和温療法を継続して完治した（図7）．

〔症例2〕64歳，男性．他院でASOによる左足趾壊死のため下肢動脈バイパス術および趾切断施行した．施行後，切断創部が離開し皮膚潰瘍を形成し，約3カ月間治癒しなかったため，より上位での切断を検討されていた．当科紹介入院後，和温療法を施行した．5週目頃より皮膚潰瘍の縮小を認め，15週には皮膚潰瘍が治癒した（図8）．この患者は，退院後も外来において週2回の和温療法を継続しており，症状の悪化もなく経過良好である[10]．

2症例とも下肢動脈バイパス手術のみでは，最終的な潰瘍治癒にはいたらなかった症例である．重症下肢虚血に対しては，血行再建で可能な限り末梢への血液供給を確保し，和温療法を併用してさらに組織への血流の増加を促すことが，ベストな治療手法だと考えている．

6. ASOに対する和温療法の有用性と注意点

和温療法は非侵襲的な治療であるので，年齢や重症度にかかわらず，幅広い患者に施行しうる．温熱療法は，NOにより血管新生させ，血流を増加させるため，病的血管新生の増悪も懸念される．したがって，未治療の増殖性糖尿病網膜症や担癌患者については原則として和温療法は施行していない．ただし，これらの合併症を有するASO患者で他の治療法がなく，強く和温療法を希望される場合は十分な説明を行ったうえで施行している．また，感染症患者，すでに壊死を合併している患者，熱発患者も和温療法により病態を増悪させる可能性があるため和温療法の適応とならない．

また，ASO患者の多くは冠動脈疾患を合併している可能性がある．ASOの生命予後を規定するのは脳心血管の合併症であり，和温療法前に心筋虚血のスクリーニングを行い，必要があればその治療を優先している．また，和温療法は，急性効果として心拍出量を有意に増加させるため，大動脈弁狭窄症や閉塞性肥大型心筋症の重症例に対しては慎重に施行すべきである．なお，これまでのところASO症例を中心に和温療法を試行しており，ASO症例については和温療法の治療効果を十分に確認しているが，Blue toe syndromeや血管炎，末梢動脈塞栓症による下肢虚血にも有効かどうかは確認できておらず，今後の検討が必要である．

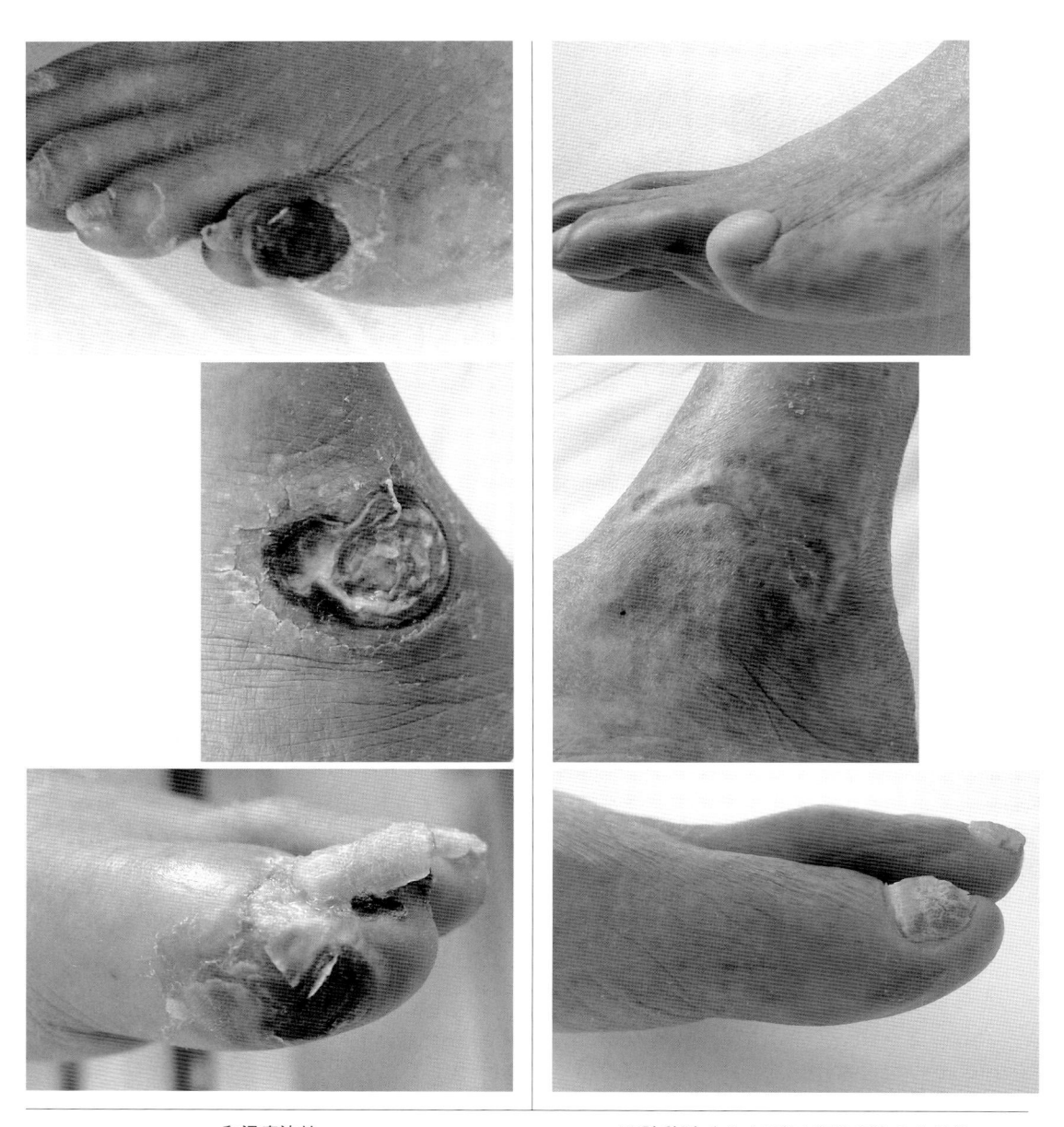

第Ⅵ章　治療

和温療法前　　　　　　　　　　　　　下肢動脈バイパス術＋和温療法3カ月後

図7　和温療法による潰瘍の治癒症例1
入院時は左第1趾および5趾の壊疽，外踝に4cm×3cmの潰瘍を認めた．
自家静脈グラフトを用いて下肢動脈バイパス手術を施行した後，和温療法を試行した．3カ月で治癒した．経過中，第5趾は骨髄炎を併発したため腐骨除去を行った．

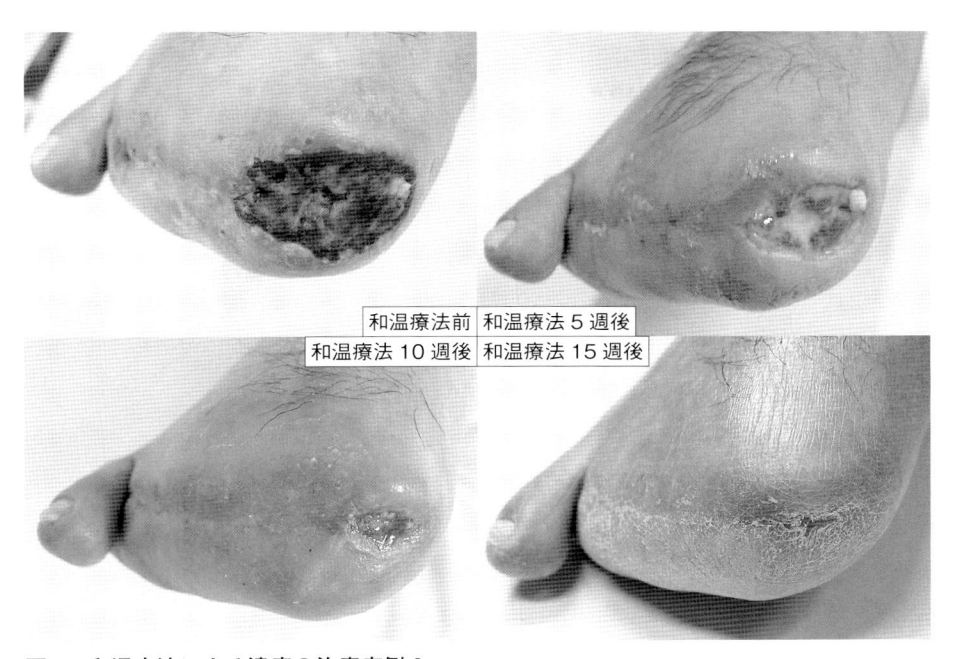

図8 和温療法による潰瘍の治癒症例2
入院時は切断端に 4 cm×3.5 cm の潰瘍を認めた．和温療法を開始して 15 週で治癒した．現在，退院後 3 年が経過するが再燃はみられていない．
Tei C, et al. J Cardiol 47: 163-164, 2006[10] より引用改変．

ASO に対して運動療法も有用であるが，和温療法は，運動のできない症例にも治療効果を得ている．和温療法による入院治療後は，効果持続のために，週 2 回程度の和温療法の継続が望ましい．運動療法が十分に行えるようになった症例では和温療法を中止可能な場合もある．

7. おわりに

患者を和ませ・温もりを与える和温療法は，軽症から重症まで，また術前から術後まで幅広い患者に応用可能で，生活習慣病の血管内皮機能や ASO 患者の血流改善効果も確認されている．eNOS の活性化と内因性の NO の生成は，血管新生を誘導する手段となり，和温療法による eNOS 発現の増加は，遺伝子治療に比べると安全で安価な，血管新生を促進する優れた治療法である．ASO は重症になればなるほど，血管内科医と血管外科医の協力はもとより，さらには皮膚科・形成外科・整形外科医，あるいは糖尿病内科医などさまざまな領域と連携して治療にあたる必要性がある．その中で和温療法は安全で，患者にとって心地のよい，しかも対費用効果に優れた治療法であり，医師の正しい理解と経験さえあれば特殊な技術を必要とせず，ASO 治療の大きなツールとして期待できる．

文献

1) Tei C, Horikiri Y, Park JC, et al: Acute hemodynamic improvement by thermal vasodilation in congestive heart failure. Circulation 91: 2582-2590, 1995
2) Kihara T, Biro S, Imamura M, et al: Repeated sauna treatment improves vascular endothelial and cardiac function in patients with chronic heart failure. J Am Coll Cardiol 39: 754-759,

2002
3) Imamura M, Biro S, Kihara T, et al: Repeated thermal therapy improves impaired vascular endothelial function in patients with coronary risk factors. J Am Coll Cardiol **38**: 1083-1088, 2001
4) Masuda A, Miyata M, Kihara T, et al: Repeated sauna therapy reduces urinary 8-epi-prostaglandin F2α. Jpn Heart J **45**: 297, 2004
5) Tei C: Waon therapy: soothing warmth therapy. J Cardiol **49**: 301-304, 2007
6) Kihara T, Biro S, Ikeda Y, et al: Effects of repeated sauna treatment on ventricular arrhythmias in patients with chronic heart failure. Circ J **68**: 1146-1151, 2004
7) Ikeda Y, Biro S, Kamogawa Y, et al: Repeated sauna therapy increases arterial endothelial nitric oxide synthase expression and nitric oxide production in cardiomyopathic hamsters. Circ J **69**: 722-729, 2005
8) Tei C, Shinsato T, Miyata M, et al: Waon therapy improves peripheral arterial disease. J Am Coll Cardiol **50**: 2169-2171, 2007
9) Akasaki Y, Miyata M, Eto H, et al: Repeated thermal therapy up-regulates endothelial nitric oxide synthase and augments agiogenesis in a mouse model of hindlimb ischemia. Circ J **70**: 463-470, 2006
10) Tei C, Shinsato T, Kihara T, et al: Successful thermal therapy for end-stage peripheral artery disease. J Cardiol **47**: 163-164, 2006

第Ⅶ章
経過・予後・将来的展望

徳島大学大学院ヘルスバイオサイエンス研究部循環器内科学分野
平田陽一郎,佐田政隆

　閉塞性動脈硬化症（arteriosclerosis obliterans：ASO）は，臨床的に重要な疾患であり近年増加の一途をたどっている．ASOの背景となる重要な因子は，動脈硬化である．動脈硬化は血管床に起こる複雑な疾患であり，冠循環のみならず全身の動脈に影響を及ぼす．特にASOの患者においては，症状の有無に関係なく冠動脈疾患の合併が高率に起こることが報告されており，ASO患者の予後はこの冠動脈病変の有無と重症度に大きく依存している．外科的血行再建術を施行した患者においては，心合併症が周術期死亡率のもっとも大きな危険因子であり，また遠隔期予後を決定する最大の因子でもある．ASO患者の予後を改善するためには，ASOの的確な診断と同時に，心臓を含めた全身の動脈硬化性変化の正確な評価，および積極的な治療介入が何よりも重要である．残念ながら，現時点では，冠動脈疾患患者とASO患者の間には，リスク管理・治療・長期予後の面で大きな格差が存在するのが現実である．本稿では主に，ASO患者の長期的な予後の観点から，ASOの重要性と冠動脈疾患との関連性について言及する．

1. ASOの疫学

　ASOは，特に先進工業国においては重要な健康問題として注目を集めはじめている．アメリカでは約800〜1,200万人の患者がいると報告されており[1]，いくつかの報告を合わせると，全世界では3,000万人を超えると推計されている[2]．German Epidemiological Trial on Ankle Brachial Index（getABI）によると，65歳以上の無作為人口6,880名におけるASOの罹患率は男性20%，女性17%であった[3]．オランダでは，2004年の心血管疾患による全入院患者308,828名のうち，40,304名（14%）がASOによる入院であった．

　しかし，患者数の実態は，おそらくこれらの数字では過小評価されていると思われる．ASOの患者では無症状あるいは非典型的症状の患者が多いからである[4]．たとえば，The National health and Nutrition Examination Survey（NHANES）の報告によれば，1999〜2004年の間で，60歳以上の成人のうちのASO患者数は500万人を超えるとされているが，このうち無症状の患者は2/3を占めると考えられている[5]．さらに，ASOは

表　ASO が患者の長期予後に与える影響[24〜29]

文献	対象患者	観察期間	ASO の定義	非ASO患者と比較した全死亡率の相対リスク・ハザード比（95%信頼区間）
24)	65歳以上で心血管疾患を持たない 1,267例（アメリカ）	4年	ABI<0.9	2.76 (2.33〜3.20)
25)	地域在住の男女 565例（アメリカ）	10年	下肢血圧低下とドップラー法による血流評価	3.1 (1.9〜4.9)
26)	開業医を受診した 40〜80歳の成人（イタリア）	2年	ABI<0.9 あるいはドップラー法による血流評価	4.03 (1.50〜10.84)
27)	無作為抽出された 68歳成人470例（スウェーデン）	10年	ABI<0.9	2.0 (1.3〜3.0)
28)	冠動脈バイパス手術を施行した1,022例（フランス）	4.4年	ABI<0.85	3.56 (2.40〜5.33)

ABI：Ankle-Brachial systolic blood pressure index（足関節部最高血圧/上腕動脈最高血圧）
Welten GM, et al. J Cardiovasc Surg (Torino) 50 (1): 109-121, 2009[29] より引用改変.

年齢とともに増加することも知られており，Rotterdam Study によれば，55〜59歳においては7%であった罹患率が，85歳以上では52%にまで増加するとされる[6]．平均寿命の延長がこの傾向にさらに拍車をかけると考えられる．

2. 予後

1) ASO の予後

ASO は心筋梗塞や脳卒中を含めて，高い合併症と死亡率に関係している[4,7]．The Cardiovascular Health Study によれば，ASO 患者を6年経過観察したところ，脳血管障害による死亡率は，一般人口と比べて2倍に達しており，新規の心血管イベントの発症率は4〜7%に及ぶとされる[8]．その他にもいくつかの報告で，ASO 患者の予後の悪さが報告されている（表）．

間歇性跛行の症状を持つ患者も同様に，高い死亡率と関連している．跛行の患者のうち25%は5年間のうちに症状が悪化し，10%の患者は重度の下肢虚血が起こり，5%は下肢切断に至る．さらに20%は心血管イベントを発症し，30%は死亡するとされる[9,10]．

2) ASO と冠動脈疾患の比較

ASO患者の予後は，合併する冠動脈疾患（coronary artery disease：CAD）の重症度と大きく関係する．血行再建術を必要とした ASO 患者では，CAD の合併率は50〜70%に及び[11,12]，冠動脈造影検査で正常な冠動脈を認めるのはわずかに

8%である[13]．さらに，血行再建術後の30日死亡患者のうち40%は心疾患による死亡である[14]．2,730例の血行再建術を施行したASO患者を，同数のCAD患者と13年間経過を観察して比較した研究が最近報告された[15]．それによると，頸動脈手術（carotid endarterectomy：CEA）を施行したのは560例（20%），腎臓以下の腹部大動脈瘤手術（elective infrarenal AAA surgery：e-AAA）が923例（34%），腹部大動脈瘤破裂による緊急手術を施行したのが200例（7%），下肢の血行再建手術を施行したのが1,047例（38%）であった．1次エンドポイントは全死亡とした．この研究のもっとも重要な点は，CAD患者よりもASO患者のほうが有意に悪い予後を示した点であり，hazard ratioは2.40（95%信頼区間2.18〜2.65）であった（図1）．

3）多発血管疾患（Polyvascular disease）としての側面

ASOの患者の背景には多発血管疾患としての側面が一般的に認められる．ASOの外来患者の約半数にはCADの病歴があり[16]，ASO患者の6人に1人は，CADや脳血管疾患での何らかの症状を認める[17]．2006年3月〜2007年9月までの間に，オランダの大学病院を受診した有症状の431例の動脈硬化性疾患患者のうち，多発血管疾患（ASO，CAD，頸動脈疾患，AAA）の患者を対象に調査したところ，1血管障害は29%，2血管45%，3血管23%，4血管3%であった．さらに38%の患者が3箇所以上の末梢部位に障害が及んでいた[18]．一方で，2007年に報告されたREACH Registryにおいてはこれらの報告よりも数が少なく，血栓性動脈硬化によって症状がある患者の中で16%が多発血管疾患と診断されている[19]．この差は，多発血管疾患の診断基準の差と考えられる（REACH Registryでは病歴をもとに，Vidakovicらの報告ではエコー評価によって決定している）．

REACH Registryでは障害血管数による1年間のイベント発生率の違いも検討している．それによると，1血管では13%，3血管では26%という発生率であった[19]．これらの結果から，ASOは重なりを持った全身の血管疾患であり，動脈硬化性病変で障害される血管の数によって，患者の予後が大きく左右されることが示唆される．

3．予後を規定する因子

ASO患者の予後は，糖尿病・喫煙・肥満・高血圧といった冠動脈疾患の危険因子によって，同様の影響を受けると考えられる．各危険因子の詳

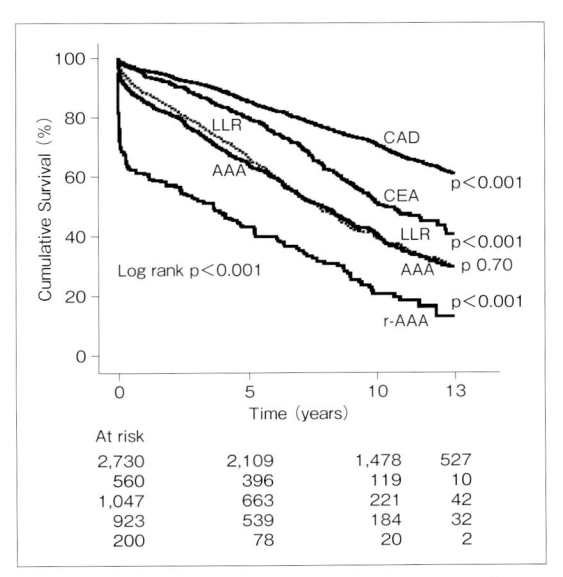

図1 CAD（coronary artery disease）およびその他の血管手術患者の生存曲線
CEA：carotid endarterectomies surgery, AAA：elective infrarenal AAA (abdominal aortic aneurysm) surgery, r-AAA：acute infrarenal AAA surgery, LLR：lower limb arterial reconstruction procedures, Cumulative survival：累積生存率．
Welten GM, et al. J Am Coll Cardiol 51 (16)：1588-1596[15] より引用改変．

細については他稿にゆずるが、大まかな全体像を述べる。

前記の REACH Registry においては、高血圧・脂質異常症・糖尿病の有病率はそれぞれ、82％、72％、44％ という高率であった[20]。よって、心血管疾患の危険因子に対する適切な管理が、ASO の予後にも影響を与えると考えられる。

近年、The Revised Cardiac Risk Index（Lee-Index）が周術期の患者のリスク評価に用いられている[21]。これに含まれる6つの危険因子は、虚血性心疾患・心不全・脳血管疾患・インスリン依存性糖尿病・腎機能障害・高リスク手術である。大血管手術を施行した2,642例のうち、2つあるいは3つ以上の因子を持った患者は、それ以下の患者に比べて、有意に死亡率の上昇が認められた（観察期間 6.4±3.9 年）[22]。図2にみられるように、危険因子が加わるごとに死亡率が上昇しており、心血管疾患が ASO の予後に関連していることが強く示されている。

4. ASO に対する治療不足

近年の内科的・外科的治療方法の発展については他稿で詳述されておりここでは詳しく述べない。しかしより重要な点は、現在においても ASO に対する治療が不十分と考えられるということである[16]。

ASO 患者の二次予防については、CAD 患者のそれと同様であるが、CAD 患者に比べて十分に治療されていないことが報告されている[23]。この論文では、2,730例の ASO 患者と、同様の危険因子を持つ2,730例の CAD 患者が比較検討されているが、CAD 患者のほうがより多くの循環器系薬剤を使用されていた（図3）。この原因は、いくつかの理由が関係していると考えられるが、その一つは、ガイドラインによる推奨治療法に差があることが考えられる[20]。また、治療にあたる

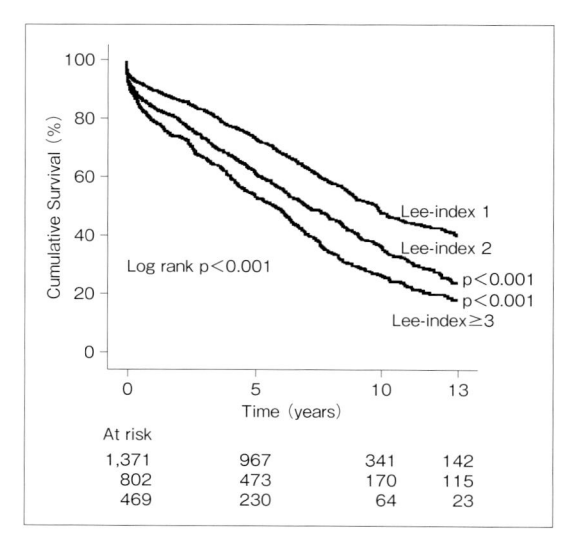

図2　リスク別（Lee-index）にみた、大血管手術を施行した2,642例の長期予後
Lee-index：次の6つの危険因子のうち合併しているものの数：虚血性心疾患、心不全の既往、高リスクの手術、脳血管疾患の既往、腎機能障害、糖尿病
Welten GM, et al. Eur J Vasc Endovasc Surg 34 (6): 632-638, 2007[22] より引用改変．

医師の専門性も関連している。たとえば、スタチンの処方例は、内科医では79.1％であったが、血管外科医では49.2％にとどまっている。さらに、治療されていても、治療目標に十分達していない患者も多く存在する。たとえば、高血圧と診断されている患者のうち、54.9％は、治療目標の血圧に到達していない[20]。

5. まとめ

ASO 患者の心血管危険因子を層別化することは、長期予後の悪い患者をあらかじめ予測して抽出することにつながる。ASO 患者の予後は、その背景にある冠動脈病変に依存することを考えれば、心血管危険因子の慎重な評価が重要である。生活環境の変化によって、長期間にわたる動脈硬化危険因子の適切な治療が、患者に対して十分なメリットがあることを再認識すべきである。その意味では、ASO 患者に対する β 遮断薬やスタチ

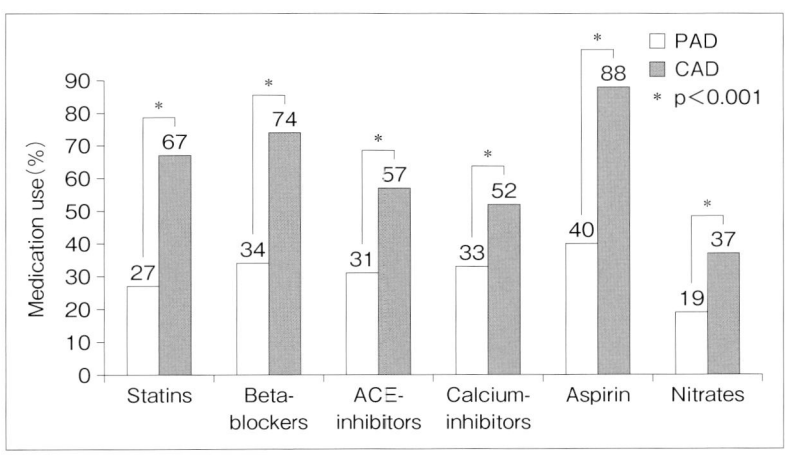

図3 ASO 患者および CAD 患者における治療内容の比較

Statins：スタチン，Beta-blockers：β遮断薬，ACE inhibitors：ACE 阻害薬，Calcium inhibitors：カルシウム遮断薬，Aspirin：アスピリン，Nitrate：硝酸薬
Welten GM, et al. J Am Coll Cardiol 51（16）：1588-1596[15] より引用改変.

ン製剤の使用は重要な役割を果たすと考えられる．仮に，手術などの侵襲的治療が必要な場合には，多くの危険因子を持つハイリスクの患者に対しては，より侵襲の少ない手術法が選択されるべきであろう．

文献

1) Selvin E, Erlinger TP: Prevalence of and risk factors for peripheral arterial disease in the United States: results from the National Health and Nutrition Examination Survey, 1999-2000. Circulation 110（6）: 738-743, 2004
2) Rosamond W, Flegal K, Friday G, et al: Heart disease and stroke statistics--2007 update: a report from the American Heart Association Statistics Committee and Stroke Statistics Subcommittee. Circulation 115（5）: e69-171, 2007
3) Lange S, Diehm C, Darius H, et al: High prevalence of peripheral arterial disease but low antiplatelet treatment rates in elderly primary care patients with diabetes. Diabetes Care 26（12）: 3357-3358, 2003
4) Leng GC, Lee AJ, Fowkes FG, et al: Incidence, natural history and cardiovascular events in symptomatic and asymptomatic peripheral arterial disease in the general population. Int J Epidemiol 25（6）: 1172-1181, 1996
5) Ostchega Y, Paulose-Ram R, Dillon CF, et al: Prevalence of peripheral arterial disease and risk factors in persons aged 60 and older: data from the National Health and Nutrition Examination Survey 1999-2004. J Am Geriatr Soc 55（4）: 583-589, 2007
6) Meijer WT, Hoes AW, Rutgers D, et al: Peripheral arterial disease in the elderly: The Rotterdam Study. Arterioscler Thromb Vasc Biol 18（2）: 185-192, 1998
7) Criqui MH, Denenberg JO, Langer RD, et al: The epidemiology of peripheral arterial disease: importance of identifying the population at risk. Vasc Med 2（3）: 221-226, 1997
8) Newman AB, Shemanski L, Manolio TA, et al: Ankle-arm index as a predictor of cardiovascular disease and mortality in the Cardiovascular Health Study. The Cardiovascular Health Study Group. Arterioscler Thromb Vasc Biol 19（3）: 538-545, 1999
9) Schmieder FA, Comerota AJ: Intermittent claudication: magnitude of the problem, patient evaluation, and therapeutic strategies. Am J Cardiol 87（12A）: 3D-13D, 2001

10) Imparato AM, Kim GE, Davidson T, et al: Intermittent claudication: its natural course. Surgery **78** (6): 795-799, 1975
11) Dieter RS, Tomasson J, Gudjonsson T, et al: Lower extremity peripheral arterial disease in hospitalized patients with coronary artery disease. Vasc Med **8** (4): 233-236, 2003
12) Sukhija R, Aronow WS, Yalamanchili K, et al: Prevalence of coronary artery disease, lower extremity peripheral arterial disease, and cerebrovascular disease in 110 men with an abdominal aortic aneurysm. Am J Cardiol **94** (10): 1358-1359, 2004
13) Hertzer NR, Beven EG, Young JR, et al: Coronary artery disease in peripheral vascular patients. A classification of 1000 coronary angiograms and results of surgical management. Ann Surg **199** (2): 223-233, 1984
14) Jamieson WR, Janusz MT, Miyagishima RT, et al: Influence of ischemic heart disease on early and late mortality after surgery for peripheral occlusive vascular disease. Circulation **66** (2 Pt 2): I92-97, 1982
15) Welten GM, Schouten O, Hoeks SE, et al: Long-term prognosis of patients with peripheral arterial disease: a comparison in patients with coronary artery disease. J Am Coll Cardiol **51** (16): 1588-1596, 2008
16) Hirsch AT, Criqui MH, Treat-Jacobson D, et al: Peripheral arterial disease detection, awareness, and treatment in primary care. JAMA **286** (11): 1317-1324, 2001
17) Poredos P, Jug B: The prevalence of peripheral arterial disease in high risk subjects and coronary or cerebrovascular patients. Angiology **58** (3): 309-315, 2007
18) Vidakovic R, Schouten O, Kuiper R, et al: The prevalence of polyvascular disease in patients referred for peripheral arterial disease. Eur J Vasc Endovasc Surg **38** (4): 435-440, 2009
19) Steg PG, Bhatt DL, Wilson PW, et al: One-year cardiovascular event rates in outpatients with atherothrombosis. JAMA **297** (11): 1197-1206, 2007
20) Bhatt DL, Steg PG, Ohman EM, et al: International prevalence, recognition, and treatment of cardiovascular risk factors in outpatients with atherothrombosis. JAMA **295** (2): 180-189, 2006
21) Lee TH, Marcantonio ER, Mangione CM, et al: Derivation and prospective validation of a simple index for prediction of cardiac risk of major noncardiac surgery. Circulation **100** (10): 1043-1049, 1999
22) Welten GM, Schouten O, van Domburg RT, et al: The influence of aging on the prognostic value of the revised cardiac risk index for postoperative cardiac complications in vascular surgery patients. Eur J Vasc Endovasc Surg **34** (6): 632-638, 2007
23) McDermott MM, Mehta S, Ahn H, et al: Atherosclerotic risk factors are less intensively treated in patients with peripheral arterial disease than in patients with coronary artery disease. J Gen Intern Med **12** (4): 209-215, 1997
24) Newman AB, Tyrrell KS, Kuller LH: Mortality over four years in SHEP participants with a low ankle-arm index. J Am Geriatr Soc **45** (12): 1472-1478, 1997
25) Criqui MH, Langer RD, Fronek A, et al: Mortality over a period of 10 years in patients with peripheral arterial disease. N Engl J Med **326** (6): 381-386, 1992
26) Brevetti G, Schiano V, Verdoliva S, et al: Peripheral arterial disease and cardiovascular risk in Italy. Results of the Peripheral Arteriopathy and Cardiovascular Events (PACE) study. J Cardiovasc Med (Hagerstown) **7** (8): 608-613, 2006
27) Vogt MT, McKenna M, Wolfson SK et al: The relationship between ankle brachial index, other atherosclerotic disease, diabetes, smoking and mortality in older men and women. Atherosclerosis **101** (2): 191-202, 1993
28) Aboyans V, Lacroix P, Postil A, et al: Subclinical peripheral arterial disease and incompressible ankle arteries are both long-term prognostic factors in patients undergoing coronary artery bypass grafting. J Am Coll Cardiol **46** (5): 815-820, 2005
29) Welten GM, Schouten O, Chonchol M, et al: Prognosis of patients with peripheral arterial disease. J Cardiovasc Surg (Torino) **50** (1): 109-121, 2009

和文索引

あ
悪性腫瘍 …………………………142
足関節血圧 …………………………47
足関節上肢血圧比 …………………90
足関節・上腕血圧比 ………47, 82
アスピリン …………………………107
アテローム性動脈硬化性冠動脈疾患
　………………………………………89
アフェレシス治療…………………93
安静時疼痛 ……………9, 26, 28, 140

い
萎縮……………………………………29
移植片対宿主病 …………………143
異所性石灰化 ………………………145
一酸化窒素（NO）…………39, 171
インスリン抵抗性改善薬 …………80
インポテンス ………………………29

う
運動指導 ……………………………105
運動処方 ……………………………135
運動日誌 ……………………………137
運動負荷試験 ………………………134
運動療法 ………………………91, 131

え
エイコサペンタエン酸 ……………109
疫学……………………………………2
腋窩-大腿動脈バイパス術 ………125
壊死 ……………………………28, 140
エチドロネート ……………………97
エビデンスレベル …………………133
塩酸サルポグレラート ………92, 109
炎症・凝固系の異常 ………………22

お
オシロメトリック法 ………………32

か
温熱療法 ……………………………169

か
開存率 ………………………………128
潰瘍 …………………………………28
潰瘍壊死 ……………………………26
下肢血管内皮機能 …………………39
下肢血流量 …………………………38
下肢深部静脈血栓症 ………………68
下肢切断 ………………………81, 97
下肢切断術 ……………………127, 140
下肢疼痛 ……………………………25
下垂試験 ……………………………31
画像評価 ……………………………48
下腿動脈バイパス …………………125
ガードナープロトコール …………135
カラードプラ法 ……………………44
顆粒球減少症 ………………………108
カルシウム沈着 ……………………161
加齢 …………………………………17
加齢黄斑変性症 ……………………161
間欠性跛行 ………4, 8, 26, 28, 29, 140
幹細胞 ………………………………141
監視下運動療法 ……………………132
冠動脈疾患 ……………………134, 182
冠動脈造影 …………………………88

き
危険因子 ………………………88, 89
喫煙 …………………………………18
救肢率 ………………………………128
急性動脈血栓症 ……………………30
急性動脈閉塞症 ……………………66
急性動脈閉塞の5P …………………30
挙上試験 ……………………………31
局所陰圧療法 ………………………96
虚血性潰瘍 …………………………140
虚血性心疾患 ………………………133

虚血性心臓病 ………………………71
虚血の評価 …………………………47
キレーション（治療）……………160

く
空間分解能 …………………………54
靴擦れ ………………………………83
クロピドグレル ……………………108

け
頸動脈閉塞治療効果 ………………164
経皮経管的血管形成術 ……………92
経皮的酸素分圧 ……………………91
外科的血行再建術 …………84, 92, 93
血管エコー ……………………43, 91
血管拡張薬 …………………………92
血管芽細胞 …………………………141
血管新生 ……………………………141
血管新生サイトカイン ……………147
血管新生療法 ………………………95
血管石灰化 ……………………88, 89
血管造影（検査）………54, 91, 145
血管内カテーテル治療 ……………114
血管内治療 ……………………84, 127
血管内皮型一酸化窒素合成酵素
　（eNOS）……………………………171
血管内皮機能 …………………39, 133
血管内皮細胞増殖因子 ……………141
血管内皮前駆細胞 …………………141
血行再建術 …………………………12
血栓性血小板減少性紫斑病 ………108
血栓内膜摘除術 ……………………126
血島 …………………………………141
血流障害 ……………………………2
血流通過時間 ………………………49
血流評価 ………………………44, 48
ケミカルバイオマーカー …………39
嫌気性閾値（AT）…………………136

嫌気性代謝 …………………………8

こ

高気圧酸素治療…………………96
好気性代謝 …………………………8
抗凝固薬…………………………92
抗菌ペプチド ……………………150
後脛骨動脈 …………………90, 92
高血圧……………………………19
抗血小板薬 …………91, 92, 107, 129
抗血小板薬二剤併用療法…………75
抗血栓療法 ……………………129
高低比重リポ蛋白（LDL）コレステロール血症………………………21
高度先進医療 …………………145
高トリグリセリド（TG）血症 …21
高リスク群 ……………………134
骨格筋再生 ……………………148
骨髄 ……………………………143
コレステロール結晶塞栓症………13

さ

再灌流療法………………………52
最高血流速度……………………49
最終糖化反応生成物……………88
再生医療 ………………………147

し

時間分解能………………………54
糸球体濾過率……………………21
自己骨髄単核球移植における末梢性血管疾患の治療 ………………143
自己骨髄単核球細胞移植 ………143
脂質異常症………………………21
膝窩動脈外膜嚢腫………………52
膝窩動脈補足症候群……………52
しびれや冷感などの知覚異常（paresthesia）……………………30
脂肪組織由来間葉系前駆細胞 …146
シャルコー変形…………………83
習慣化 …………………………137
重症下肢虚血……………26, 29, 83

重症虚血肢 ……………10, 89, 138
重症虚血肢の予後………………12
粥腫の破綻………………………30
消化管障害………………………75
上下肢の収縮期血圧比 ………163
消化性潰瘍 ……………………142
静脈うっ滞性潰瘍………………15
静脈瘤……………………………68
食事指導 ………………………103
シロスタゾール……10, 84, 92, 108
新規腫瘍発生 …………………145
心筋虚血 ………………………142
神経根圧迫………………………26
心血管合併症……………………88
心血管危険因子 ………………138
心血管疾患におけるリハビリテーションに関するガイドライン …133
心血管疾患発症…………………21
心原性塞栓（左房内血栓）………30
人種差……………………………17
腎性全身性線維症 …………59, 91
心臓リハビリテーション ……131
心大血管疾患リハビリテーション料
………………………………131
診断基準…………………………2
心肺運動負荷試験（CPX）……136
腎不全……………………………21

す

スティフネス……………………39
ステント留置術 ………………127

せ

生活習慣指導 …………………100
性差………………………………18
正常血糖応答……………………81
生存率 …………………………128
脊椎管狭窄症……………………26
前駆細胞 ………………………141
前脛骨動脈 …………………90, 92
前腕血流量………………………38

そ

造血幹細胞 ……………………141
創傷治癒 ………………………142
増殖性糖尿病性網膜症 ………142
創面環境調整……………………96
足趾上腕血圧比 ……………83, 90

た

対称性ニューロパチー（symmetric polyneuropathy）………………64
大腿-膝窩動脈バイパス術 ……125
大腿-大腿動脈交差バイパス術…124
耐糖能異常………………………80
大動脈炎症候群…………………67
大動脈高位閉塞 ………………127
大動脈-大腿動脈バイパス術 …124
多職種 …………………………138
炭酸泉浴…………………………92

ち

チクロピジン …………………108
注射薬 …………………………111
超音波検査 ……………………129
治療的血管新生 ………………141

て

定義………………………………2
低高比重リポ蛋白（HDL）コレステロール血症………………………21
デコンディショニング ………138
デブリードメン ………………149

と

透析………………88, 89, 91, 93, 97
糖尿病…………19, 80, 88, 90, 93
糖尿病性足病変 ……………14, 83
糖尿病性神経障害 …………14, 61
糖尿病性多発神経障害…………64
動脈硬化…………………………17
動脈硬化危険因子 ……………101
動脈硬化性疾患 ………………162
動脈拍動消失（pulselessness）…30

動脈壁の血栓 …………………30	プレチスモグラフィー ………38	**み**
突然の疼痛（pain） ………30	プロスタグランデイン ………92	脈波伝播速度 ………………165
ドップラー法 ………………32		脈管形成 ……………………141

な

ナイチノールステント …………92
内皮依存性血管拡張反応 ………171
ナフチドロフリル ………………92

に

二重膜濾過血漿交換療法 ………95

は

バイパス術 ……………………124
跛行 ……………………………25
バージャー病 …………………52
バスキュラーラボ ……………40
% Flow-mediated dilatation
（% FMD） ……………171
パルスドプラ法 ………………44

ひ

腓骨動脈 ……………………90, 92
ビスフォスフォネート ……96, 97
皮膚灌流圧 ……………11, 83, 90
皮膚蒼白化（pallor） …………30
費用対効果 …………………138
病態生理 ………………………8
病変部位の評価 ………………47
ヒロズキンバエ ……………151

ふ

フォローアップ ……………129
フットケア ………83, 97, 100
プラーク ……………………161

へ

米国心臓協会 …………………33
米国心臓病学会 ………………33
閉塞性血栓性血管炎 …………66
閉塞性動脈硬化症 …………25, 114
ヘパリン ……………………136
ヘモグロビン A1c ………………19
ベラプロストナトリウム ……92, 109
胼胝 ……………………………14, 83

ほ

包括的リハビリテーション ……78
ホモシステイン ………………22
ホルモン補充療法 ……………110

ま

マゴット ……………………149
マゴットセラピー ……………96
マゴット療法 ………………149
末梢血管インターベンション …132
末梢臓器 ………………………2
末梢動脈疾患
 ………17, 88, 89, 90, 91, 93, 97, 114
末梢動脈閉塞症 ………………48
麻痺（paralysis） ……………30
慢性 Critical Limb Ischemia ……4
慢性関節リウマチ …………142
慢性コンパートメント症候群 …26
慢性静脈不全症 ………………15
慢性腎臓病 …………………21, 88
慢性無症候性虚血 ……………3
万歩計 ………………………137

む

無菌ウジ療法 ………………149
無症候性 PAD …………………3

め

メタボリックシンドローム …80
メンケベルグ型中膜硬化 ……90
メンケベルグ型動脈硬化 ……88

や

薬物療法 ………………107, 136

よ

腰部脊柱管狭窄症 …………61, 62
腰部椎間板ヘルニア …………63

り

リスクファクター ……………17
両側下肢の蒼白 ………………29
臨床導入 ……………………147

れ

レーザードプラ法 …………145
連続波ドプラ法 ………………44

わ

和温療法 ……………………169
ワルファリン ………………112, 129

索 引

欧文索引

A
ABI ……………………………… 63
ABI 回復時間 …………… 132, 135
ABPI ……………………………… 32
adipose-derived regenerative cells（ADRCs） …………… 146
angiogenesis ………………… 141
Ankle Brachial Index（ABI）
 ………………… 82, 145, 163
ankle brachial pressure index … 47
ankle pressure（AP） ………… 47
arteriosclerosis obliterans（ASO）
 …………………………… 144, 169
ATP ……………………………… 8

B
baPWV ………………………… 38
blood island ………………… 141
blue toe syndrome ………… 13, 67
Buerger 病 ………… 66, 114, 144

C
C 反応性蛋白 ………………… 22
CaEDTA ……………………… 162
CAPRIE 試験 ………………… 71
CD34 陽性細胞 ……………… 142
cfPWV ………………………… 38
chelation …………………… 160
cholesterol crystal embolization（CCE） …………………… 13
Chopart 切断 ………………… 156
chronic venous insufficiency（CVI）
 ………………………………… 15
color code map ……………… 56
color Doppler imaging（CDI） … 44
continuous wave Doppler（CWD）
 ………………………………… 44
Coronary Artery Bypass Graft
（CABG） ……………………… 163
coronary artery disease（CAD）
 ……………………………… 182
critical limb ischemia（CLI）
 …………………………… 29, 83
Cross Section（CS） ………… 55
CT angiography（CTA） …… 54
Curved Multiplanar Reconstruction（CPR）法 ………………… 55

D
digital subtraction angiography（DSA） ……………………… 54
distal bypass ………………… 125

E
endothelial progenitor cell（EPC）
 ……………………………… 141
ethylene diamine tetra acetic acid（EDTA） ……………… 160

F
FMD …………………………… 39
Fontaine 分類 …… 3, 25, 61, 89, 140

G
German Epidemiological Trial on Ankle Brachial Index（getABI）
 ……………………………… 181
graft-versus-host disease（GVHD）
 ……………………………… 143

H
hemangioblast ……………… 141
hematopoietic stem cell …… 141
HMG-CoA 還元酵素阻害薬 …… 111
Homans 徴候 ………………… 68

I
iliac compression syndrome …… 68
impaired glucose tolerance（IGT）
 ………………………………… 80
INNOVATION 試験 …………… 66
in-situ vein bypass ………… 126

K
Kissing stent ………………… 56

L
laser Doppler perfusion image（LDPI） ……………………… 37
LDL 吸着（アフェレシス）療法
 ………………………………… 95
Leriche 症候群 ………………… 29
Lowenberg 徴候 ……………… 68

M
malnutrition inflammation atherosclerosis（MIA）症候群
 ………………………………… 89
Maximum Intensity Projection（MIP）法 …………………… 55
MR angiography（MRA） … 54, 91
multi-detector CT（MDCT） … 55
multidetector-row CT angiography（MDCTA） ……………… 91
myiasis ……………………… 158
myonephropathic metabolic syndrome（MNMS） ………… 67

N
neovascularization ………… 141
nephritic systemic fibrosis（NSF）
 ………………………………… 59
New Borg Scale ……………… 136
non-stenting zone ………… 127

normal glucose tolerance（NGT）
　……………………………………81

P
PADの症候分類……………………3
PADの罹患率と疫学………………4
peak systolic velocity（PSV）…49
peak systolic velocity ratio
　（PSVR）………………………49
PGE₁製剤………………………111
pulsed wave Doppler（PWD）…44
pulse wave velocity（PWV）
　……………………………38, 165

R
REACH Registry …………71, 183
Rotterdam Study ……………182
Rutherford分類 …25, 82, 89, 140

S
Sca-1抗原陽性 …………………146

skin perfusion pressure（SPP）
　…………………………11, 35, 83
stem cell niche ………………142
stromal cell-derived factor-1
　（SDF-1）……………………142

T
TBPI ………………………………33
The Cardiovascular Health Study
　…………………………………182
therapeutic angiogenesis ………141
Therapeutic Angiogenesis by Cell
　Transplantation（TACT trial）
　…………………………………143
The Revised Cardiac Risk Index
　（Lee-Index）…………………184
thromboangitis obliterans（TAO）
　……………………………………66
toe-brachial index（TBI）………83
toe brachial pressure index
　（TBPI）…………………………35

Trans-Atlantic Inter-Society
　Concensus（TASC）Ⅱ
　…………2, 33, 90, 92, 115, 123, 133
Trans-Atlantic Inter-Society
　Consensus for the Management
　of PAD（TASC）………………2
transit time of vessel flow（TVF）
　……………………………………49

V
VAS 10段階評価 ………………145
vascular endothelial growth factor
　（VEGF）……………………141
Virchowの3原則 ………………68
visual analogue scale……………145
Volume Rendering（VR）法……55

W
Windkessel効果 …………………38
WIQ ……………………………132
Wound Bed Preparation ………149

©2011 　　　　　　　　　　　　　　第 1 版発行　2011 年 1 月 20 日

閉塞性動脈硬化症
診療マスターブック

定価はカバーに表示してあります

検印省略	編集　　　朔　啓二郎
	発行者　　服　部　治　夫
	発行所　　株式会社 新興医学出版社
	〒113-0033　東京都文京区本郷 6 丁目 26 番 8 号
	電話　03(3816)2853　　FAX　03(3816)2895

印刷　大日本法令印刷株式会社　　ISBN 978-4-88002-705-0　　郵便振替　00120-8-191625

・本書の複製権・上映権・譲渡権・公衆送信権（送信可能化権を含む）は株式会社新興医学出版社が保有します．
・ JCOPY〈(社) 出版者著作権管理機構　委託出版物〉
本書の無断複写は著作権法上での例外を除き禁じられています．複写される場合は，そのつど事前に，(社) 出版者著作権管理機構（電話 03-3513-6969，FAX 03-3513-6979，e-mail : info@jcopy.or.jp）の許諾を得てください．